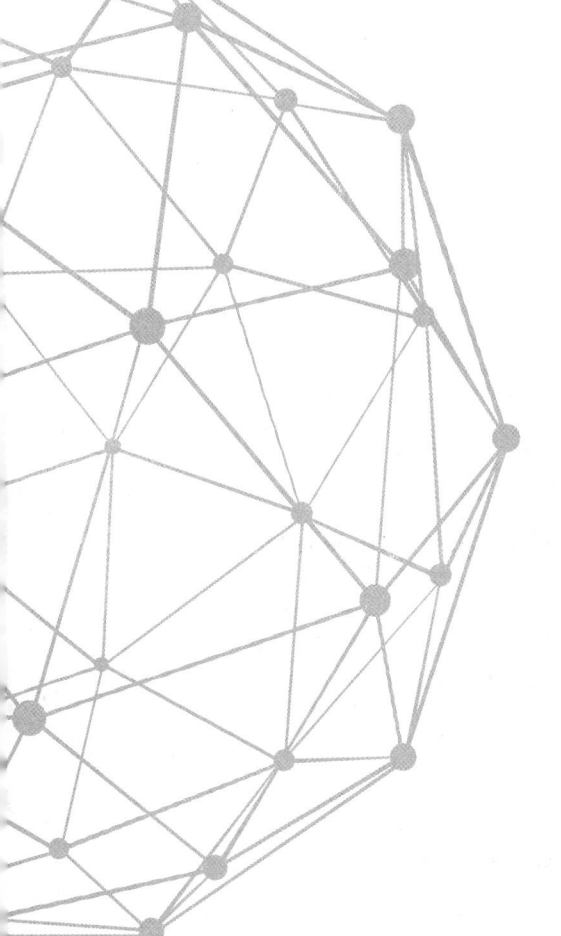

National Practice of
Comprehensive Cancer Center Certification System in China

综合肿瘤中心认证体系的中国实践

郑军华　裘正军　朱彦琪　著

上海科学技术文献出版社
Shanghai Scientific and Technological Literature Press

图书在版编目（CIP）数据

综合肿瘤中心认证体系的中国实践 / 郑军华，裘正军，朱彦琪著. —上海：上海科学技术文献出版社，2021
ISBN 978-7-5439-8278-9

Ⅰ. ①综⋯　Ⅱ. ①郑⋯②裘⋯③朱⋯　Ⅲ. ①肿瘤—诊疗—研究　Ⅳ. ① R73

中国版本图书馆 CIP 数据核字 (2021) 第 028914 号

责任编辑：徐　静
封面设计：右序设计

综合肿瘤中心认证体系的中国实践
ZONGHE ZHONGLIU ZHONGXIN RENZHENG TIXI DE ZHONGGUO SHIJIAN
郑军华　裘正军　朱彦琪　著
出版发行：上海科学技术文献出版社
地　　址：上海市长乐路 746 号
邮政编码：200040
经　　销：全国新华书店
印　　刷：常熟市人民印刷有限公司
开　　本：720mm×1000mm　1/16
印　　张：16.75
字　　数：283 000
版　　次：2021 年 11 月第 1 版　2021 年 11 月第 1 次印刷
书　　号：ISBN 978-7-5439-8278-9
定　　价：128.00 元
http://www.sstlp.com

著者： 郑军华　裘正军　朱彦琪

参与编写人员：

胡国勇　朱纯良　陈瑾瑜（上海市第一人民医院医务处）

刘芳（上海市第一人民医院国际合作交流处）

丁红华　夏冬晨（上海市第一人民医院综合肿瘤中心）

吴卫东（上海市第一人民医院胃肠外科）

黄倩　李琦　王凡　刘传（上海市第一人民医院肿瘤科）

万荣　冯赟（上海市第一人民医院消化科）

王悍　李念云　王治愚（上海市第一人民医院放射科）

袁琳（上海市第一人民医院病理科）

王春刚（上海市第一人民医院放疗科）

李金宝　黄施伟（上海市第一人民医院麻醉疼痛科）

程文红　吕易璠　吴卉　张灏（上海市第一人民医院心理科）

伍佩英（上海市第一人民医院营养科）

范国荣　汪硕闻（上海市第一人民医院临床药学科）

方芳　毛晶珏　程洁（上海市第一人民医院护理部）

冯皓（上海市第一人民医院患者体验处）

傅春瑜（上海市第一人民医院信息处）

沈兵（上海申康医院发展中心资产监管部）

张卫国［苏州大学附属独墅湖医院（苏州大学医学中心）放射科］

序

  我是一名消化科医生,同时也是一名公立医院的管理者。

  随着医学的不断进展,我看到很多疑难杂症变成了常见病,很多危急重症化险为夷。医学理论与技术的进步,使得很多原本让医生束手无策的领域,被一个个征服。但是我们国家,肿瘤的防治依然不尽如人意。2019年1月,国家癌症中心发布了最新一期的全国癌症统计数据报告。报告指出,2015年全国恶性肿瘤发病约392.9万人,死亡约233.8万人。即平均每天超过1万人、每分钟7.5个人被确诊为癌症。在过去的10余年里,我国的恶性肿瘤生存率呈现逐渐上升趋势,目前我国恶性肿瘤的5年相对生存率约为40.5%,与10年前相比,总体提高了10%左右,但是与发达国家还有很大差距。肿瘤是目前我国的重大卫生健康问题。

  肿瘤不仅给国家和政府造成巨大的医疗负担,更使得人民群众身心受到严重危害。肿瘤在百姓心目中,就是"绝症"。一旦确诊,患者就生活在恐惧中,家人就开始无休止的求医之路。所有患者都想到全国最权威的几所医院就诊,但资源有限,不可能人人如愿;患者多方求医,却经常拿到多种不同的建议,无所适从;不规范的诊疗带来过度医疗,医源性并发症产生不必要的医疗支出;患者的心理、康复、临终关怀等需求往往得不到满足,社会上没有专业的机构承担这些职能……凡此种种,困扰着广大患者,也一直是我心头的隐痛。

  2016年,我出访德国时碰到我早年在德国做博士后时的师兄,乌尔姆大学消化科主任托马斯·索弗林教授,并和他说起我的担忧。当时我还在担任上海市第一人民医院(简称"市一医院")院长。他立刻向我介绍了乌尔姆大学的综合肿瘤中心,这是一家通过德国癌症协会(DKG)认证的综合肿瘤中心,有着一套完整的肿瘤诊治及患者管理体系,患者从初筛、诊治、康复到临终,得到全生命周期管理。德国癌症协会从2003年就开始探索肿瘤中心的认证工作,在达到认证标准的诊疗中心就诊的患者,预后明显提升。2008 年德国政府全面启动全国癌症计划,要求所有的诊疗中心以癌症协会认证标准为目标进行优化,取得了明显的效果。同时德国癌症协会的认证标准从 2019 年开始向整个欧洲推广。

通过管理的手段,改变医疗模式而非医疗技术,使得患者得到更好的诊疗服务;从系统上而非个案上改进,提升患者生存率。这不正是我一直以来在寻找和思考的吗?胸痛中心、卒中中心的建设在国内已经推行多年,也一样是通过整合资源、优化流程,使得急性心梗和急性脑梗的治疗效果有了飞跃。这些经验,都是可以借鉴的。

回国后,我先后派出四批考察队到德国学习,人员包含医务管理人员、临床骨干和信息工作人员,队员回国后长期与 DKG 保持密切联系。市一医院从 2017 年开始,在副院长郑军华教授的带领下,用近两年的时间,遵循德方标准并结合国内实际情况,组合多学科团队,革新诊疗模式,创立完整的信息系统,建设结直肠癌中心,初步成果得到了德方的认可和赞许。

取得认证证书的时候,我已经离开市一医院到上海申康医院发展中心工作了,但我仍然为他们感到由衷的高兴。他们在更新肿瘤诊疗模式的探索与实践中,率先大胆迈出了艰难的一小步,但的确是国内肿瘤诊治领域非常重要的一步。这本书籍是他们初期艰难探索中的切身体会和宝贵经验的总结,也是他们阶段性成果的展现。他们邀请我为此书作序,我欣然应允。要改进国内肿瘤诊治的现状,需要政府各级部门和所有医疗机构共同协作努力,任重而道远。这本书里的内容,值得向国内的医政管理者和肿瘤学专家推荐。希望一石激起千层浪,涌现出更多的医疗机构去尝试探索及改进,把国内肿瘤诊治模式的更新优化不断向前推进。

王兴鹏
上海市申康医院发展中心党委书记、主任
2021 年 7 月

前 言

2019年11月,历经前期反复的谋划及层层铺垫,以及近两年的集中建设,上海市第一人民医院的结直肠癌中心通过了德国癌症协会(DKG)的现场认证,取得了亚洲第一张标准肿瘤中心的认证证书。回想整个过程,我们付出了很多,也收获了很多。在更新肿瘤诊疗模式的探索与实践中,我们率先大胆迈出了艰难的一小步,但的确是国内肿瘤诊治领域非常重要的一步。我的心中激荡着一种责任感、使命感的豪情,我们做了一件对改进肿瘤患者诊治康复全程管理有意义的事。感谢时任上海市第一人民医院院长王兴鹏教授超前的果断决策和不懈的支持! 早期建设过程中也得到了时任上海市第一人民医院南部医疗副院长钟力炜教授(现任上海市中医医院院长)的共同推进,在此一并感谢!

医院先后派出四批人员前往德国学习,我也在2018年底率队到访德国。通过workshop的形式,整整三天紧锣密鼓的学习,初步了解了肿瘤中心建设的精髓和要求。

德国癌症协会是德语区国家最大的肿瘤科学学会,宗旨在于高品质的肿瘤诊治,注重肿瘤学的知识发展和知识转让,依托循证医学独立制定诊疗指南,是德国国家癌症计划的共同创始人。DKG做肿瘤中心的认证,起因于欧盟不同成员国之间,乳腺癌患者的生存率存在差异。DKG认为应有统一的诊疗标准及流程,以保证乳腺癌患者得到高质量的诊疗。DKG从2003年开始进行乳腺癌中心的认证。随后DKG将认证的肿瘤病种继续扩展,目前已涵盖的癌症病种有结直肠、前列腺、肺、妇科、皮肤、胰腺、神经、头颈、胃、小儿、肝、食管、内科的肿瘤和肉瘤等。2008年,德国制定了国家癌症计划,DKG参与其中并大力推进德国的肿瘤诊疗高水平均质化发展。

德国的肿瘤诊治机构认证分为三个层次。第一层次为器官癌症中心(organ cancer center, C),做单病种肿瘤中心的认证,主要面对大范围的基层需求,也涵盖一些常见肿瘤的防治。第二层是肿瘤中心（oncology center，CC），一个中心包含两个或两个以上器官癌症中心，能对多发常见肿瘤提供标准化多学科协同治疗，也包括对少见肿瘤的诊治。最高层次是综合肿瘤中心（comprehensive cancer center，CCC），要求医院需具备一定的科研能力，能够发展创新性诊治，并创立新标准，尤其在针对罕见癌症疾病诊治等特殊情况时。

任何一个肿瘤中心希望得到 DKG 认证，需要具备四个基本要素：①以患者为中心的流程设置；②多学科协作的网络体系；③与系统相匹配的人员资质和技术设备标准；④运用 PDCA 模式提高医疗质量。

具备上述四个要素的肿瘤中心有资格申请 DKG 的认证。该中心将按照肿瘤病种申请认证，每一个肿瘤病种都有独立的指标要求，申请中心需满足相关要求。DKG 聘请 45 位专家编纂了各个瘤种的指标要求和评审标准，以要求目录（catalogue of requirements，CoR）、数据表单和基准报告的形式发给申请认证的肿瘤中心，供其填写。

OnkoZert 公司每年根据各中心提交的统一的数据，形成两套年度报告，一套是所有肿瘤中心数据汇集形成的综合年报，里面有诸多质量相关指标，显示整体的肿瘤诊治水平；一套是单中心报告，显示该中心自身医疗情况及与其他中心间存在的差异。总体的年度报告交予 DKG，DKG 向所有成员机构发布报告，分析医疗问题，提出修正建议。单中心的年度报告直接发给该中心，各中心内部讨论自身不足、与其他中心的差距，发现问题并进行整改，DKG 在每一年的复核时会重点关注这些薄弱环节。

上海市第一人民医院（简称"市一医院"）在 2012 年就完成了肿瘤中心的组织架构，即在医院南部设置肿瘤中心，包含肿瘤内科、肿瘤放疗科、肿瘤介入科、分子诊断科、生物治疗科；在医院北部设置肿瘤内科，也同步开展肿瘤放疗、肿瘤介入等工作。六七年过去了，随着人员更迭，以及肿瘤治疗的不断发展，有必要阶段性总结医院肿瘤工作的开展，查找问题和发展瓶颈，谋求新的发展路径。

总体来说，医院肿瘤治疗体系在这几年取得很大发展，但是，也存在这些问题：

（1）各学科依然存在严重的割裂，没有形成肿瘤患者的综合治疗体系；

（2）缺乏对于肿瘤患者的全过程管理，没有形成以患者为中心的疾病管理体系；

（3）在单病种质量管理上严重缺失，仅仅从病例数、费用结构、效率指标

来宽泛地观察,没有形成精细的、包含过程和终末质量的指标体系,没有形成医院肿瘤治疗的好口碑;

(4)肿瘤临床和研究脱节,大量的临床病例没有很好的研究规划,没有形成很好的临床总结分析,因此缺乏重大的肿瘤临床创新成果。

在培训期间,我们目睹了德方2004年以来的不懈努力和巨大成就。实际上,我们行前各种顾虑,比如学科间的不协作等,德国也经历过各临床中心数据混乱、肿瘤诊疗各自为政而总体疗效不佳的阶段。2004年,DKG决定统一各肿瘤中心的临床数据收集与管理,规范各医疗机构的运作。各个医疗机构依据DKG颁布的不同瘤种诊疗指南,以患者利益为出发点,进行医疗流程和管理制度的整改,初始的两年左右的时间也是阻力重重。然而持续的努力和显著的临床效果,最终使疑惑者信服,使异议者认同,目前已经成为大家公认的常规。从混乱到规范,获得认证的肿瘤中心数量快速增长,肿瘤诊疗效果不断提高,民众对得到认证的中心更为信任和依赖。这对我们未来的工作,都有很好的示范和鼓励。

2018年秋,市一医院肿瘤中心专用诊室会议室建成,并建章立制,确立由医疗分管院长领衔、医务处主推、各职能部门及临床科室共同参与的管理架构;确立了结直肠癌为试点,围绕病种组建专家队伍,并按照德国标准要求,完善工作机制;同时积极推进信息系统建设。2018年国庆节后,第一例患者纳入肿瘤中心管理,肿瘤中心就这样起步了。

随后的推进过程也并不是一帆风顺,几乎每周开一次推进会,每1~2个月办一次大的集体会议。一点点摸索,一点点尝试,通过学科与学科间的反复沟通、临床与IT的不断磨合、会议上的一次次讨论,打破了很多既往的习惯,打通了很多科室间的藩篱,并将既往零散的各个诊疗过程,整合形成一套标准化的操作路径。有目共睹,我们的流程一点点更优化,我们的诊疗一点点更规范,我们的协作一点点更顺畅。2019年5月,德国派出第一批专家,到现场进行模拟评估及认证指导,在其建议基础上,再进一步地改进。递交了随后三个月的完整的中心数据,并最终迎来了2019年11月份的正式审核。现场审核有三天,可谓是单病种的国际医疗卫生机构认证联合委员会附属机构(JCI)认证了。2位专家查阅文件、调阅数据、专科访谈,从硬件到流程,细致入微的审查让我们深刻体会到德国人的严谨认真。现场考核结束,专家将检查结果汇报认证中心。最终我们在2020年初拿到了沉甸甸的证书。我们还特意建议他们设计了第一张中文版的证书,一起由认证中心签字盖章后授予我们。由于疫情的原因，2020年的中期认证在线上进行。我们中心的数据上传通过审核后，取得了三年的认证证书。

得到了德方的认证，只是一个开始。这几年的实践，不仅是临床学科得到了一套标准化的诊疗流程，也是管理部门得到了一套标准化疾病中心的建设方案，更是一个标准系统建设路径及方法论的实践与落地，也让患者得到了实实在在的好处。到2020年底，市一医院已经入组管理了537例肠癌初发患者，一系列的诊疗质量指标得到了改善。市一医院肠癌的申康排名也提升了3位。

在欣喜之余，我们要总结及思考。管理部门及各个学科，分别从自己的角度，分享了自己在建设过程中的实践与思考。几分彷徨，几分惊喜，经历的都是财富。几多弯路，几多心得，经验汇编成书。通过阅读这本小书，您可以了解我们肿瘤中心建设的基本框架及人员职责；日常运行及管理的实施；疾病各阶段的诊疗规范与路径；护理与随访的流程；患者及数据管理信息系统的建设要求。

本着"质量、创新、共享"的我院核心理念，将近两年来在综合肿瘤中心认证体系的中国实践编撰成册，以期与各位专家和同人进行深入交流和探讨，不断提升改进，共同探索出普适性较高、适用性较强、各方均衡发展的肿瘤诊疗模式的全质量管理之路。当下即是未来的序幕。今天的思维、视野和努力将决定我们未来的方向。

《综合肿瘤中心认证体系的中国实践》一书即将付梓，再次特别感谢王兴鹏书记、主任百忙中为本书作序；感谢本书编委会的所有成员辛苦付出与奉献；感谢全体员工在综合肿瘤中心建设过程中的坚持和践行。鉴于成书时间仓促，不妥之处在所难免，敬请广大读者批评指正，并在实践应用中加以不断完善。同时也期待与各位读者进一步深入交流研讨，为实现健康中国的宏伟目标共同奋斗！

今年是中国共产党建党100周年。谨以此书祝贺建党100周年！

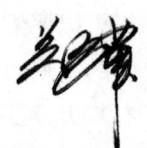

郑军华

原上海市第一人民医院副院长，现上海交通大学医学院附属仁济医院党委书记

2021年7月

目 录

第一章　德国综合肿瘤中心认证体系简介　　1

第二章　绪论　　7

第三章　结直肠癌中心标准化诊疗路径及操作规范　　15
　　第一节　诊疗路径及 SOPs 建设　　15
　　第二节　部分临床路径示例　　16
　　第三节　诊疗执行人员　　21

第四章　肿瘤会议规范　　22
　　第一节　肿瘤会议人员构成及要求　　22
　　第二节　肿瘤会议形式、频次及硬件要求　　23
　　第三节　应提交肿瘤会议讨论的病例范围　　23
　　第四节　会议流程及内容　　24

第五章　结直肠癌诊断规范　　26
　　第一节　结直肠癌筛查　　26
　　第二节　影像学诊断　　30
　　第三节　内镜诊断　　34
　　第四节　病理诊断　　40
　　第五节　分子诊断　　49
　　第六节　遗传咨询　　58

第六章　结直肠癌治疗规范　| 64
　　第一节　内镜治疗　| 64
　　第二节　外科治疗及康复外科　| 70
　　第三节　放射治疗　| 101
　　第四节　化疗及其他药物治疗　| 105
　　第五节　临终关怀　| 127

第七章　结直肠癌辅助护理支持　| 133
　　第一节　临床护理规范　| 133
　　第二节　肠造口管理　| 138
　　第三节　综合性心理干预　| 160
　　第四节　营养疗法　| 174
　　第五节　镇痛管理　| 183
　　第六节　精准临床药学服务体系　| 190
　　第七节　社工与自助团体　| 201

第八章　结直肠癌患者管理　| 208
　　第一节　结直肠癌入组知情　| 208
　　第二节　患者信息　| 208
　　第三节　诊疗衔接　| 210
　　第四节　结直肠癌患者随访　| 211
　　第五节　健康教育　| 214
　　第六节　患者满意度调查　| 214
　　第七节　患者投诉管理　| 215

第九章　临床研究　| 217
　　第一节　人员资质　| 217
　　第二节　硬件设施　| 217
　　第三节　临床试验相关标准化操作流程　| 218
　　第四节　建设与实践　| 231

第十章　结直肠癌中心档案管理 | 232
　　第一节　结直肠癌中心档案管理人员 | 232
　　第二节　患者档案文件管理 | 232

第十一章　结直肠癌综合诊治中心信息系统建设规范与实践 | 234
　　第一节　综合肿瘤中心评审数据管理体系 | 234
　　第二节　医院配套信息系统建设规范 | 242

第十二章　质量控制 | 248
　　第一节　质控指标体系 | 248
　　第二节　定期总结分析 | 252
　　第三节　质控会议 | 253
　　第四节　PDCA 流程实施 | 254

第一章

德国综合肿瘤中心认证体系简介

一、德国癌症协会进行肿瘤中心认证的历史

德国癌症协会(DKG)总部坐落于柏林,是德语区国家最大的肿瘤学会,宗旨在于高品质的肿瘤诊治,注重肿瘤学的知识发展和知识转让,依托循证医学独立制定诊疗指南,是德国国家癌症计划的共同创始人。DKG做肿瘤中心的认证,起因于欧盟不同成员国之间乳腺癌患者的生存率存在差异,DKG认为应有统一的诊疗标准及流程,以保证乳腺癌患者得到高质量的诊疗。DKG从2003年开始进行乳腺癌中心的认证。德国癌症登记处的数据表明:受认证中心的乳腺癌患者1~5年生存率较高;受认证中心切除病例的30天死亡率(7.4%)明显低于非认证中心(12.6%)。3 940例非转移性乳腺癌患者在经认证的乳腺癌中心接受治疗后,患者的指南依从性、无复发和总体生存率显著改善,认证对乳腺癌诊治以及患者的预后有显著的改善。随后DKG将认证的肿瘤病种继续扩展,目前已涵盖的病种有结直肠、前列腺、肺、妇科、皮肤、胰腺、神经、头颈、胃、小儿、肝、食管、内科肿瘤和肉瘤等。2008年德国制定了国家癌症计划,DKG参与其中并大力推进德国的肿瘤诊疗高水平均质化发展。在经过认证的肿瘤中心诊治的肿瘤患者生存率提高。

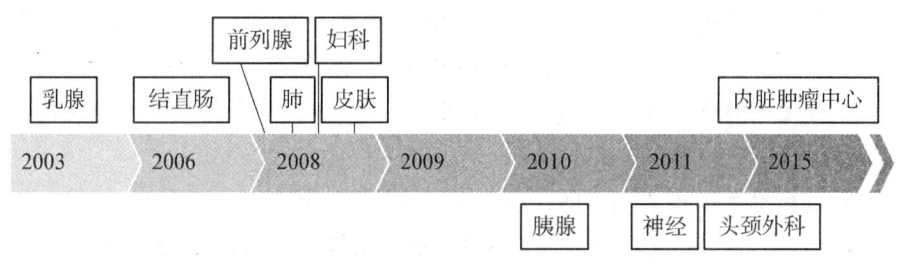

图1-1 德国癌症协会进行肿瘤中心认证的历史

二、肿瘤中心认证的整体情况

德国的肿瘤诊治机构认证分为三个层次(图1-2),第一层次为器官癌症中心(organ cancer center,C),做单病种肿瘤中心的认证,主要面对大范围的基层需求,也涵盖一些常见肿瘤的预防。第二层次是肿瘤中心(oncology center,CC),一个中心包含两个或两个以上器官癌症中心,能对多发常见肿瘤提供标准化多学科协同治疗,也包括对少见肿瘤的诊治。最高层次是综合肿瘤中心(comprehensive cancer center,CCC),要求医院需具备一定的科研能力,能够发展创新性诊治,并创立新标准,尤其在针对罕见癌症疾病诊治等特殊情况时。综合肿瘤中心是研究目标引领型肿瘤中心。肿瘤中心可以在同一家医院,也可以由多家医院组成。其成员网络涉及跨学科、跨专业、跨医院等多种形式的合作。

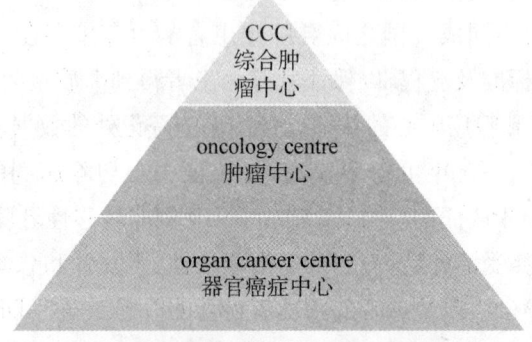

图1-2 德国肿瘤中心认证的三个层次

德国共有33所大学医院,既是CC又是CCC的有14所大学医院,只是CCC的有1所,只是CC的有13所,都不是的只有5所。包括夏洛特、慕尼黑等著名的大学医院都是CC和CCC。奥地利、瑞士和意大利的几家医院也通过了肿瘤中心认证。CC涵盖临床诊治,CCC重在学术的提高和引领。目前在德国,如果没有多学科肿瘤会议的诊断结果,患者是拿不到医疗保险的;而医疗机构如果没有获得肿瘤诊治C、CC或CCC认证,医疗保险同样不予支付其对肿瘤患者的治疗费用。

目前全球范围内共有DKG认证的器官癌症中心(C)956个、肿瘤中心(CC)120个、综合肿瘤中心(CCC)14个,分布在包括德国、奥地利、瑞士、意大利、卢森堡、俄罗斯6个国家的446家医院,多于获得美国癌症协会认证的医疗机构数。每年有超过 22 万例首发癌症患者在这些中心接受治疗。但欧洲之外，2019 年之前尚无获得认证的中心。2019 年 11 月，上海市第一人民医院（简称"市一医院"）结直肠癌中心取得了亚洲第一张 DKG 认证证书。

三、肿瘤中心认证的需求及操作细节

DKG 及国家癌症计划相当于"立法层"，制定规则及框架，认证机构相当于"司法层"，需取得相关认证资质并被 DKG 认可。认证机构需按照"立法层"的要求，在医疗机构提交书面申请后，正式启动认证程序。认证机构提供认证指导、并对受认证的机构进行审查。认证的程序设计十分严谨，审查不仅有书面资料及表单数据，还有现场审核，包括检查现场、实施面谈等。审查合格后，对通过认证的机构颁发相关证书。证书有效期根据现场审查的结果，最长 3 年。已通过认证的中心，每年还需提交数据，接受认证机构的简单复审，每 3 年需进行复评审认证。

任何一个肿瘤中心希望得到 DKG 认证，需要具备四个基本要素。

（1）以患者为中心的流程设置。诊疗流程依据临床诊疗指南，不同类型肿瘤、肿瘤不同分期的患者接受个体化诊疗。

（2）多学科协作的网络体系。该网络体系具有五个要素：①具备瘤种综合治疗的多个学科，以直肠癌为例，涉及腹部外科、消化科、放射科、肿瘤内科、放疗科等。②具备相应的支持服务，例如肿瘤心理学、护理、社区服务等，该部分是必要的组成部分，并非可选内容。③各个学科协作必须基于某一诊疗共识，包括诊疗指南、患者诊疗流程等，肿瘤记录亦应统一格式和数据标准。④肿瘤中心应指明每个参与单位，对其有明确的定位。⑤肿瘤中心的架构应适于未来发展需要，具有战略规划。

（3）与系统相匹配的人员资质和技术设备标准。①肿瘤中心对每个学科的参与人有资质要求，例如每年手术量底线、参与诊疗讨论比例、医生级别与职业经验、有持续的专科培训等。②肿瘤中心使用的设备有一定技术要求。③继续教育要求。

（4）运用 PDCA 模式提高医疗质量。肿瘤中心按照认证要求，将临床资料整合成认证所需的表单形式传输给特定的审核机构；后者统计该中心数据，评估其临床疗效，再通过与德国各中心的总体水平相比较，显示该中心的所长与不足；该中心接受统计报告后，内部讨论临床疗效差距的原因，提出提高医疗质量的改正措施，并传达给相关学科执行。尤其值得提出的是，所有数据均

是医疗质量相关的数据，比如手术并发症发生率、吻合口瘘发生率等，对医疗机构每年处置的患者数没有要求。在德国，具体做法是各肿瘤中心使用统一的数据输入系统，将临床信息以结构化数据形式上传至 OnkoZert 数据公司；OnkoZert 公司是医疗机构之外的独立公司，由其负责审核各中心数据是否完整、准确，帮助各中心修正数据并进行认证。

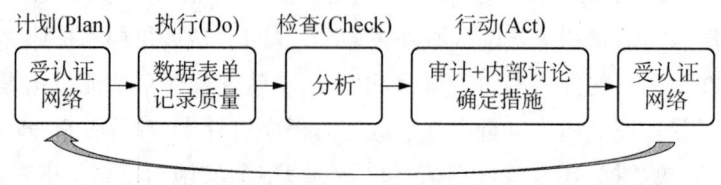

图 1-3　运用 PDCA 模式提高医疗质量

具备上述四个要素的肿瘤中心有资格申请 DKG 的认证。该中心将按照肿瘤病种申请认证，每一个肿瘤病种都有独立的指标要求，申请中心需满足相关要求。DKG 聘请 45 位专家编纂了各个瘤种的指标要求和评审标准。以要求目录（catalogue of requirements，CoR）、数据表单和基准报告的形式发给申请认证的肿瘤中心，供其填写。其中，CoR 分为"架构、人员资质""流程""技术设备"三大项目。每个申请中心需以数据表单形式提供年度工作成果，完成瘤种相关的质量指标，显示本中心运用 PDCA 模式后临床疗效的变化。

OnkoZert 公司每年根据各中心提交的统一的数据，形成两套年度报告，一套是所有肿瘤中心数据汇集形成的综合年报，里面有诸多质量相关指标，显示整体的肿瘤诊治水平；一套是单中心报告，显示该中心自身医疗情况及与其他中心间存在的差异。总体的年度报告交予 DKG，DKG 向所有成员机构发布报告，分析医疗问题，提出修正建议。单中心的年度报告直接发给该中心，各中心内部讨论自身不足、与其他中心的差距，发现问题并进行整改，DKG 在每一年的复核时会重点关注这些薄弱环节。

四、综合肿瘤中心的科研要求

要成为综合肿瘤中心 CCC，科研因素不可或缺。用德国癌症中心的话来说，CCC 是研究目标引领型肿瘤中心，尤其是针对罕见癌症疾病和特殊问题。因此，在 CCC 的认证中肿瘤相关的临床与转化研究特别重要，而且要有自己独特的研究内容和病种。

CCC的临床与转化研究包含什么内容？CCC认证要求的研究部分包含：①临床试验；②肿瘤组织及体液（包括血液、尿液、大便等）等生物样本库；③跨学科基础和转化医学研究。

五、肿瘤中心的数据目录及信息系统

DKG对CCC的认证工作，主要是通过数据表单的形式，进行癌症相关诊疗质量审查。DKG委托一家叫OnkoZert的公司，对申请审查的医院进行数据校验和数据表单审查。OnkoZert公司由280名审计人员组成，每年管理超过1300次的审查工作，目前和全球446家医院合作，超过10000家合作伙伴，每年处理超过20万份初诊病例。

（1）单病种肿瘤中心的认证所需填报的数据目录在DKG的网站上可以下载。

（2）OnkoZert为DKG认证中心提供一系列的配套软件。这些配套的软件已经在所有的器官癌症中心进行应用，包括：前列腺癌、结直肠癌、乳腺癌、皮肤癌、肺癌、肝癌、胃癌、胰腺癌、头颈癌、儿科肿瘤、神经肿瘤、妇科肿瘤和肿瘤中心等。主要的软件和说明汇总如图1-4，具体内容将在后续章节详细介绍。

（3）医疗机构需建立数据管理中心。目的是使输入的数据是基于同一套参数体系，得到标准化的数据集，从而使上传到DKG的数据可以进行横向比较，最终形成有用的大数据。

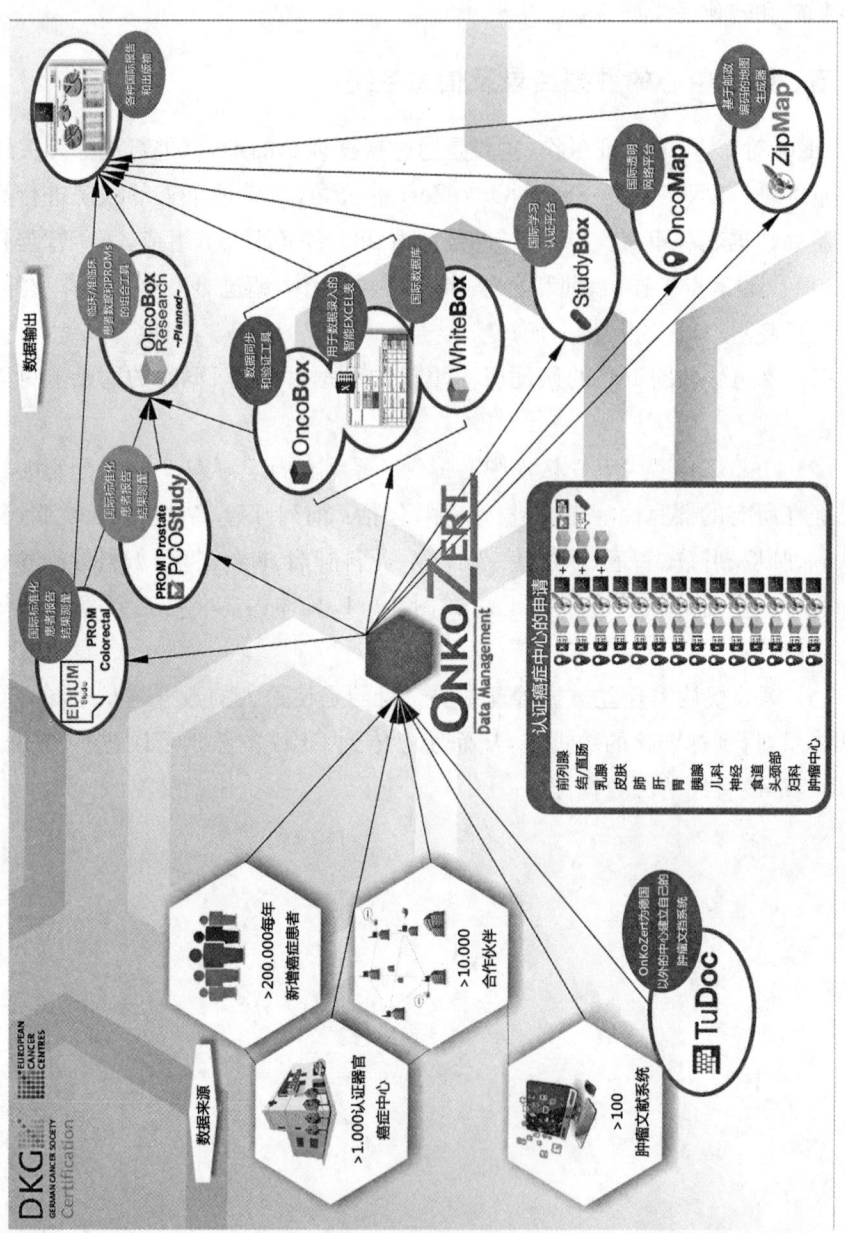

图 1-4 数据管理中心示意图

第二章

绪　　论

一、肿瘤综合诊治中心基本概念

肿瘤综合诊治是一种新的诊疗模式。肿瘤综合诊治中心旨在为所有肿瘤患者提供一站式规范诊疗及全流程疾病管理。针对某一确定病种,组织所有相关学科,形成协作团队及诊疗的标准操作规范(SOP)。所有患者在关键诊疗步骤前,都经过由相关学科核心专家组成的专家小组的多学科讨论以确定诊疗计划;再交由符合资质的医护给予诊疗。从患者筛查诊断到生命终结,肿瘤中心对其进行完整随访及管理,多学科协作共同完成,既有横向的联合与协作,也有先后的衔接与转介。从而保证该中心的诊疗水平均质化、规范化。

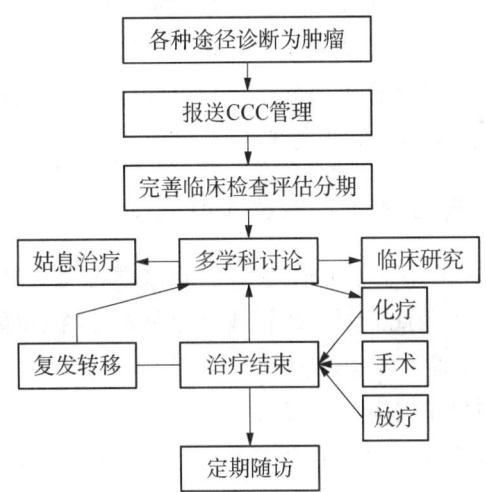

图 2-1　肿瘤综合诊治中心诊疗模式

(一) 建设理念及目标

建设综合肿瘤中心,各参与部门及人员必须统一思想,以"患者为中心"而摒弃一己私利,以"协作为手段"而摒弃一意孤行,以"质量为追求"而摒弃陈年陋习;着眼患者利益,着眼长期竞争力,踏踏实实做好每一步,不断纠错及改进,从而最终形成一个多学科合作、规范化诊疗、全周期管理的综合肿瘤中心。

(二)建设要素及步骤

为实现肿瘤中心的建设目的,需要在医院层面的领导下,明确建设理念及目标,并以此为依据,确立行政管理及专家团队人员架构及职责,明确疾病诊疗规范及临床路径,确定学科间协作形式及流程,建设数据管理信息系统,明确质控及奖惩方案,并建设继续教育及新员工培训内容,以及维护对外公众形象。

(三)肿瘤中心与MDT的区别

肿瘤中心整合各相关学科,形成一个固定的团队,确立一整套规范流程(SOP)。核心专家组成多学科诊疗模式(MDT)讨论小组,决定所有患者的诊疗方案,具备资质的医生护士执行讨论意见,对患者实施诊疗。所有患者必须经过上述流程,方可获得治疗。而为病例组织的 MDT 讨论,由单个学科发起,多个学科参与讨论协作,可以解决个体的问题,但却不能保证该中心所有患者的诊疗规范同质。固定的团队、固定的诊疗路径、明确的权责认定,以及应用于所有患者,就是肿瘤中心与 MDT 讨论最大的差异。

上海市第一人民医院(简称"市一医院")自从 2017 年开始建设肿瘤中心,先从单病种肿瘤中心开始,探索管理模式。下文将以结直肠癌中心为例,介绍市一医院肿瘤中心的建设规范及实践经验。

二、结直肠癌中心组织架构及人员职责

肿瘤中心建设需要多个学科横向参与,打破学科间壁垒,需要梳理并改进流程中多个衔接节点,因此需要行政管理及专业人士两方面的人员参与,在多学科间进行协调及沟通,组成协作团队。

(一)行政管理组织架构

应由院领导(至少是分管医疗院长)主持项目建设。由医务处牵头,协同人事处、绩效处、信息处、科教处、对外协作处、社工部、宣传处、后勤保卫处、采购处等多个行政职能部门,共同推进建设。

分管院领导及医务处负责人应对项目建设进展负有以下责任:

(1)确定整体建设方案,并组织相关资源支撑。

(2) 确定专业人员组织架构、任职资格及岗位职责,并任命中心主任。

(3) 确定肿瘤中心运作机制。

(4) 确定肿瘤中心质控奖惩方案。

(5) 监管建设进度,确定年度建设计划,定期召开推进会议,听取建设进展汇报,评估建设进度,组织年底考核。

(6) 定期参与质控会议,监督及协助中心不断改进,协助解决难点。

(7) 监管中心主任任职情况。

(二) 临床专业人员组织架构

为保障结直肠癌中心的顺畅运转及临床工作的规范实施,应成立专家委员会,并至少设立中心主任一名、中心协调员一名、中心数据员一名、患者管理员一名。按照各单位具体情况,可考虑增设中心副主任、护士长等人员。

1. 中心主任

应为中心内结直肠癌诊疗相关学科的权威专家,有较高学术地位及良好的业界声誉,高级职称,有丰富管理经验及熟练协调沟通能力。

职责是负责中心人员委任、工作安排、决策、质控、公共事务和年度技术及总结评估,具体包括:

(1) 组建专家委员会,并组织专家委员会讨论制定院内诊疗规范及质控指标。

(2) 确定患者诊疗及管理流程,并监督实施。

(3) 按照协作需要,组建该病种肿瘤多学科协作小组,确定各科室人员名单及联系方式,并监督实施。

(4) 质量评估及控制:定期参与肿瘤会议,监控会议讨论质量;对于偏离讨论方案的诊疗行为提出警告及整改要求;定期组织召开质控会议,发现薄弱环节并监督持续改进;监督投诉分析及改进情况。

(5) 组织并实施该病种相关继续教育培训计划。

(6) 管理并监督本中心发起或承担的各项临床及基础研究。

(7) 确定中心建设年度计划并实质性推进。

(8) 组织工作人员总结数据,生成年度报告及成效报告。

(9) 作为单中心责任人及联系人,承担对外接待及学术活动。

2. 中心协调员

需为结直肠癌相关专业医生,同时具有良好的沟通协调能力。

职责是准备委员会会议及病例多学科讨论会议;内审、外审的协调;督导医疗、技术需求和沟通渠道。具体包括：

（1）辅助主任做好中心管理及协调工作。

（2）组织肿瘤会议，通过多学科讨论确定患者的诊疗方案。

（3）梳理患者诊疗及管理流程，协调各科室配合实施。

（4）监控诊疗技术及患者管理的实施过程是否符合规范，发现偏离讨论方案的诊疗行为，并汇报中心主任。

（5）投诉管理，进行根因分析及督导相关部门持续改进。

（6）监控医疗数据质量及完整。

（7）各种数据统计及监督数据员上报。

3. 单病种肿瘤中心专家委员会

主任委员由单病种肿瘤中心主任担任，委员由该病种诊疗各相关学科的资深权威专家担任，包括内镜、肿瘤遗传咨询、病理、胃肠外科、肿瘤内科、肿瘤放疗科、影像科、造口护理、康复、肿瘤心理学、肿瘤营养学、疼痛、社工和临终关怀等学科。

（1）专家委员职责：在主任委员领导下，根据国内外权威指南，共同商讨确认该病种的院内诊疗规范、临床路径及质控指标。委员应定期参与质控会议，协助组织及实施继续教育项目。

（2）委员会秘书组：秘书组由各相关科室专家委员会委员委托，负责各专业内的文件撰写，科室内部人员及流程协调，协助专家委员会成员完成委员会的各项任务。

考核指标：委员会会议及质控会议出席率。

4. 多学科肿瘤会议专家小组

组员应为各相关学科的专业资深人士。

职责：定期参与多学科肿瘤会议，讨论确定每一例患者的诊疗方案；将讨论过程中发现的各种医疗及流程问题及时反馈协调员，并随时进行整改推进；定期参加质控会议。

考核指标：参与肿瘤会议的次数、缺席率。

5. 各专科诊疗人员

为结直肠癌患者诊治提供的各相关学科的医护及工作人员，应具备任职资历及患者处置能力，且达到每个学科的资格准入标准。其标准根据学科的人才培养路径不同而各有不同。

职责：将患者提交中心管理；按照权威指南及院内诊疗规范及路径，按照肿瘤会议讨论确定的方案,对患者实施诊疗及随访;定期参加质控会议。

考核指标:诊疗方案偏差率、各临床质控指标。

(三) 支撑管理团队及人员

1. 信息团队

需有专人带领团队,负责专项开发与肿瘤中心建设相关的软件系统。信息团队须为熟悉医院各信息系统,并明白肿瘤中心建设需求的 IT 人员。与中心主任、协调员及数据员充分沟通,建设患者管理系统、数据收集系统、数据统计系统,以协助中心管理实施及质控。

2. 患者管理员

须有医学背景,负责患者入组、诊疗与随访中的过程管理。

(1) 负责在提交中心管理后,向患者详细介绍肿瘤中心管理模式及功能,得到患者知情与配合。

(2) 肿瘤会议讨论后,协助主诊医生,告知患者讨论结果及后续诊疗计划。

(3) 全程跟踪并协调患者在门诊、入院及各学科衔接等诊疗全过程中的问题,以确保患者按照肿瘤会议讨论的结果,尽快在各相关专业学科接受诊疗。

(4) 对于过程中发现的问题及违背方案的操作,提交中心主任及肿瘤会议讨论。

(5) 负责提醒并跟踪患者随访,确保患者严格按照随访计划,得到随访与管理。

(6) 与患者保持密切联系,为患者提供咨询及中心相关信息。

(7) 协助患者自助小组活动。

3. 数据管理员

须有一定医学背景,以及 office 软件使用及数据处理能力。具体职责如下。

(1) 负责根据质控指标,设计采集数据的规范格式。

(2) 与信息处充分沟通,构建数据体系。

(3) 负责收集、整理数据,核对数据的完整性及准确性。

(4) 负责将数据收集过程中发现的系统性问题及时反馈至联络员及中心主任,以便不断改进流程。

(5) 负责数据统计,形成统计报表,报送中心主任。

三、多学科协作网络

(一) 多学科协作网络成员

结直肠癌中心,至少应有6个核心学科及其他学科参与。

核心学科包括:胃肠外科(或普外科)、消化内科、肿瘤内科、放疗科、病理科、放射科。根据患者病情,可能还需要肝胆外科、妇产科、胸外科等。

辅助学科包括:心理科、营养科、麻醉镇痛科、护理、造口师、社工、药学、临终关怀、患者自助小组等。

上述团队参与学科和人员可以分布在同一家医院内部,也可以来自合作单位。

(二) 合作协议

合作单位应与中心签署协议。来源于同一家单位的不同学科可以不签署协议,但至少就以下内容达成共识。不管是协议还是共识,都应该明确以下内容。

(1) 承担的角色与责任。

(2) 遵循中心确立的诊疗规范。

(3) 参与多学科讨论及协作诊疗。

(4) 部分学科需要随时待命(如胃肠外科、消化内镜、放射诊断、放疗)。

(5) 按要求完成患者诊疗文书及中心考核所需患者数据。

(6) 保护患者隐私及数据保密。

(7) 参与每年继续教育项目。

(8) 参与中心组织的集体活动,包括质控会议、学术活动等。

(9) 数据共享权利范围及成果分配方式等。

(10) 承诺愿意被公示为结直肠癌中心成员单位。

四、结直肠癌中心外部整体形象

结直肠癌中心,虽不是实体临床科室,但是一个多学科协作形成的紧密团体,是一个学术交流的平台,是医院诊疗最高水平的代表,是患者一站式诊疗的实施者及监督者,因此必须时常以团队的形式,在学术界及面向患者进行整体的展示。

(1) 应建立单病种中心的网站或自媒体窗口,全面和公开地描述肿瘤中心的使命、功能、人员结构及患者入口。应提供医院内部、外部合作伙伴尽量详细的信息,比如名称、地址、联系电话、电子邮箱地址,以及门诊预约方式,方便患者咨询、联系自己的主诊医师或寻求医疗帮助。

(2) 应以团队的形式参加学界交流活动,交流诊疗、护理及患者管理所带来的临床获益。

(3) 应以团队的形式参与社会公益活动,包括义诊、科普等活动,提升社会影响力。

五、结直肠癌中心运作模式

结直肠癌中心的建设过程,由院领导确定目标,分管领导物色人员,并明确分工。

中心主任协同相关学科专家组组成专家委员会,作为学术权威,制定院内诊疗共识及临床路径。各学科带头人负责本科室相关操作 SOP 的制定,由此汇集成医院的诊疗常规,并作为中心工作人员的培训材料。

肿瘤会议专家组名单由各学科主任推荐,中心主任授权,并经本人签字同意,确定为肿瘤会议专家。名单内人员,其专业性及职业操守应得到大家认可,专家小组定期召开肿瘤会议,商讨每一例患者的诊疗方案。方案一旦确立,由各专科按照方案对患者实施诊疗。具体操作人员应具备相应的资质认证,以保证诊疗水平。

临床工作人员在日常工作中记录下病历、检查报告等文件。使用格式化的报告,可以方便后期信息自动抓取,填入固定格式表格,再由此表格自动汇总为中心整体数据。这些数据将成为质控的抓手,并体现在年度总结报告中。

协调员协调各学科合作中发现的流程或质量等问题,定期监控上述质控数据,汇报并协助中心主任召开质控会议,并不断进行 PDCA,以此改进中心诊疗质量。

六、年度计划与总结

中心主任应负责撰写年度推进及建设计划,并向各协作成员公布,内容应包含中心长期建设目标及阶段性建设目标。

中心应有定期总结,并在年度会议上公示,应包括如下内容。

(1) 建设目标是否达成,是否有调整。

(2) 人员是否有变动(协调员、数据员、患者管理员等)。

(3) 社会关系与患者信息。

(4) 肿瘤会议及诊疗质量。

七、市一医院中心建设实践与经验

市一医院以结直肠癌为试点病种，组建结直肠癌中心。在医院书记及院长领导下，由分管医疗院长领衔，医务处牵头负责建设工作。由于是破旧立新，改变以往的诊疗模式，必然会遭遇不小的阻力。单纯依靠行政压力，是难以成功的，必须通过反复的培训与激励，使大家在思想上达成一致，才有可能形成合力。

（一）人员选择至关重要

肿瘤中心主任一职非常关键，首先必须认同医院的建设理念，有明确的愿景及动力，必须兼有学术权威及人格魅力，既可以充分团结兄弟科室合作共赢，并调动科室人员积极性，也可以在意见分歧时，坚持原则、权衡利弊，做出决断，保证民主统一、健康发展。市一医院结直肠癌中心主任为正高级职称，从事临床工作多年，有丰富的临床经验及科室管理经验。

肿瘤中心协调员一职是建设成败的关键人物。这个角色是在中心建设过程中，时间及精力投入最多的一个，是建设目标的具体推进者，也是质控目标的直接监督者，必须兼有专业知识及管理协调能力。市一医院结直肠中心协调员在肿瘤内科工作多年，与外科、放疗科等兄弟科室朝夕相处，熟悉医院各个部门人员及整个诊疗流程，也对其中不足深有体会，是肿瘤中心协调员的优秀人选。

患者管理员，需具备医学背景，熟悉诊疗流程，并负有爱心及责任心，关注细节，具备人文关怀；配合临床诊疗，实施过程管理。

数据员需熟悉整个诊疗流程，并有强大的数据系统构建能力，且可以与IT人员实现无障碍沟通，从而实现关键质控数据在原始患者文档中的格式设置，单个患者的整个诊疗流程的数据管理，以及中心所有患者数据的整体分析。

（二）信息系统建设非常关键

患者管理、数据管理、质控管理，都离不开信息系统的大力支持。如何从临床一线的基础数据，形成中心质控的表单，是最关键的一步。

第三章

结直肠癌中心标准化诊疗路径及操作规范

标准化诊疗路径及操作规范，是国内外权威指南在市一医院临床工作中的实际落地，也是结直肠癌综合诊治中心运行的核心和质量保证。肿瘤综合诊治中心工作内容涵盖了普通风险人群和高危人群筛查、疾病诊断、整个诊治过程的跟踪随访和临终关怀等疾病全周期的管理，人员任职资格标准的制定，每个治疗决策的确定，诊疗步骤和诊疗过程内部的质量控制以及相关学科之间甚至机构之间的合作和转介，都通过临床路径及SOPs来加以规范和保证，分工和责任明确。目标是诊治规范，优质高效，同质全面，定时更新。中心内应结合自身情况，建立一套清晰明了、易于操作及学习的临床路径及SOPs，并经过中心专家委员会讨论通过。一旦确定后，即与指南一起作为中心内临床决策的依据。

第一节 诊疗路径及SOPs建设

结直肠癌临床路径建设责任人是结直肠癌中心主任，全面负责临床路径的建设，包括临床路径建设的团队组成，临床路径遵循的规范和准则版本，临床路径内容讨论、更新，以及临床路径各部分的责任人认定，临床路径执行和质量控制。

结直肠癌专家委员会及秘书组是临床路径的讨论者及执笔者，临床路径由中心主任所领导的专家委员会最终讨论确定。临床路径的制定以最新的国内外诊疗规范为标准，同时符合中国现有诊疗条件和人文、生活习惯，切实可行。如2019年6月发布结直肠癌临床路径参照的规范是《中国结直肠癌诊疗规范（2017年版）》《中国临床肿瘤学会（CSCO）结直肠癌诊疗指南（2018年第一版)》《结直肠癌美国国立综合癌症网络(NCCN)指南(2019年第二版)》《NCCN肿瘤学临床实践指南》(《NCCN指南》)、《结直肠癌筛查(2018年第一版)》《遗传性结直肠癌临床诊治和家系管理中国专家共识(2018)》等。指南文件及SOP文件应于中心网络上对工作人员公布,以便于员工随时查阅,新员工培训自学。另外如果指南有更新或医院内部流程有变化,SOP也应经委员会讨论后及时更新,并注明版本。

肿瘤全周期管理涉及公共卫生、营养、心理、社会、宗教等众多领域,不是一个医疗机构能全方位完成服务的,全部流程的实施,必然需要联合其他机构共同合作。这部分的操作路径,就需与合作单位共同制订。如人群筛查,上海市疾控中心—区疾控中心—社区卫生服务中心组成完整的疾病预防和控制网络,每年对相应服务人群进行体检和疾病宣教,因此,人群筛查可以与区疾控中心或社区卫生服务中心合作,确定筛查的目标人群、方法和筛查流程,肿瘤中心统一安排各项筛查措施执行和结果记录,定期提交肿瘤中心发病率会议讨论。高危人群中若涉及基因二代测序,有些中心需要与检测机构合作等,还有家庭病床、临终关怀病房等,都需要多家机构合作。还有心理咨询、社工等的合作是多方面的,根据中国实际情况,按照综合肿瘤中心整体要求和质量标准,可以由合作机构提出申请,也可以由肿瘤中心经过考察协商,同合作机构达成共识。一般需要医院医务处、对外联合处或法务部门代表综合肿瘤中心与合作机构签订协议,并在继续教育培训环节与合作单位共同完成专业培训。

第二节 部分临床路径示例

一、诊断和治疗路径概览

结直肠癌诊断和治疗路径概览见图3-1,结直肠癌中心宗旨是全程管理,从疾病诊断到不同的治疗选择和转归,各个环节的衔接,关键的节点是进行跨学科会诊、肿瘤联合讨论会,也就是通常所说的多学科讨论会议(MDT)。每一个临床处理决策的改变和确定都是慎重的,避免由于个体施治者的认识偏移造成诊治决策失误。在保证疾病诊治规范化的同时,也促进不同学科间的紧密合作,和对成功经验和失败教训的总结分享。

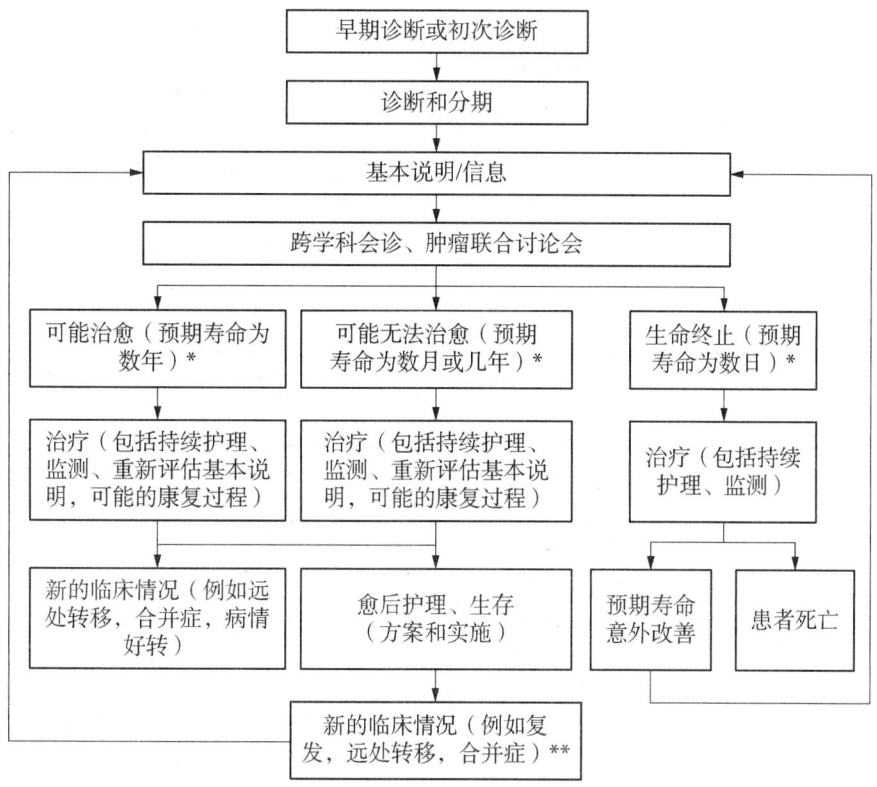

*：预期寿命包括肿瘤疾病和合并症相关预期寿命。
**：临床情况包括肿瘤疾病和合并症。

图 3-1　结直肠癌诊断和治疗路径概览

二、息肉切除临床路径

息肉切除临床路径见图 3-2，肿瘤中心对临床操作的执行者资格认定非常严格，在路径中直接罗列执行者资格标准和合格执行者的姓名与联系方式。规范化结果告知流程，专人负责告知检查结果，并与患者讨论检查结果，同时负责下一步治疗相关学科的介绍和转介。后续医疗策略确定仍然强调结直肠癌综合肿瘤中心(CrCC)多学科讨论。

三、结肠癌诊断路径

结肠癌诊断路径见图 3-3，对所涉及诊断的学科和报告者资格认定做详细记录。除定性诊断外，对临床分期检查做了全面的规定。

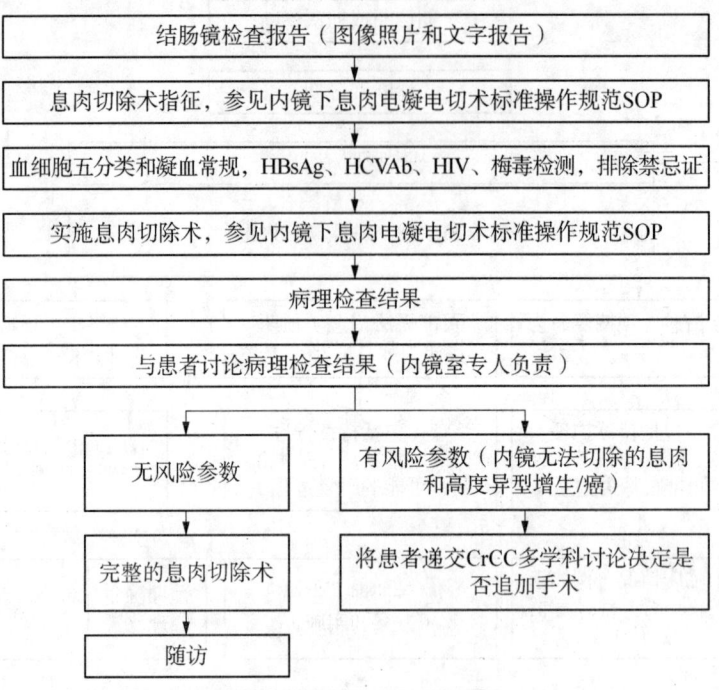

图 3-2　息肉切除临床路径

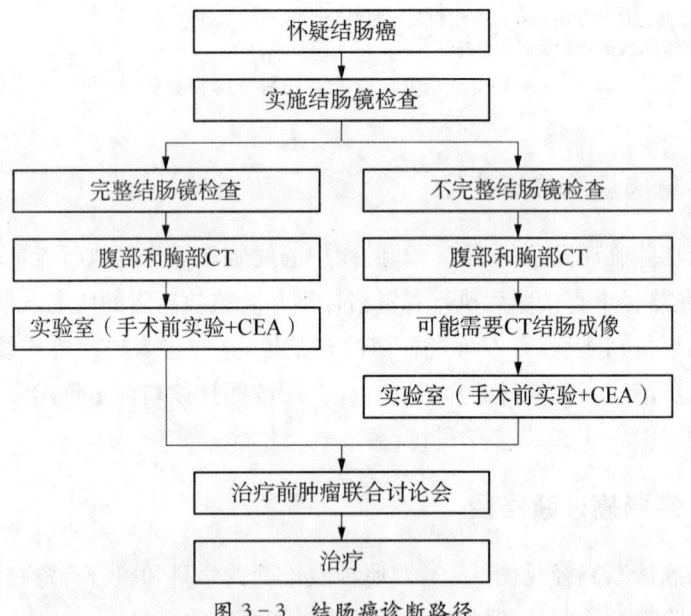

图 3-3　结肠癌诊断路径

四、直肠癌诊断路径

直肠癌诊断路径见图3-4,基本要点与结肠癌诊断路径相仿。

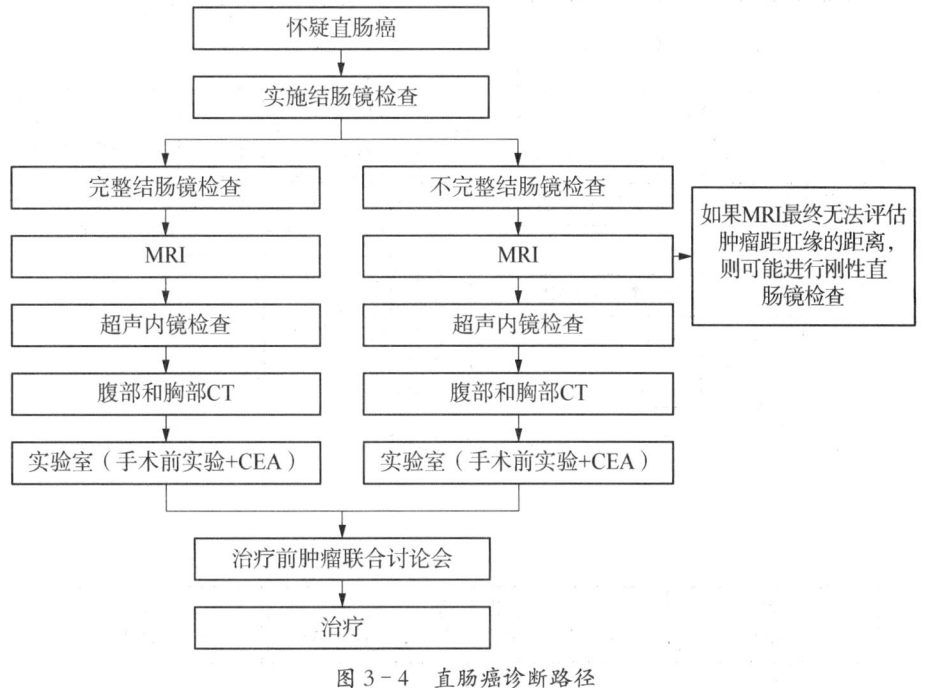

图3-4 直肠癌诊断路径

五、结肠癌治疗路径

结肠癌治疗路径见图3-5,治疗方案由多学科讨论确定。各类检查和治疗工作者资格认定标准由结直肠癌中心确定并报医院医务处备案,符合标准的专业人员在临床路径中直接罗列出名单和联系方式。

六、直肠癌治疗路径

直肠癌治疗路径见图3-6,基本要点与结肠癌治疗路径相仿。直肠癌不同节段和不同分期,术前治疗方案更细致,所有直肠癌病例治疗前必须经过跨学科会诊或肿瘤联合讨论会讨论以确定临床分期和治疗方案。

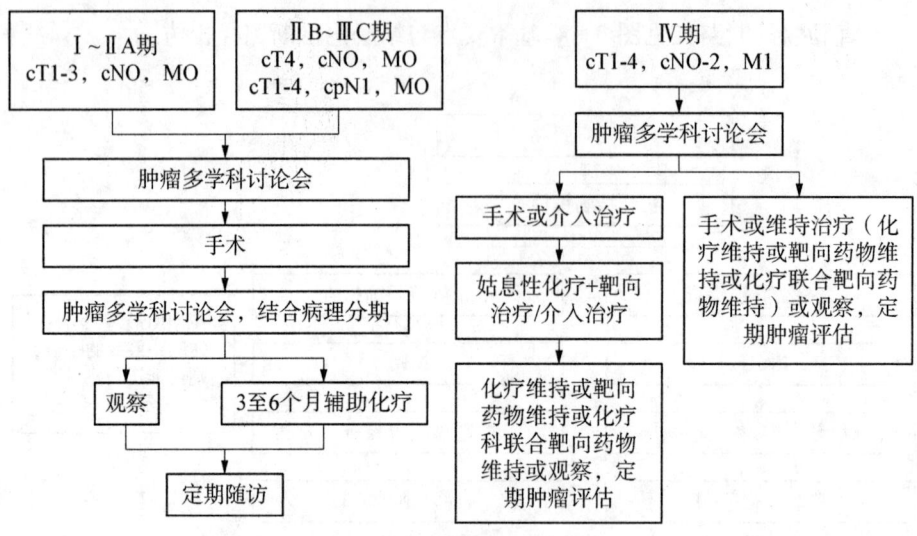

图 3-5 结肠癌治疗路径

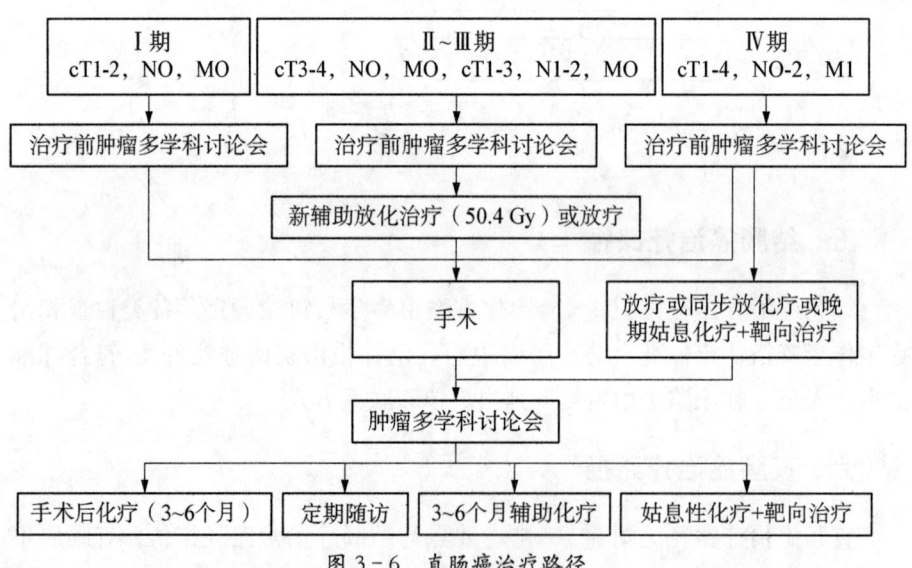

图 3-6 直肠癌治疗路径

第三节 诊疗执行人员

一、人员资质

参与诊疗的人员资质认定,需要明确写进路径并加以审核。所有的诊疗操作必须由具有资质的人员加以实施,学习人员必须在具备资质的上级医护监督及带领下进行操作。

结直肠内镜检查人员:经验丰富的检查人员,每年至少进行200个结肠镜检查和50个息肉切除术(以2018年度为计算年)。

结直肠癌外科手术主刀:副主任医师或以上资质人员,直肠癌手术量≥10例/年,结肠癌手术量≥15例/年(以2018年度为计算年)。

肝脏手术主刀医师:副主任医师或以上资质人员,肝肿瘤手术量≥20例/年(以2018年度为计算年)。

放疗科主诊医师:主治医师或以上资质人员,放疗科临床工作≥10年,直肠癌放疗定位病例≥15例/年(以2018年度为计算年)。

病理科报告签发医师:主治医师或以上资质人员,临床病理工作≥10年,检查结肠或直肠活检标本≥50例/年,结肠或直肠手术标本≥50例/年(以2018年度为计算年)。

放射科报告签发医师:主治医师或以上资质人员,放射科临床工作≥10年,结直肠癌亚专科临床放射诊断工作≥5年(以2018年度为计算年)。

肿瘤内科主诊医师:副主任医师或以上资质人员,化疗患者量≥200例/年,结直肠癌化疗患者≥50例(以2018年度为计算年)。

二、责任人

根据人员资质和要求,对每个岗位人员设定、联系方式和工作地点,尤其是节假日的联系方式都有详细记录,并通过网站公布,保证治疗的可及性。对协作单位联系方式也详细记录并于网站公布。

三、时间节点

临床路径对结直肠癌诊治时间节点有明确规定,如出报告时间、治疗开始时间等。

第四章

肿瘤会议规范

多学科核心专家组成肿瘤小组,定期进行多学科讨论肿瘤会议,是肿瘤中心诊疗的核心环节。肿瘤会议是 CrCC 多学科合作的主要形式,包括病例讨论和治疗计划制订、问题递呈和讨论解决、治疗的衔接和转介等。肿瘤会议的实施需要一定的规范。

第一节 肿瘤会议人员构成及要求

组成肿瘤会议小组的专家,需为专业内相对权威的人员,讨论专家必须满足一定的资质,且其专业性及职业操守应得到大家认可;人员相对固定,每个专业应有 2~3 名专家,每次讨论至少一名专家参加;所有被任命的专家,每个月参加讨论应不少于一次。

小组成员由学科主任推荐,CrCC 主任签字授权,具体联系方式为电话、邮箱、微信号,由 CrCC 协调员详细记录并保存在 CrCC。

每次讨论所需参与的人员,分为必须参加者和选择参加者。讨论专家中设三至四名首席专家,确保每次多学科讨论至少一名首席专家参加。以下六个学科成员每次肿瘤会议必须参加:消化内镜、胃肠外科、肿瘤内科、放射治疗科、放射影像科、病理科。如病情需要其他学科合作的,如肿瘤心理学、社工、妇科肿瘤、营养科、护理造瘘、临床药师、肝胆外科、胸外科、遗传咨询等,患者主管医生可向 CrCC 提出申请,由 CrCC 协调员通知相关学科参加会议。比如有肝转移,可邀请肝胆外科专家;如有明显营养障碍,可邀请营养学专家参与。其他学科的成员根据临床需要选择性参会,如造口护理、康复、肿瘤心理学、肿瘤营养学、社工、疼痛和临终关怀等,中医在肿瘤治疗中也是一个重要的领域,市一医院结直肠癌中心也邀请中医科专家一起参加。医院内部相关辅助学科和院外协作单位,这些学科的相关人员一年至少应参加两次肿瘤中心会议。

肿瘤会议也是继续教育的平台,所有CrCC学科各级医生、护士和技术人员以及合作伙伴参加会议都被认为是继续教育,可予以计时评估。

第二节 肿瘤会议形式、频次及硬件要求

会议推荐使用面对面讨论。会场应有相应的硬件设备,可以展现患者的影像资料及各种病例资料。如果使用视频讨论,所有参与人员应可以查看患者病例及影像资料,并可以自由发言。不可使用没有图像传输的电话会议。

肿瘤会议至少每周召开一次。可以按照临床需要及实际情况,增加召开频次。

如果中心患者比较多,每周安排固定讨论2次,如有需要,酌情增加,不耽误临床工作,也不会因等待多学科讨论推迟手术等治疗时间而引起患者焦虑。

第三节 应提交肿瘤会议讨论的病例范围

(1) 所有的直肠癌患者及Ⅳ期结肠癌患者,均需在治疗前提交讨论。
(2) 所有患者手术后病理报告出具后均需提交讨论。
(3) 所有治疗阶段性评估检查后,如直肠癌新辅助放化疗后、检查评估后、肿瘤内镜治疗(如ESD)后、转化治疗患者放化疗后,均需提交讨论,决定下一步策略。
(4) 所有复发转移病例需提交讨论,且应有复发部位相关学科专家参加。复发转移的病例,即使不是本院初始治疗的原发病例,也应提交肿瘤会议讨论。
(5) 无法一期切除的肝转移病例,在放化疗过程中,应该定期提交肿瘤会议评估。
(6) 所有应提交讨论但未提交者,应在患者病例记录中提供说明。

第四节 会议流程及内容

一、申请

临床医生在接诊到诊断为结直肠癌的新发病例，或属于上述需提交讨论的病例时，应根据病例递呈要求，在 CrCC 信息系统递交讨论申请。

二、审核

CrCC 协调员应审核递交病例的检查和报告情况，如治疗前肿瘤评估是否完善，手术后病例病理报告是否已出具等，确定肿瘤会议讨论的病例，并至少提前 24 小时通过固定的通讯方式通知各参会人员。

三、准备资料

病例主管医生团队应准备完整的病例资料，包括必要的影像资料，递呈到 CrCC 信息系统，保证讨论专家参会前都能看到所有讨论病例的文字和影像资料，若存在疑问，讨论前可与相关学科专家沟通解决。尤其是可能会纳入临床研究的病例，需提前提交到研究专职人员处评估。

四、会议议程

由病例主管医生介绍病史，放射影像科专家演示影像资料并明确临床分期，病理科医生展示病理诊断，对国际抗癌联盟（UICC）TNM 分期和其他相关免疫组化或分子诊断结果进行口头陈述，有些特殊内容详细说明解释，形成诊疗计划。如果各学科间难以达成诊疗共识，则由首席专家做出最终决策，作为会议讨论决策。

五、结果与呈现

肿瘤会议讨论确定的治疗计划和（或）建议以多学科联合讨论建议书形式呈现，书面文件由参加诊治讨论的首席专家签字确认，保存在 CrCC；电子版在 CrCC 信息系统展示和保存，所有 CrCC 人员和合作伙伴都能看到报告。报告中应标明讨论结果是否符合指南推荐方案及本院诊疗规范，如果不符应注明原因,比如患者拒绝,或其他任何原因等。会议讨论结果对临床工作具有约束力,如果偏离治疗计划,病例主管医生(团队)须报告 CrCC 并分析评估原因,病史中必须记录,尽可能避免偏差。

第五章

结直肠癌诊断规范

结直肠癌的诊断,包括从筛查、影像学、内镜检查、病理诊断、分子诊断及遗传咨询等方面。

第一节 结直肠癌筛查

我国结直肠癌发病率在所有肿瘤中位居第三,肿瘤死因排在第五位。预防是结直肠癌综合肿瘤中心(CrCC)又一项重要使命。结直肠癌筛查可以通过切除腺瘤降低结直肠癌发病率,通过早期诊断降低结直肠癌死亡率。局部早期结直肠癌五年生存率达90%,而区域转移和远处转移五年生存率仅为71%和14%。结直肠癌筛查包括提供标准的筛查方法、合理的筛查间隔时间、标准的结果报告和阳性结果的标准随访机制。

筛查分为普通风险人群筛查和高危风险人群筛查。普通风险人群筛查需要普及,CrCC需要将上海市疾控中心下属的区疾控中心和社区卫生服务中心作为合作伙伴。CrCC需要与社区卫生服务中心合作,为社区卫生服务中心提供职业培训和检查检测服务,共同为家庭建档,并建立随访体系。高危人群可以在CrCC建档,也可以在社区卫生服务中心建档,CrCC提供技术支持,共同确认高危风险人群,共建随访网络。

一、结直肠癌患病普通风险人群筛查

(一) 普通风险人群认定

(1) 年龄≥50岁。

(2) 没有腺瘤、无蒂锯齿状息肉或结直肠癌病史。

(3) 没有炎性肠病病史。

(4) 没有结直肠癌家族史,没有进展期腺瘤病家族史(如高度不典型增生,直径≥1 cm,绒毛状或管状腺瘤家族史)。

(二) 筛查方法

1. 结肠镜检查

普通风险人群结直肠癌筛查年龄为 50～75 岁。75～86 岁年龄段的人群筛查需个性化,根据伴随疾病和预期寿命,评估风险和获益比。这个年龄段之前未筛查过的人群可能通过筛查获益。

(1) 结肠镜检查没有发现息肉,或增生性息肉直径<1 cm,10 年后再行结直肠癌筛查。

(2) 如果发现增生性息肉直径≥1 cm、腺瘤或无蒂锯齿状息肉(SSP),则进行如下处理。

① 低危息肉(管状腺瘤)(息肉≤2 个,单个息肉直径≤1 cm):5～10 年重复结肠镜检查。

② 中危息肉(SSP 没有不典型增生)(息肉≤2 个,单个息肉直径≤1 cm):5 年重复结肠镜检查。

③ 高危息肉(进展性或多发性息肉):3 年重复结肠镜检查。主要包括 A. 高度不典型增生;B. 锯齿状息肉伴不典型增生(SSP - d);C. 锯齿状息肉没有不典型增生(SSP),单个息肉直径≥1 cm;D. 绒毛状或管状腺瘤病史;E. 3～10 个腺瘤性息肉和(或)SSP。

④ 10 个以上腺瘤性息肉:考虑息肉综合征,进行个性化处理-遗传咨询;对息肉切除不完整或大的无蒂息肉,进行完整息肉切除术,2～6 个月复查结肠镜;如果病理提示恶性,CrCC 入组诊治。

2. 大便隐血试验

如果结果为阴性,1 年后再筛查;如果结果为阳性,进行结肠镜检查。

3. 大便 FIT - DNA -测试

如果结果为阴性,3 年后再筛查;如果结果为阳性,进行结肠镜检查。

4. 柔性乙结肠镜检查

(1) 没有发现息肉,或增生性息肉直径<1 cm,5～10 年后再行结直肠癌筛查。

(2) 增生性息肉直径≥1 cm、SSP,结肠镜检查。

5. CT 结肠成像(CTC)检查

NCCN 指南推荐结肠 CT 成像每 5 年一次作为结直肠癌筛查,由于成本较高,并且国内医疗机构尚未普及,CrCC 不作为推荐。

6. 其他检查

FDA 批准对于拒绝其他筛查方法的人群,把血液检测循环甲基化 *SEPT9* DNA 作为一种选择,但发现其对结直肠癌和进展期腺瘤的效果劣于其他推荐的筛查方法。国内有些检测机构开展这方面检测工作,仍需更多循证医学数据支持。

二、结直肠癌患病高风险人群筛查

(一) 高风险人群认定

(1) 有腺瘤、无蒂锯齿状息肉或结直肠癌病史。

(2) 有结直肠癌病史。

(3) 有炎性肠病病史。

(4) 有阳性家族史,包括结直肠癌家族史和结直肠腺瘤家族史。

结直肠癌患病高风险人群有两部分,一部分来自社区人群筛查,建立家庭档案,发现其中的高风险人群。还有一部分是 CrCC 患者及其家属,CrCC 患者常规填写家族史问卷(见第五章第六节结直肠癌遗传咨询),术后病理常规进行错配修复蛋白免疫组化(MLH1、PMS2、MSH2、MSH6)检查,如果出现任意一个蛋白表达缺失,启动林奇(Lynch)综合征筛查和遗传咨询。对于其中的患病高风险人群,主诊医生或遗传咨询师与患者和家属讨论发病风险和体检筛查计划。

(二) 筛查方法

(1) 没有不典型增生:左半结直肠,肠镜和组织学检查没有活动性肠炎,2~3 年随访肠镜。

(2) 原发性硬化性胆道炎,广泛的结肠炎,活动性炎症,<50 岁的结直肠癌家族史,腺瘤性息肉,假性息肉,肠狭窄,1 年随访结肠镜。如果不典型增生病灶直径大于 1.5 cm,3~6 个月随访结肠镜(所有不典型增生都应该 3~6 个月随访)。

(3) 可切除息肉,息肉样不典型增生,非息肉样低级别和高级别不典型增生,完整息肉切除(ESD 或 EMR),相邻黏膜活检。

① 相邻黏膜没有不典型增生:1 年随访结肠镜。

② 相邻黏膜有不典型增生:隐性不典型增生,经胃肠病理学家确定,存在不典型增生,咨询炎性肠病专家,色素内镜检查,外科咨询。

(4) 没有可切除息肉,由于肠腔狭窄,结直肠检查评估不完整,需要咨询外科与炎性肠病专家。

(5) 溃疡性结肠炎、克罗恩病:发病后 8 年,结肠镜检查,溃疡性结肠炎发展至散发性结直肠腺瘤概率同普通人群相仿,通过 ESD 或 EMR 切除是安全的,继续观察。

外科咨询包括与患者和家属讨论观察和手术的风险及获益,根据年龄、合并症、预期寿命、患病概率及社会、心理、经济等各种因素,确定筛查方式。

三、结直肠癌家族史人群筛查策略

(1) 1 例及以上一级亲属结直肠腺癌:40 岁开始行结肠镜检查,或家族中最年轻发病年龄之前 10 年开始肠镜检查,以后每 5 年 1 次。

(2) 1 例及以上二级亲属在 50 岁前诊断为结直肠腺癌:50 岁前开始结肠镜检查,以后每 5～10 年检查 1 次。

(3) 一级亲属被确诊进展期腺瘤(高级别不典型增生,腺瘤直径≥1cm,管状或绒毛状腺瘤):40 岁开始或者亲属发病年龄开始结肠镜检查,每 5～10 年复查。

四、结直肠癌遗传基因携带者结直肠癌筛查及应对策略

(一) 家族性腺瘤性息肉病基因突变携带者

(1) 从 10～15 岁开始每年进行 1 次结肠镜检查。

(2) 如发现息肉存在高级别上皮内瘤变,可建议根据息肉数量和分布范围进行预防性肠道切除术。外科医生需与患者充分讨论手术获益和风险,决定采用何种预防措施。

(二) Lynch 综合征遗传突变携带者

(1) MLH1 或 MSH2 突变携带者:20～25 岁开始每 1～2 年进行结肠镜检查;MSH6 或 PMS2 突变携带者:25～30 岁开始每 1～2 年进行结肠镜检查。

(2) 从 30～35 岁开始每 1～2 年进行胃十二指肠镜检查。

(3) 女性已生育的可考虑子宫和双附件预防性切除术;未进行预防性手术者,当无临床症状时,建议每 1～2 年进行子宫内膜活检以排除子宫内膜癌的风险,定期经阴道子宫双附件超声及血清 CA125 检测等排除卵巢癌风险。

对于已明确病理性胚系突变的家系,突变携带者参照以上方案进行随访,非突变携带者可按一般人群筛查。

不能明确胚系基因突变的家系,建议根据家族史和临床表现,由医生与患

者商议决定复查随访策略。

参 考 文 献

[1] Dawn P, Samir G, Ahnen D J, et al. NCCN Guidelines insights: colorectal cancer screening, version 1[J]. Journal of the national comprehensive cancer network: JNCCN, 2018, 16(8): 939-949.

[2] 郑荣寿, 孙可欣, 张思维等. 2015 年中国恶性肿瘤流行情况分析. 中华肿瘤杂志[J]. 2019, 41(1): 19-28.

[3] Siegel R L, Miller K D, Jemal A. Cancer statistics [J]. A cancer journal for clinicians, 2017, 67(1): 7.

[4] Levin B, Lieberman DA, McFarland B, et al. Screening and surveillance for the early detection of colorectal cancer and adenomatous polyps, 2008: a joint guideline from the American Cancer Society, the US multi-society task force on colorectal cancer, and the American College of Radiology [J]. A cancer journal for clinicians. 2008, 58(3): 130-160.

[5] Rex DK, Johnson DA, Anderson JC, et al. American College of Gastroenterology guidelines for colorectal cancer screening 2009 [J]. American journal of gastroenterology. 2009, 104(3): 739-750.

[6] U. S. Preventive Services Task Force. Screening for colorectal cancer: U. S. Preventive Services Task Force recommendation statement [J]. Annals of internal medicine. 2008, 149(9): 627-637.

[7] Lieberman DA, Williams JL, Holub JL, et al. Race, ethnicity, and sex affect risk for polyps >9 mm in average-risk individuals [J]. Gastroenterology. 2014, 147(2): 351-e14-5.

第二节 影像学诊断

一、放射科人员及技术要求

(一) 放射人员

(1) 需要腹部放射专科医师 3~4 名，最好有 1 名从事腹部影像的副主任医师或是正主任医师，指导技师确立及优化直肠 MRI 扫描方案，进行报告书写及审核工作,轮流参与多学科讨论。

(2) 需要放射专科技师 2 名,要求能够熟练掌握磁共振常规序列扫描方法,并对直肠解剖有一定了解,在医生指导下能够识别高中低位直肠肿瘤,并进行相应的扫描。

(二) 技术要求

(1) 放射检查方法：普通 X 线检查、多排螺旋 CT、高场强磁共振(1.5T 或 3.0T)。

(2) 放射检查流程,MR 检查方案：①不需要进行肠道准备；②扫描序列为薄层高分辨率 FSE 的 T2WI(无脂肪抑制)；③一般不需要进行钆对比剂增强；④扫描方向包括矢状面、冠状面和横断面；⑤首先进行矢状位定位扫描,在肿瘤层面规划与直肠壁垂直的横断面图像；肿瘤位于直肠下段时需扫描冠状面图像,方向为平行于下段直肠；头侧的视野(FOV)是 L5,尾侧低于肛管边缘。

(3) 放射报告 24 小时内由住院医师完成并推送到主治医师工作站。需为急诊患者提供 24 小时 CT 检查,急诊报告半小时出具。

(4) 肠癌的 MRI 报告按照规定模板,需出具环周切缘(系膜筋膜)数值(以毫米为单位)及其他数值,以利临床进行准确术前分期。

(5) 培训及质控。新加入团队成员需熟悉上述操作流程及规范,并至少每年参与 1 次结直肠肿瘤中心的专业及质量控制培训。

二、结直肠癌相关影像学检查

(一) 常用检查方法

1. X 线

气钡双重 X 线造影是筛查及诊断结直肠癌的检查方法,不推荐其作为结、直肠癌术前常规诊断方法。这种检查方法不能应用于结直肠癌分期诊断。如疑有结肠或直肠梗阻的患者应当谨慎选择。

2. CT

推荐进行胸部联合全腹 CT 增强扫描检查,用于以下几个方面。

(1) 结肠癌 TNM 分期诊断。

(2) 随访中筛查结直肠癌吻合口复发及远处转移。

(3) 判断结肠癌原发灶及转移瘤新辅助治疗、转化治疗、姑息治疗的效果。

(4) 有 MRI 检查禁忌证的直肠癌病人。CT 评价直肠系膜筋膜(MRF)的价值有限,尤其对于低位直肠癌。

3. MRI

推荐 1.5T 及以上场强的 MRI 作为乙、直肠癌常规检查项目。对于局部进展期直肠癌患者,需在新辅助治疗前、后分别进行基线 MRI 检查,目的在于评价新辅助治疗的效果。

建议进行非抑脂、小 FOV 轴位高分辨 T2WI 扫描;推荐进行高清 DWI 扫描,尤其是新辅助治疗后的直肠癌病人。对于有 MRI 禁忌证的患者,可进行 CT 增强扫描。

(二) 结肠癌临床关键问题的影像学评价

推荐进行胸-全腹(平扫+增强)扫描,可以兼顾肿瘤本身及转移瘤好发部位——肝脏、肺。影像医生需评价结肠癌的 TNM 分期以及有无 EMVI(壁外脉管癌栓)。

(三) 直肠癌临床关键问题的影像学评价

(1) 推荐直肠癌病人进行 MRI 检查。影像需明确:肿瘤的位置、TNM 分期、直肠系膜筋膜(MRF)状态、有无 EMVI。

(2) 对于其他部位远处转移瘤的筛查,如肺部,推荐进行胸部 CT 检查;肝脏,推荐进行肝脏 MRI 增强,或超声造影检查,建议首选肝脏 MRI 增强;全身部位的筛查,建议进行 PET-CT 检查。

(四) 推荐使用直肠癌 MRI 结构式报告(表 5-1)

表 5-1 直肠癌 MRI 结构式报告

姓名	性别	年龄	影像号	病员号
检查项目:		直肠 MRI	检查日期:	

1. 影像所见

(1) 肿瘤位置 DIS

① 腹膜返折

腹膜返折以上、未受累

腹膜返折以下、未受累

跨腹膜返折、未受累

腹膜返折受累

② 参照肿瘤下缘至肛直肠环(ARG) 距离定位

上段直肠癌:10~15 cm

中段直肠癌：5~10 cm

下段直肠癌：5 cm 以内

是否侵犯肛管

③ 大小测量

肿块型、斜轴位测量、矢状位测量

肠壁浸润型、斜轴位测肠壁最厚测量、矢状位测量

④ 病变环绕肠周径

<1/4 周

1/4~1/2 周

1/2~3/4 周

3/4~1 周

(2) 肿瘤浸润程度描述-T 分期

T1：肿瘤侵犯至黏膜下

T2：肿瘤侵犯固有肌层，但未穿透肌外

T3：肿瘤突破固有肌层外膜，到达直肠周围系膜脂肪内＿mm

T3a：肿瘤突破肌外膜<1 mm

T3b：肿瘤突破肌外膜 1~5 mm

T3c：肿瘤突破肌外膜 5~15 mm

T3d：肿瘤突破肌外膜>15 mm

T4a：肿瘤累及腹膜或浆膜（上段直肠）

T4b：肿瘤侵犯毗邻脏器

(3) 淋巴结 N-分期（需综合淋巴结边缘、形态、内部信号特征评价）

直肠上动脉周围 LN、个数、短径

直肠系膜筋膜内 LN、个数、短径

髂内血管旁 LN、个数、短径

髂外血管旁 LN、个数、短径

腹股沟 LN、个数、短径

(4) 直肠系膜筋膜（CRF）状态（阳性或阴性）

阳性：①肿瘤、淋巴结、癌结节；②前、后、左、右。

(5) 直肠壁外血管浸润（EMVI）（阳性或阴性）

阳性：①上段、中段、下段；②前、后、左、右。

2. 诊断意见

MRI：T_N_M，MRF( )，EMVI( )

(五) 放射科结直肠癌专科团队建设实践与经验

(1) 电子申请单管理。所有结直肠癌的患者均按照结直肠癌放射科扫描规范来进行扫描，电子申请单要有辨识度，如市一医院在电子申请单上加上CCC(综合肿瘤中心)标识，有利于扫描技师识别并采用专业化扫描方案。

(2) 放射科医师影像解读培训体会。市一医院放射科腹部学组专家在国内及国外相应高水平单位进行过学习研修，对直肠癌的影像解读较为专业，并且参与国内相应的学术会议了解最新进展，在多学科讨论时，低年资放射科医师应积极参与学习，在实践中提高影像解读水平，并且与病理科结果不断进行对照回访研究，积累专业经验。

(3) 多学科交流体会。放射科医师应多与相关专业医师交流，了解常规肿瘤化疗方案，了解放疗适应证及相应技术进展，与胃肠外科医师交流提高系膜、血管等解剖认知。

(4) 放射科团队最好有行政职务医师牵头，提高相应技术贯彻性，提高医师多学科参与度，提高相应技师及医师执行力。

第三节 内镜诊断

一、规范标准

(1) 执行结肠镜检查的诊断医师的资格。至少配备2名内镜诊治专家，其为具有结肠镜检查资质的外科医生或内科医生。肠镜检查医生必须具有以下经验：每年至少完成200例肠镜检查，每年至少完成25例息肉切除术。批准的新的内镜检查医师在过去3年中至少要进行300例结肠镜检查和80例内镜治疗。经过严格消化内镜培训。每次结肠镜检查和息肉切除术必须由具有上述资质的医生进行或监督。

(2) 完整的结肠镜检查报告必须包括以下内容：患者生命体征、麻醉记录单、检查完整性部位(包括回盲瓣、盲肠、回肠末端)的照片文档、已移除息肉的部位(之前、之后)的照片文档、后续建议、检查结肠镜检查的时间、操作者签名。

(3) 结肠镜检查后可能出现的并发症的信息：收集诊断性和治疗性肠镜并发症发生率的数据、建立报表和评估指标的意义。

(4) 结肠镜检查要求：完成结肠镜检查，必须对每个可疑区域进行活检（包括直肠），必要时请推荐的内镜专家再次确诊。

(5) 基础设施/工作环境：应急设备的可用性和紧急情况下的书面标准操作程序。内镜设备准备和追踪符合罗伯特·科赫研究所（Robert Koch Institute，RKI）关于制备柔性内窥镜的建议（包括可追溯的批准文件准备）。

二、人员资质

市一医院结肠镜检查及其相关人员资质完全满足 CrCC 要求。目前消化科共有医师 35 人，其中，正高职称 7 人，副高职称 11 人；高级内镜医师 18 人，专职服务 CrCC 内镜医师 17 人。

肠镜检查医师的资格是高年资历主治医师及以上，每年至少完成 200 例肠镜检查。

批准的新的内镜检查医师，必须经过严格消化内镜培训，在过去 3 年中至少要进行 300 例结肠镜检查。

三、硬件

上海市第一人民医院内镜中心拥有 3 间胃镜检查室、3 间肠镜检查室、1 间 X 线诊断室（含 ERCP）、1 间 VIP 内镜诊疗室。拥有海博刀 4 套、VIO 200D 工作站 1 套、ICC 200 工作站 2 套、ICC200 + APC 300 氩气刀 1 套、Olympus 290 内镜系统 2 套、Olympus 260 内镜系统 3 套、Olympus 240 内镜系统 1 套、各种内镜 50 余条，是目前上海内镜设备较先进的单位。市一医院专门开设了患者通道和医用通道，实现了医患分道；市一医院内镜中心拥有先进的 Olympus 专业洗镜机 10 台，还实现了内镜追溯系统，做到治疗镜每周进行灭菌处理，配备有专门的洗镜室、消毒打包室和镜库，实现了内镜清洗、消毒、存放的一条龙，避免了 2 次污染的发生。完全达到了上海市内镜质控中心的要求，达到了国际先进的水平。

四、电子结肠镜检查操作规程（SOP）

（一）目的

建立电子结肠镜检查标准操作规程，获得良好的电子结肠镜检查效果。

(二) 范围

适用于电子结肠镜检查操作。

(三) 规范

电子结肠镜镜头部分是一个有摄像功能的 CCD 光敏集成电路块,通过信息处理机摄取图像,并将图像显示于屏幕上,克服了光学纤维的成像束容易断丝的缺点,经久耐用,图像清晰。电子肠镜都已相继开发了具有放大功能的肠镜,并结合色素喷洒法,更加有利于对微小病变做出有效的诊断。结肠镜不仅是诊断大肠及回肠末端疾病的重要工具,更重要的是可以用来治疗一些大肠疾病,如大肠息肉的摘除,大肠出血的止血,肠扭转复位,假性肠梗阻的治疗,大肠吻合口良性狭窄的扩张以及盲肠造口等。结肠镜根据其长短可分为长、中、短三型。长镜又称全长结肠镜,长度为 180 cm(165~185 cm),可通过回盲部进入回肠末端。中长肠镜长度为 110 cm(80~130 cm),可插至横结肠,有时亦可进入回盲部。短镜长度为 60 cm(55~75 cm),可插至降结肠或结肠脾曲。结肠镜一般由操作部、镜管部、光端可曲部、镜头部等部件构成。附件主要有光源、吸引器、示教镜、监视器、活检钳、照相机、录像机、高频电凝切器、圈套器、微机、打印机等构成。

(四) 适应证

(1) 中老年人体检或直肠、结肠肿瘤普查。

(2) 原因不明的便血或大便习惯改变,或腹部及肛门不适者。

(3) 慢性腹泻、里急后重、大便带有脓血黏液者。

(4) 大便变形,或细或扁者。

(5) 结肠异物。

(6) 取直肠、结肠黏膜或病变组织的活检标本。

(五) 禁忌证

(1) 肛管直肠急性炎症以及近期发作的冠心病、高血压等患者,应慎重或延期做乙状结肠镜检查。

(2) 精神病患者或难以合作的小儿。

(3) 有出血倾向或凝血障碍的患者取黏膜活检应慎重。

(4) 肛门狭窄或孕妇或腹部有巨大肿瘤压迫肠腔者。

(六) 检查前准备

(1) 详细了解患者的病史及病情,并进行详细的视诊、指诊等局部检查。

(2) 做好解释工作,消除患者紧张情绪和顾虑,以取得合作。

(3) 必要时使用解痉和镇静药物。

(4) 在肠镜检查前 4~6 h,服用聚乙二醇等渗溶液 2 000~3 000 ml,每 10 min 250 ml,2 h 内服完,直到排出清水样便,也可在检查前晚,用番泻叶 10 g,泡水 200 ml 口服以达清洁肠道目的。

(5) 如肛门有疼痛性疾病如肛裂,可局部涂敷局麻药软膏。

(6) 检查所用器械、物品、电源是否齐备,有无故障。

(7) 选择适当体位。电子结肠镜检查最理想体位是左侧卧位。

(七) 插镜方法

(1) 体位及原则:患者取左侧卧位,也可取俯卧屈膝位。进镜的基本原则是直视下前进,循腔进镜。

(2) 通过直肠:通过直肠后患者由左侧卧位转为仰卧位。镜端到达乙状结肠起始处,向右调整角度钮或顺时针旋转镜身 60°~90°,再调整角度钮,向上使镜头对准乙状结肠起始弯曲处,缓缓插入,使其通过弯曲部而达移行部。此时将镜角向上并固定,然后缓缓向外撤出肠镜。这样乙状结肠及镜身可被拉直,使依行部的锐角消失。镜身继续推进即可送到降结肠。此法一次不成功时可重复钩拉 1~2 次。如仍不能通过乙状结肠移行部时可采用"α"型转位法或"ρ"型转位法。助手用右手握住镜身逆时针旋转,同时用左手在腹壁上触摸镜头并将其从左向右推移,边推边旋转镜身,术者也随着逆时针旋转操作部,最终镜头从左侧腹转到右侧腹使肠镜呈逆时针走行,乙状结肠移行部由急弯变慢弯,肠镜较易通过。

(3) 通过降结肠:降结肠由后腹膜固定,呈比较直的隧道管腔,循腔进镜便可通过。当到达脾曲时,解除镜身在乙状结肠形成的圈是必要的难点,助手可握镜身作顺时针旋转,边转边退镜身,很快镜身袢就可消失,将镜身拉长。

(4) 通过脾曲:进脾曲时主要在寻找横结肠的开口处。因为脾曲为膨大的盲端,与降结肠接合处的开口常位于盲端稍下的内侧方,故应向各方向调镜头,仔细辨别。

(5) 通过横结肠及肝曲:横结肠的肠系膜较长,始末两端固定于脾曲和肝曲,中段活动范围大,常常下垂明显,使升、横、降结肠呈 M 型,造成进镜困难,可采用"r"型转位法通过。进镜方法是当镜头脾曲到达横结肠下垂的最低点时,助手在腹壁外将下垂的横结肠向上推,这样镜头则容易循腔通过。如达肝曲盲端时应缓慢后退镜身,寻找升结肠开口,调节镜头向左下方较易发现。

(6) 通过升结肠达盲肠：只要通过肝曲，几乎都可通过升结肠达盲肠。到达盲肠后可从侧面观察到回盲瓣，且进镜对回肠末端进行观察。结肠走行变化多异，故进镜方法也应灵活掌握，当操作熟练时，每个术者均有他自己进镜的经验。总的原则是：循腔进镜，反复抽气，采用钩拉、旋镜、变换体位、防襻等方法。

(7) 退镜观察：退镜时要慢，边退边看，上、下、左、右四壁均应仔细窥视，切勿放过观察结肠黏膜的机会。发现问题应该记清病变性质、范围及部位，可先摄影，而后取活体组织检查，一般不少于4块组织。活检后可送涂片检查，通常为三张玻璃片。在完成活检和涂片检查后，细致观察病灶处，无出血时再缓慢退镜。正常黏膜管壁柔软，有时可见蠕动波，肠腔可见半环形皱襞、黏膜润泽，小血管清晰可见，黏膜表面不附挂任何分泌物或肠内容物。

(八) 注意事项

(1) 动作轻柔，循腔进镜：直视下循腔进镜是电子结肠镜检的基本原则，须始终遵循。进镜时用力要柔缓，顺其自然，不可勉强。

(2) 及时排除观察障碍因素：如粪便堵塞或大量分泌物覆盖，反射性肠痉挛等。粪便或分泌物影响视野无法检查时，少量可用擦拭器取出，量多时应终止检查再次做肠道准备，或用长吸引器将分泌物吸除。如遇反射性肠痉挛可暂停进镜，并适当退镜以避免刺激，待痉挛解除后再设法通过。

(3) 不可充入过多气体：气体充入过多可使肠内压升高，肠壁张力增大，因炎症等病变已很脆弱的肠壁，镜检时稍不注意即有造成穿孔的危险。所以进镜时不可充入过多气体，对病情较重者应尽可能避免充气。

(4) 组织标本钳取注意点：①取活检要避开血管；②钳夹肠壁组织不可过深或撕拉组织；③取活检后观察止血是否充分，一定要完全止血后再退镜。

(5) 镜检后，应嘱患者适当休息。

五、建设实践与经验

(一) 建设实践

(1) 构建自己的诊疗模板(表5-2)，勾选版方便适用。

表 5-2　CrCC 肠镜检查报告单

姓名　　　性别　　　年龄　　　科室　　　CrCC 号：
检查所见：
插镜至（盲肠□　回肠末端□　升结肠□　横结肠□　降结肠□　乙状结肠□　直肠□　吻合口□）。回盲瓣开口呈（唇型□　乳头型□　中间型□），阑尾开口未见异常，有□/无□粪渣残留，有□/无□影响部分视野。盲肠，升、横、降及乙状结肠黏膜光滑，有□/无□充血糜烂，有□/无□溃疡及异常隆起。血管纹理（清晰□　模糊□），直肠黏膜未见异常。
活检：盲肠□块　回肠末端□块　升结肠□块　横结肠□块　降结肠□块　乙状结肠□块　直肠□块　吻合口□块
诊断：
注意：
　　　　　　　　　　　　　　　　　　　　　　　　　　报告医师
　　　　　　　　　　　　　　　　　　　　　　　　　　报告日期

（2）统一管理消化内镜诊治病理及制定病理通知标准流程。

① 消化内科门诊病理通知流程

A. 门诊肠镜病理由消化内科护士从病理科领至消化内镜中心。

B. 护士记录好结直肠阳性腺癌病理，并电话通知胃肠外科轮值医师。

C. 胃肠外科医生电话通知患者或家属来医院门诊，当面告知病情及下一步治疗计划。

② 消化内科病房病理通知流程

A. 病房肠镜病理由消化内科病房护士从病理科领至消化内科病房。

B. 护士记录好结直肠阳性腺癌病理，并按分组放入病房病理盒内。

C. 各治疗组组长电话通知患者或家属来医院门诊，当面告知病情及下一步治疗计划。

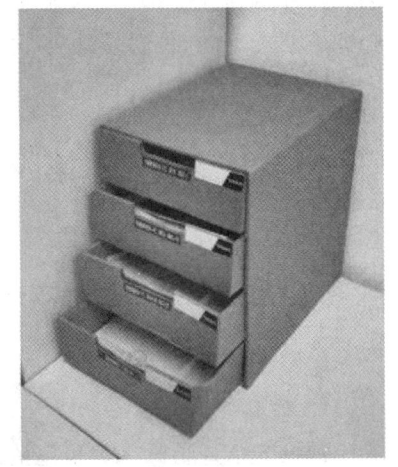

图 5-1　消化内科病房内镜病理报告整理盒

（二）CrCC 建设经验

（1）德方认证时要求使用刚性直肠镜便于测量直肠病变的位置。实际上，国内直肠癌诊断时大多使用结肠镜，可以调节硬度。目前市一医院只用奥林巴斯的软镜,未使用直肠镜。直肠相对较直,可以调节硬度后按照距离肛门的刻度进行测量。直肠肿瘤位置备注:高位>12 cm,中位 6~12 cm,低位<6 cm。

(2) 进行完整的结肠镜检查,包括回肠末端、回盲瓣、肝弯曲和脾弯曲。内镜检查报告必须包括:入口的深度,肿瘤的大小,肛门边缘的位置、形状以及局部浸润的程度。必须对怀疑的病变进行病理活检,至少要进行 4 次活组织检查以及检查是否可能癌变,包括进行直肠检查,并与高级内镜医师的诊断进行比较。

(3) 德方认证要求针对不完全结肠镜检查的患者,必须描述出院后完全结肠镜检查及相关询问进行的过程,以确保及早发现二次肿瘤。不完全结肠镜检查定义为未插镜至盲肠的结肠镜检查。导致不完全结肠镜的原因可能有结肠狭窄、肠道准备不足、内镜医师操作等原因引起。首次不完全结肠镜检查的患者会在出院医嘱上标注,出院后随访完成腹部 CT 及结肠气钡灌肠排除梗阻和狭窄。3~6 个月内随访高级内镜医师专家门诊,完成第二次完全肠镜(择期选择肠镜),以确保及早发现盲区息肉或二次肿瘤。

(4) 我们已经制定了紧急情况计划,例如用于内镜检查,清洗和消毒设备的临时停水和停电,并为火灾和地震等紧急情况编写了应急标准操作程序。与德方要求不同,我们肠镜洗消使用的是天柱追溯系统。

第四节 病理诊断

一、结直肠癌术后标本处理标准化流程(SOP)

(一) 标本类型及固定

1. 标本类型

常见的结直肠标本类型包括:内镜活检标本、内镜下息肉切除标本、内镜下黏膜切除术标本、内镜下黏膜剥离术标本和外科手术切除标本。

2. 标本固定

(1) 标本的采集与送检、编号与登记、固定液及固定时间参见医院病理中心标本处理规范。

(2) 获取后的标本应及时固定(宜离体 30 min 内固定),固定时间为内镜下切除标本或活检标本：6~48 h；手术标本：12~48 h。

① 活检标本：离体后，应由内镜医师及时将活检黏膜组织基底面黏附于滤纸上，立即浸入固定液中固定。

② 息肉切除标本：离体后，应由临床医师展开标本，黏膜面向上，使用大头针固定于软木板或泡沫板上，黏膜面朝下放入容器内，然后立即放入固定液。

③ 内镜下黏膜切除术和内镜下黏膜剥离术标本：处理方式同息肉切除标本（标记口肛侧）。

④ 外科手术切除标本，通常沿肿瘤对侧面剪开肠管，确保标本的充分暴露和固定。

(二) 取材及大体描述规范

取材时，应仔细核对标本基本信息，如姓名、送检科室、标本类型、送检部位和送检份数等。

1. 活检标本

(1) 描述及记录：描述送检组织的大小（直径）及数目。

(2) 取材：送检黏膜全部取材，应将黏膜放置于纱布或透水纸中包裹以免标本丢失，可滴加适量伊红染液标记标本。

2. 内镜下息肉切除标本

(1) 大体检查及记录：检查息肉的切缘，明确有无蒂部以及蒂部的直径，建议用墨汁涂蒂切缘（有蒂）及烧灼切缘（无蒂）。记录息肉大小、颜色、外观（息肉样/绒毛状）、息肉基底（扁平/蒂）。

(2) 取材

① 带蒂息肉，当蒂切缘直径>2 mm 时，略偏离蒂切缘中心处垂直于蒂切缘平面切开标本，再平行此切面，间隔 2~3 mm 将标本全部取材；蒂切缘直径≤2 mm 时，垂直于蒂切缘平面间隔 2~3 mm 将全部标本取材，使蒂部作为一个单独的蜡块。按同一包埋方向全部取材。记录组织块对应的方位。

② 无蒂息肉，明确烧灼切缘，垂直于烧灼面每隔 2~3 mm 切开，将标本全部取材；推荐按同一方向包埋，记录组织块对应的方位。

3. 内镜下黏膜切除术和内镜下黏膜剥离术标本

(1) 大体检查及记录：测量并记录标本和肿瘤的大小、肿瘤的肉眼分型以及肿瘤各方位距切缘（包括基底切缘）的距离。

(2) 取材：由于肿块距切缘距离一般较近，切缘的评估尤其重要。建议涂不同的颜料标记基底及侧切缘，以便在镜下观察时能够对切缘做出定位，并评价肿瘤切缘情况。每间隔 2~3 mm 平行切开标本，如临床特别标记可适当调整，分成大小适宜的组织块，应全部取材并按同一方向包埋。

4. 外科手术切除标本

(1) 大体检查及记录：描述肠管，记录肿瘤的特征，包括大体类型（隆起型、溃疡型、浸润型）、部位、大小（新辅助治疗后标本：测量病变的大小；内镜下黏膜切除术后标本：描述溃疡、黏膜缺损区、瘢痕的大小以及有无肿瘤的残余）、数目、浸润深度、浸润范围、肿瘤与两侧切缘以及放射状（环周）切缘的距离，建议临床医师标注近端切缘。放射状切缘用于部分被腹膜覆盖肠段的切缘描述，环周切缘用于完全无腹膜覆盖肠段的切缘描述。推荐采用墨汁标记肿瘤对应的浆膜面及放射状（环周）切缘，以准确评估肿瘤浸润深度及距切缘距离。

① 行全直肠系膜切除术（total mesorectal excision，TME）的直肠癌标本，首先用墨汁标记直肠系膜切缘，并评估系膜的完整性。完整的全直肠系膜切除术可有效降低局部复发率和显著增加 5 年生存率。病理检查是评价直肠系膜完整性最直观的方法，包括环周切缘、肿瘤距环周切缘的距离。

② 淋巴结取材应按淋巴引流方向进行分组，一般分为肠上淋巴结、肠旁淋巴结、中间淋巴结及中央淋巴结。建议临床医师将淋巴结分组送检（离体后病理科医师无法区分淋巴结分组）。记录淋巴结的数目、大小，有无融合，有无与周围组织粘连，如有粘连，需附带淋巴结周围的结缔组织。

(2) 取材

① 肿块：沿肠壁长轴、垂直于肠壁切取肿瘤组织，视肿瘤大小、浸润深度、不同质地、颜色等区域分别取材，肿瘤浸润最深处至少取 1 块全层厚度肿瘤及肠壁组织，以判断肿瘤浸润的最深层次，尤其需要注意浆膜受累情况。切取能够显示肿瘤与邻近黏膜关系的组织。取材应包括肿瘤浸润最深处、肿瘤与肿瘤周围交界处的组织；若病变不明显或新辅助治疗后根治术的标本，其可疑区域（包括瘢痕区或纤维化区）需全部取材，应附图显示并标记取材组织块的位置。如见其他异常病灶（如息肉、憩室等），应取材。推荐取材组织大小不大于 2.0 cm×1.5 cm×0.3 cm。

② 切缘：取远侧、近侧手术切缘。推荐取放射状（环周）切缘，对于可疑浆膜或放射状（环周）切缘阳性的病例，需用不同颜料标记，分别取材。

③ 切除标本若包含回盲部或肛管、肛门,应于回盲瓣、阑尾、齿状线、肛缘取材。若肿瘤累及上述部位,应切取充分显示病变程度的组织块。

④ 建议外科医师根据局部解剖体征和术中所见,分组送检淋巴结,有利于淋巴结引流区域的定位。在未接到手术医师分组送检医嘱或标记的情况下,病理医师按照以下原则检出标本中的淋巴结:包埋所有检出的淋巴结,较大淋巴结应剖开包埋。未经新辅助治疗的根治术标本应至少检出 12 枚淋巴结(接受过术前治疗患者的淋巴结可以低于 12 枚),若巨检淋巴结数目少于 12 枚应申请复检,复检淋巴结数仍少于 12 枚应切取部分系膜脂肪制片以检测肉眼不可见及难以触及的微小淋巴结。

⑤ 新辅助治疗后的直肠癌手术标本,需仔细观察原肿瘤部位的改变并进行记录。如仍有较明显肿瘤,按常规进行取材。如肿瘤较小或肉眼无明显肿瘤,需根据治疗前肠镜所见将原肿瘤所在范围全部取材。

二、结直肠癌术后病理诊断标准化流程(SOP)

(一) 病理组织学分型、分级和分期

(1) 组织学分型参照 WHO 结直肠癌分型(2010 版),见表 5-3。

(2) 组织学分级:结直肠癌的组织学分级建议采用 4 级分类法(见表 5-4),与组织学分型高、中、低分化和未分化相对应。病理报告中需描述有无脉管和神经束浸润。普通型腺癌中含有特殊组织学类型如黏液腺癌或印戒细胞癌时应注明比例。所有根治术后标本均需报告近切缘、远切缘、放射状(环周)切缘情况。

(3) 结直肠癌的临床分期:参照美国癌症联合委员会(AJCC)结直肠癌分期(第八版),见表 5-5。

(二) 新辅助治疗后根治切除标本的病理学评估

推荐采用《CSCO 结直肠癌诊疗指南(2019 年第一版)》(表 5-6)。

(三) 伴随诊断内容

建议对所有结直肠癌组织进行错配修复基因蛋白表达检测,以指导临床治疗和评价预后,以及 lynch 综合征的筛查。对于转移性结直肠癌患者进行靶向治疗的需进行 KRAS、NRAS 和 BRAF 突变检测。开展免疫组织化学和分子病理检测的实验室严格内部质量控制和室间质控。

表5-3 结直肠癌WHO组织学分型(2010版)

上皮性肿瘤		神经内分泌肿瘤[1]	
癌前病变		神经内分泌瘤(NET)	
腺瘤	8140/0	NET G1(类癌)	8240/3
管状	8211/0	NET G2	8249/3
绒毛状	8261/0	神经内分泌癌(NEC)	8246/3
管状绒毛状	8263/0	大细胞NEC	8013/3
异型增生(上皮内瘤变),低级别	8148/0*	小细胞NEC	8041/3
异型增生(上皮内瘤变),高级别	8148/2	混合性腺神经内分泌癌	8244/3
锯齿状病变		EC细胞,5-羟色胺生成性NET	8241/3
增生性息肉		L细胞,胰高血糖素样肽和PP/	8152/1*
无蒂(广基)锯齿状腺瘤/息肉	8213/0*	PYY生成性NET	
传统型锯齿状腺瘤	8213/0*		
错构瘤		间叶性肿瘤	
Cowden相关性息肉		平滑肌瘤	8890/0
幼年性息肉		脂肪瘤	8850/0
Peutz-Jeghers息肉		血管肉瘤	9120/3
		胃肠间质瘤	8936/3
癌		Kaposi肉瘤	9140/3
腺癌	8140/3	平滑肌肉瘤	8890/3
筛状粉刺型腺癌	8201/3*		
髓样癌	8510/3		
微乳头状癌	8265/3*		
黏液腺癌	8480/3		
锯齿状腺癌	8213/3*	淋巴瘤	
印戒细胞癌	8490/3		
腺鳞癌	8560/3		
梭形细胞癌	8032/3		
鳞状细胞癌	8070/3	继发性肿瘤	
未分化癌	8020/3		

注:[1]在以往WHO组织学分类(第三版)基础上加以对病变的认识变化进行了修订。对于神经内分泌肿瘤,简化了形态学分类使之更实用。

* 新的编码已在2010年3月的IARC/WHO委员会ICD-O审定会议上确认。

表5-4 组织学分级与组织学分型的关系

分级方法		组织学分型
2级分法	4级分法	
低级别	1级	高分化腺癌
	2级	中分化腺癌
高级别	3级	低分化腺癌,黏液腺癌,印戒细胞癌
	4级	未分化癌

表5-5 结直肠癌TNM分期

临床分期	病理分期	描述
原发肿瘤(T)	Tx	原发肿瘤无法评价
	T0	无原发肿瘤证据
	Tis	原位癌:黏膜内癌(侵犯固有层,未侵透黏膜肌层)
	T1	肿瘤侵犯黏膜下(侵透黏膜肌层但未侵入固有肌层)
	T2	肿瘤侵犯固有肌层
	T3	肿瘤穿透固有肌层未穿透腹膜脏层或结直肠旁组织
	T4	肿瘤穿透腹膜脏层或侵犯或粘连于附近器官或结构
	T4a	肿瘤穿透腹膜脏层(包括大体肠管通过肿瘤穿孔和肿瘤通过炎性区域连续浸润腹膜脏层表面)
	T4b	肿瘤直接侵犯或粘连于其他器官或结构
区域淋巴结(N)	Nx	区域淋巴结无法评价
	N0	无区域淋巴结转移
	N1	有1~3枚区域淋巴结转移(淋巴结内肿瘤直径≥0.2mm),或存在任何数量的肿瘤结节并且所有可辨识的淋巴结无转移
	N1a	有1枚区域淋巴结转移
	N1b	有2~3枚区域淋巴结转移
	N1c	无区域淋巴结转移,但有肿瘤结节存在:浆膜下、肠系膜或无腹膜覆盖的结肠旁,或直肠旁/直肠系膜组织
	N2	有4枚或以上区域淋巴结转移

续　表

临床分期	病理分期	描　述
	N2a	4～6 枚区域淋巴结转移
	N2b	7 枚或以上区域淋巴结转移
远处转移(M)	M0	无远处转移
	M1	转移至一个或更多远处部位或器官,或腹膜转移被证实
	M1a	转移至一个部位或器官,无腹膜转移
	M1b	转移至两个或更多部位或器官,无腹膜转移
	M1c	仅转移至腹膜表面或伴其他部位或器官的转移

注：此表是美国癌症联合委员会(AJCC)、国际抗癌联盟(UICC)结直肠癌 TNM 分期系统(2017年第八版)。其中,cTNM 是临床分期,pTNM 是病理分期;前缀 y 用于接受新辅助(术前)治疗后的肿瘤分期(如 ypTNM),病理学完全缓解的患者分期为 ypT0N0cM0,可能类似于 0 期或 1 期。前缀 r 用于经治疗获得一段无瘤间期后复发的患者(rTNM)。

表 5-6　新辅助治疗后肿瘤退缩(TRG)评分

肿瘤退缩评级	注　释
0(完全退缩)	镜下无可见的肿瘤细胞*
1(接近完全退缩)	镜下仅见单个或小灶肿瘤细胞*
2(部分退缩)	有明显退缩但残余肿瘤多于单个或小灶肿瘤细胞*
3(退缩不良或无退缩)	残余肿瘤范围广泛,无明显退缩

注：TRG 评分仅限于原发肿瘤经放化疗后的病灶评估。
* 肿瘤细胞是指存活的细胞,不包括退变、坏死细胞;无细胞成分的黏液湖不能被评估为肿瘤残留。

(四) 病理报告内容及规范

1. 活检标本的病理报告内容和要求

(1) 患者基本信息及送检信息。

(2) 如有上皮内瘤变(异型增生),报告分级。对于低位直肠肿瘤诊断高级别上皮内瘤变时,因可能涉及治疗方案的决策,建议病理医师在报告中备注说明活检组织有无达到"癌变"程度。

(3) 如为浸润性癌,区分组织学类型。

(4) 确定为结直肠癌时,推荐检测错配修复(MMR)蛋白(MLH1、MSH2、MSH6、PMS2)表达情况。确定为无法手术切除的结直肠癌时,建议检测 KRAS 及 NRAS 基因、BRAF 基因突变情况及其他相关基因状态。

临床医师应当了解活检标本的局限性,活检病理不能完全确定有无黏膜下浸润时,活检病理诊断为高级别上皮内瘤变,此时肿瘤主体可能为浸润性癌。建议临床医师综合其他临床信息包括内镜或影像学评估的肿瘤大小、侵犯深度、是否存在可疑淋巴结转移等,确定治疗方案。

2. 内镜切除标本的病理报告内容和要求

(1) 患者基本信息及送检信息。

(2) 标本大小、肿瘤大小。

(3) 上皮内瘤变(异型增生)的分级。

(4) 如为穿透黏膜肌层浸润到黏膜下的浸润性癌,报告癌组织的组织学分型、分级、黏膜下浸润深度(黏膜肌可以明确时,浸润深度的测量是从黏膜肌的下缘至浸润最深的距离,当黏膜肌完全消失时,黏膜下浸润深度从表面开始测量)、脉管侵犯情况、神经侵犯情况、水平切缘及垂直切缘情况,推荐检测错配修复(MMR)蛋白(MLH1、MSH2、MSH6、PMS2)表达情况。

(5) 肿瘤出芽:起源于腺瘤的浸润性癌,应观察并报告肿瘤出芽并分级(选取肿瘤出芽热点,计数/$0.785\,mm^2$ 出芽数,低级别:0~4个;中级别:5~9个;高级别:10个以上)。

若癌具有3级或4级分化、黏膜下深层浸润、脉管侵犯、切缘阳性(肿瘤距电灼切缘小于1 mm)等高危因素,临床需考虑再进行外科手术。

3. 手术标本的病理报告内容和要求

(1) 患者基本信息及送检信息。

(2) 大体情况:肿瘤大小、大体类型、肉眼所见浸润深度、有无穿孔、肿瘤距两侧切缘的距离。

(3) 肿瘤分化程度(肿瘤分型、分级)。

(4) 肿瘤浸润深度(T分期)(T分期或ypT是根据有活力的肿瘤细胞来决定的,经过新辅助治疗的标本内无细胞的黏液湖不认为是肿瘤残留)。

(5) 检出淋巴结数目和阳性淋巴结数目以及淋巴结外肿瘤结节(tumor deposit, TD)(N分期),后者指肠周脂肪组织内与原发肿瘤不相连的实性癌结节,镜下可见癌细胞沉积但未见残留淋巴结结构。无淋巴结转移、有癌结节时,报告为N1c分期,并需报告癌结节数目;有淋巴结转移时,依照阳性淋巴结数目进行N分期,无需考虑癌结节,但病理报告中同样需报告癌结节数目。

(6) 近端切缘、远端切缘的状况。

(7) 推荐报告系膜/环周切缘的状况(如果肿瘤距切缘很近,应当在显微镜下测量并报告肿瘤与切缘的距离,肿瘤距切缘 1 mm 以内报切缘阳性)。表 5-7 为直肠系膜完整性的判定标准。

表 5-7 直肠系膜完整性的判定标准

完整性评价	直肠系膜	缺失	锥形	环周切缘
完整	完整系膜组织,光滑	深度不大于 5 mm	无	光滑、规则
较完整	中等块系膜组织,不规则	深度大于 5 mm,但未到达固有肌层	不明显	不规则
不完整	小块系膜组织	深度达固有肌层	是	不规则

(8) 脉管侵犯情况(以 V 代表血管,V1 为镜下血管浸润,V2 为肉眼血管浸润,L 代表淋巴管)。建议尽量区分血管与淋巴管浸润。

(9) 神经束侵犯。

(10) 肿瘤出芽:应观察并报告肿瘤出芽情况、分级(选取肿瘤出芽热点,计数/0.785 mm^2 出芽数,低级别:0~4 个;中级别:5~9;高级别:10 个以上)。

(11) 错配修复(MMR)蛋白(MLH1、MSH2、MSH6、PMS2)表达情况。建议依据免疫组化检测结果选择检测错配修复蛋白的基因状态和甲基化状态。

(12) 确定为复发或转移性结直肠癌时,推荐检测 KRAS、NRAS、BRAF 基因状态。如无手术切除标本可从活检标本中测定。

(13) 肿瘤退缩分级(TRG),见表 5-6,用以评估肿瘤术前新辅助治疗疗效(仅适用进行术前新辅助治疗的病例)。

完整的病理报告的前提是临床医师填写详细的病理诊断申请单,详细描述手术所见及相关临床辅助检查结果并清楚标记淋巴结。临床医师与病理医师的相互交流、信任和配合是建立正确分期和指导临床治疗的基础。

本共识的制定基于以下规范性引用文件:《中华人民共和国执业医师法》、《临床技术操作规范:病理学分册》、《病理科建设与管理指南(试行)》(卫办医政发〔2009〕31 号)、《结直肠癌美国国家综合网络(NCCN)指南(2017 版)》、《中国临床肿瘤学会(CSCO)结直肠癌诊疗指南(2018 年第一版)》、《WHO 消化系统肿瘤分类(2010 版)》、《美国癌症联合委员会(AJCC)TNM 分期系统(2017 年第八版)》、《肿瘤病理规范化诊断项目培训教材(试行)》(国家卫生计生委医院管理研究所肿瘤病理规范化诊断项目组 2017 年发布)。

第五节 分子诊断

分子诊断是指将分子生物学技术和（或）人类对疾病发生、发展的分子机制相关的知识应用于疾病诊断、治疗、推测预后。

肿瘤分子诊断的应用可分为四个方面，即诊断、治疗、推测预后和遗传咨询。以诊断为目的的检查或检测主要应用于帮助病理科医生做良恶性以及病变起源的判断，从而做出正确的诊断；以治疗为目的的检查或检测是个体化医疗的核心，可帮助肿瘤科医生选择适宜人群和用药方案，以达到最好的疗效，并避免医疗资源的浪费和贻误患者的治疗时机；随着靶向肿瘤发生、发展过程中特异的关键基因或通路的单克隆抗体或小分子药物源源不断被开发，临床医师或患者对分子诊断的需求不断增加，有研究发现某些关键基因的突变，不仅影响肿瘤对治疗的反应，还影响患者的预后；以遗传咨询为目的的检查或检测主要用于证实或排除患者的肿瘤易感基因突变是否为生殖细胞起源的，突变了的肿瘤易感基因在患者家族成员中是否存在，以及其遗传方式和途径，以便早期发现肿瘤易感基因突变的携带者，并有针对性地定期随访，达到早期发现肿瘤的目的。

分子诊断可以在三个水平上实施，但在某些情况下这三个水平的检测需要相互验证和补充。这三个水平涉及分子生物学的主要层面，包括 DNA 层面（主要用于检测分析基因突变，包括单个碱基改变、各种缺失和（或）插入突变，基因异位和新形成的融合基因，以及基因拷贝数改变等）；RNA 层面（主要用于检测分析基因表达水平差异，协助判断相关基因激活或抑制状态或程度，在肿瘤分子诊断中还可以用于检测基因异位和融合基因）；蛋白质层面主要采用的方法是免疫组织化学染色（immunohistochemistry staining，IHC），是最简便、最常用、最经济有效的方法。当然，随着新技术的发展和应用，质谱分析等也开始应用于基因水平诊断，包括核酸和蛋白质的检测）。

基因诊断的靶点选择十分重要，目前对于某些肿瘤已经发现了与肿瘤发生、治疗和预后相关的靶点。对于这类肿瘤，基因诊断相对比较简便和直接。然而，还有很多肿瘤其发生、治疗和预后相关的靶点还没有被发现，有的涉及多基因、多通路、多步骤。因此，目前这类肿瘤的基因检测目前所针对的靶点可以是单个也可以是多个，甚至包括整个基因组。若肿瘤发生或治疗药物所针对的靶点或主要信号通路已经明确，这个通路中的主要成员可以作为潜在的检测靶点，在 DNA、RNA 或蛋白质三个水平上进行分析。而对于那些与肿瘤发生、治疗和预后等相关的靶点还没有被发现的肿瘤，对于多个基因、多条通路等全面的检测确属必要。近年来，高通量检测技术迅速发展，基因芯片、二代测序等技术使得同时检测成百上千甚至全外显子或整个基因组 DNA，以及所有基因的表达水平等成为可能，多靶点或多重生物标记的检测不仅有助于揭示肿瘤发生、发展的关键基因，也有助于对患同一类型肿瘤的患者进行分层，找出对治疗药物或方案敏感或不敏感的人群，合理用药，并对患者的预后做出更加精确的判断。

用于基因诊断的样品主要是手术标本或穿刺活检标本，经过福尔马林固定，石蜡包埋后的病理切片。在做遗传咨询相关检测时，则需要外周血白细胞或正常组织或细胞作为对照。值得提出的是，目前恶性肿瘤的基因诊断项目，除了根据国内外指南进行选择外，还需根据国家及上海市医保局对肿瘤靶向药物使用要求进行选择。此外，任何基因检测项目都必须遵守国家及上海市临床检验中心的要求，使用经过 CFDA 认证的试剂和设备，在经过上海市临床检验中心审核通过的肿瘤基因检测实验室中进行，操作人员必须经过培训，并持有《临床基因扩增实验室检验技术人员上岗证》。病理切片中肿瘤细胞含量的评估、基因检测的操作包括核酸抽提、PCR 反应、测序、原位杂交等，均需要严格按照相关要求进行，在此不予赘述。

结直肠癌从病因或发病机理讲，是一组遗传疾病，根据遗传学表现大致可分为三类：①其中 70% 的结直肠癌伴有染色体不稳定性（chromosomal instability, CIN），即由染色体局灶等位基因不平衡、染色体扩增或异位所造成；②大约 15% 的结直肠癌存在微卫星不稳定性（microsatellite instability, MSI），表现为 2～5 个碱基（2～5 bp）的短串状重复核苷酸顺序拷贝数变异，造成移码突变或碱基取代；其余 15% 没有 CIN 或 MSI。伴有 CIN 的结直肠癌属异倍体，常常伴随内源性的药物抗性，预后差。而大多数伴有 MSI 的结直肠癌为近二倍体，总体预后较好。③根据表观遗传学特点，大约 1/3 的结直肠癌存在 CpG 岛甲基化表型（CpG island methylator phenotype, CIMP）。可见结直肠癌是具有高度遗传异质性的，对结直肠癌进行分子分型将对结直肠癌的个体化医疗产生显著影响。因此，结直肠癌的分子诊断在临床工作中的应用越来越多，包括诊断、治疗、预后和风险评估等方面。

目前人们基本上达成共识，一致认为大多数结直肠癌是由于 EGFR -

KRAS-BRAF-MAPK 通路中的基因突变造成 MAPK 持续活化，或者是由于 PI3K-AKT-mTOR 通路中的基因突变造成 AKT 持续活化等所致。因此，目前结直肠癌基因检测涉及诊断、治疗和预后的大致有以下几个基因，如图 5-2，检测方法和意义简述如下。

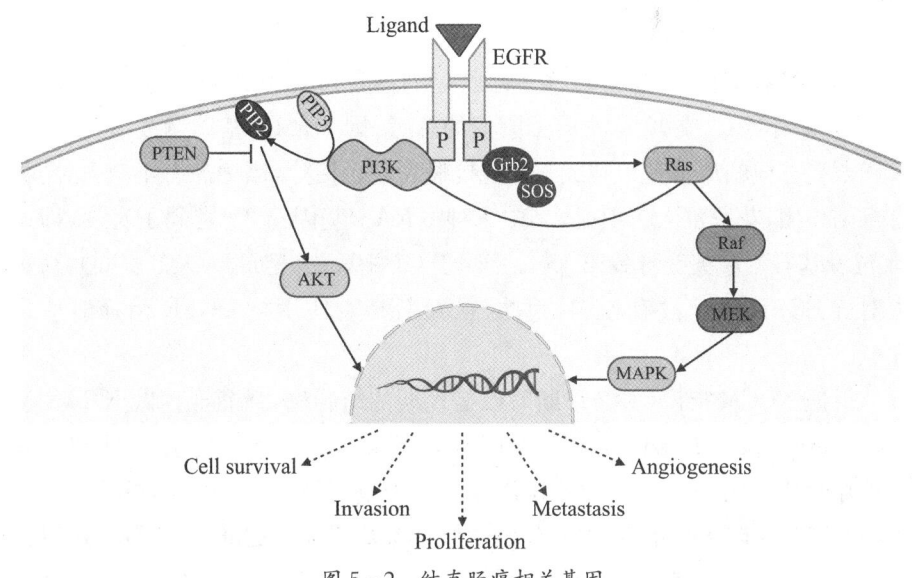

图 5-2　结直肠癌相关基因

一、*KRAS* 基因突变检测

上皮来源的肿瘤细胞生长与 EGF/EGFR 信号通路活化有关，RAS/RAF/MAPK 通路位于 EGFR 下游，这条通路中的不同成员的突变一直在被关注，目的在于寻找判断治疗是否适宜或有效的生物标志物。结直肠癌分子标志物研究最重要的进展之一，是揭示 *KRAS* 基因某些位点的突变可以作为判断靶向表皮生长因子受体（又称抗 EGFR）治疗是否有效的预测标志。*KRAS* 基因是 *RAS* 基因家族（*HRAS*、*KRAS*、*NRAS*）的一个成员，编码具有鸟苷酸-三磷酸酶活性的小分子蛋白质，起着将细胞外生长信号传递到细胞内信号级联系统的作用，从而控制细胞的生长、增殖。目前普遍认为 *KRAS* 基因突变是结肠的良性腺瘤演变成恶性癌这一过程中的早期事件。目前已知 40%～45% 的转移性结肠癌患者有 *KRAS* 基因第 12 或 13 位密码子的突变，这类突变可造成 *KRAS* 基因持续活化，导致细胞不受限制生长、增殖。抗

EGFR 单克隆抗体(包括西妥昔和帕尼单抗)直接针对 EGFR,可阻止其信号通路活化,抑制肿瘤细胞生长、增殖,单独或与其他抗癌药物联合使用治疗晚期结直肠癌。但如果 KRAS 基因发生了突变,使用抗 EGFR 单抗虽阻断了 EGFR 激活,但由于 KRAS 在 EGFR 下游,KRAS 突变后不受 EGFR 调控,因此,即使采用抗 EGFR 单抗治疗,疗效也不佳。因此,对于有 KRAS 基因突变者不建议使用抗 EGFR 单抗治疗。

NCCN 指南指出,所有转移性结肠癌的患者需要做 KRAS 基因检测,有 KRAS 基因第 12 或 13 位密码子突变的患者,因 KRAS 基因持续活化,不应采用西妥昔或帕尼单抗单独或与其他抗癌药联合治疗,因为患者不获益,药物有毒副作用,花费也大。但是,其中一种 KRAS 基因第 13 密码子突变,即第 38 位碱基 G>A 突变导致第 13 位密码子 G(甘氨酸)变成 D(天冬氨酸),被报告对抗 EGFR 治疗没有影响,因此,在判断是否使用抗 EGFR 治疗时应当注意。

根据 NCCN 指南,对于诊断时已是 Ⅳ 期的结肠癌,强烈推荐做 KRAS 基因检测,对于没有 KRAS 基因突变即 KRAS 基因为野生型的患者,可以在一线治疗时即可优先选择抗 EGFR 治疗。由于抗 EGFR 治疗药物目前已经进入国家医疗保险支付范围,新鲜的肿瘤标本做基因检测的准确性更高,所以目前对于早期结肠癌患者,只要患者或医生需要做 KRAS 基因检测,我们都接受患者或医生要求,检测结肠癌肿瘤组织 KRAS 基因是否存在突变,以便患者需要采用抗 EGFR 治疗时有依据。此外,对于有 KRAS 基因突变的患者,需要考虑其他治疗方案。

由于 KRAS 基因突变常常发生在结肠癌早期,因此,无论是用原发肿瘤组织还是转移病灶做基因检测都是合适的,对于检测方法没有强制要求,可以是以 PCR 为基础的方法,也可以采用 DNA 测序。但必须指出的是,检测实验室、试剂、人员等须符合临床检验中心的资质要求,例如检测实验室须经过上海市临床检验中心认证,试剂经过 CFDA 认可,人员经过专门培训有上岗证。

尽管 KRAS 基因 G12、G13 突变在结肠癌占绝大多数,但是,还存在其他位点的突变,如 A146 突变(即 146 位碱基 A 突变)占 2%~3%,第 61 位密码子的突变占 6%,因此,在做 KRAS 基因检测时若涉及的靶点多,诊断的准确性更高,更有利于合理使用抗 EGFR 治疗。

至于 KRAS 检测在推测预后方面的价值,一个国际研究涉及多种 KRAS 突变,结果提示有 KRAS 突变的患者通常意味着预后较差。随后的研究表明仅第12位密码子甘氨酸(glycine,G)变成缬氨酸(Valine,V)的突变与较差的预后相关。最近的一个研究显示,KRAS突变整体存活率变差,而另一个大的临床试验却未能揭示KRAS突变状态与患者预后存在明显的相关性。总之,通常认为携带KRAS突变的这组结直肠癌患者无论用什么方式治疗,预后均较差。

二、NRAS基因突变检测

NRAS与KRAS两者高度同源,但相互排斥,NRAS的突变主要发生在第61位密码子而非第12、13位密码子。NRAS突变的频率较低(3%～5%),一个大队列研究表明,NRAS突变明显与西妥昔单抗治疗抵抗相关,并伴总体生存期缩短,以及较短的无病进展期(PFS)。

三、BRAF基因突变检测

虽然KRAS突变意味着对EGFR抑制剂不反应,但是40%～60%的KRAS野生型肿瘤对抗EGFR治疗也不反应,换句话说,抗EGFR治疗在野生型结直肠癌并不一定有效,原因可能与下游的BRAF基因突变以及磷酸酶缺失活、PTEN缺失或PIK3CA活化等有关。

BRAF是一种胞浆内丝氨酸-苏氨酸激酶,RAS-MAPK通路中的重要成员,大约在12%的转移性结直肠癌患者存在BRAF基因第15外显子V600E突变,这个突变导致BRAF激活,进一步导致MAPK通路组成性激活。需要注意的是,在KRAS突变激活时,位于其下游的BRAF蛋白也会被激活。因此,BRAF是影响RAS-MAPK通路的第二个位点,其激活突变同样可以绕开西妥昔或帕尼单抗对EGFR的抑制作用。

有证据表明,突变的BRAF是抗EGFR治疗抵抗的另一个标志物,一个含773例结直肠癌化疗抵抗的患者的回顾性研究揭示,BRAF突变型对西妥昔单抗治疗响应率仅占$8.3\%(2/24)$,而BRAF野生型对西妥昔单抗的响应率达$38.0\%(124/326)$,$P<0.01$。BRAF V600E突变在非一线抗EGFR治疗抵抗中起作用。有研究显示,或许FOLFOX或FOLF1R1方案联合抗EGFR单抗作为一线方案治疗带有BRAF V600E突变的转移性结直肠癌患者有一定益处。

值得指出的是BRAF和KRAS突变是排他的,另外,BRAF突变可能与预后有关。CRYSTAL试验显示,携带BRAF V600E突变的结直肠癌患者预后较 BRAF 野生型患者差。此外,参与 PETACC-3 试验Ⅱ、Ⅲ期结直肠癌患者中,BRAF 突变是 MSI-L 或 MSS 肿瘤患者总体生存率的负性预后因子,因此,NCCN 指南建议对于 KRAS 野生型的Ⅳ期患者做 BRAF 突变基因检测。

四、PTEN 基因突变检测

PTEN 是 PI3K/AKT 信号通路的负性调控因子,PTEN 缺失导致 PIK3CA 和下游致癌信号通路的持续激活。约 3%~45% 的结直肠癌 IHC 分析显示 PTEN 蛋白表达缺失。有研究表明,IHC 分析显示 PTEN 蛋白缺失的肿瘤对抗 EGFR 抗体治疗缺乏反应,且预后较差。但是,目前由于缺乏经过批准的抗体及评分或记录标准,PTEN-IHC 分析应用还较少。

五、PIK3CA 基因突变检测

PIK3CA 是 PI3K-AKT-mTOR 通路的关键成员,编码驱动 AKT 信号通路的一种脂质激酶,支持细胞生长与存活,在大约 15%~30% 的结直肠癌患者中存在 PIK3CA 基因突变,PIK3CA 基因突变的主要形式是发生在第 9 和第 20 号外显子的单个氨基酸的取代,导致 PI3K/AKT 信号通路组成性或称持续激活。PIK3CA 基因突变与 KRAS G12、G13 或 BRAF V600E 突变并非相互排斥。此外,与 KRAS 或 BRAF 突变不同,PIK3CA 基因突变更多样和更复杂。最近一个 370 例 KRAS 野生型接受西妥昔单抗治疗的结直肠癌患者研究揭示,第 20 号外显子的突变与低的治疗反应率和短的生存期明显相关。除了 KRAS/BRAF/PTEN/PIK3CA 基因突变状态外,采用荧光原位杂交技术检测 EGFR 基因拷贝数也被用来评价结肠癌抗 EGFR 治疗临床反应。研究结果显示,EGFR 基因拷贝数与西妥昔单抗治疗效果存在明确关系。但采用 FISH 技术评价 EGFR 基因拷贝数的 Cut-off 值尚不明确,而 IHC 分析评价 EGFR 表达水平帮助判断结直肠癌是否对抗 EGFR 治疗响应缺乏预测价值。因此,EGFR 检测不再被推荐用于指导结直肠癌抗 EGFR 治疗。

六、胸苷酸合成酶检测

5-Fu 及以 5-Fu 为基础的化疗仍然是进展期结直肠癌治疗的主要用药。5-Fu 的代谢物结合到胸苷酸合成酶,阻止胸腺嘧啶产生从而抑制 DNA 合成和修复,导致细胞凋亡。有研究表明胸苷酸合成酶过表达导致 5-Fu 抵抗，但由于 IHC 分析标准化难以实现，IHC 分析结果一致性较差，胸苷酸合成酶基因分型似乎更可靠。在转移性结直肠癌，胸苷酸合成酶基因表达水平高存活率差。由于胸苷酸合成酶位点常常发生 LOH(杂合型缺失)，胸苷酸合成酶基因分型推荐采用肿瘤标本的切片，对照采用患者外周血白细胞或正常细胞。

七、Lynch 综合征和 MMR 状态的检测

由于大约 20% 的结直肠癌患者伴有家族性结直肠癌或其他类型的恶性肿瘤，即家系中的一级亲属中有两例或更多患有结直肠腺癌或其他癌种的患者。此外，新诊断的家族性结直肠腺癌患者的一级亲属具有更高的患结直肠癌的风险。目前已认识到的与结直肠癌的遗传易感性有关的综合征中最常见的有 Lynch 综合征和家族性腺瘤样息肉病。因此，对所有结直肠癌患者均推荐询问家族肿瘤发病史，并通过基因检测评估可能发生肿瘤的风险程度。

结肠癌是 Lynch 综合征最常见的形式，Lynch 综合征患者可同时或先后发生结肠癌及结肠外恶性肿瘤，女性 Lynch 综合征患者最常见的肠外肿瘤是子宫内膜癌，其终身的发病风险为 60%，其他肠外肿瘤有胃、卵巢、尿道、小肠、皮脂腺、脑肿瘤，但肺、乳腺、前列腺肿瘤的发病频率却未见增加，不过这些部位的肿瘤在 Lynch 综合征的患者里也曾有过报道。基因诊断可应用于诊断和鉴别诊断 Lynch 综合征，并发现 Lynch 综合征易感基因携带者。

Lynch 综合征是由于存在生殖细胞起源的 DNA 错配修复基因(DNA Mismatch Repair，MMR)突变导致的，并表现为常染色体显性遗传，发病年龄较早，平均 45 岁。主要的 *MMR* 基因包括 *MLH1*、*MSH2*、*MSH6*、*PMS2* 和 *PMS1*，但是约 5% 的 Lynch 综合征患者查不到上述 *MMR* 基因突变。缺陷的 *MMR* 基因是导致结肠癌肿瘤 DNA 发生 MSI 的基础，CIMP 也可以通过 *MLH1* 基因启动子的甲基化导致 MSI。

MSI 也是 Lynch 综合征的标志性改变，表现为 DNA 中原本重复的核苷酸或核苷酸单元的数目呈克隆性改变或重复数目明显增加。Lynch 综合征的确诊主要靠基因测序，对比患者肿瘤组织和外周血或其他正常组织或细胞，肿瘤 DNA 中相同位点的核苷酸或核苷酸单元重复数目比正常组织 DNA 明显增加，即为 MSI。目前 NCCN 及国内大多推荐检测以下 5 个位点，即 *BAT25*、*BAT26*、*D2S123*、*D5S346* 和 *D17S250*，如果其中 2 个或 2 个以上的位点出现改变，即可诊断为高度微卫星不稳定(high-level MSI，MSI-H)；如果只有一个位点改变，称为低度微卫星不稳定(low-level MSI，MSI-L)；如果没有检

测到改变,称为微卫星稳定(MSI-stable,MSS)。最近有人提出采用另一组 5 个准单态单核苷酸的组合检测 MSI,即 *BAT25*、*BAT26*、*NR21*、*NR24* 和 *NR22* 或 *NR27*,这个新的组合有两个优点:一是不需要相应的正常组织 DNA 作为对照,二是特异性和敏感性很高,几乎达到 100%。

MSI 也可以通过免疫组织化学染色方法检测 MMR 相关蛋白是否表达进行初筛。MMR 蛋白以异源二聚体的形式发挥作用,MLH1 与 MSH2 组成的异源二聚体是最主要的形式,PMS2 也可与 MLH1 形成异源二聚体,MSH6 可与 MSH2 形成异源二聚体;MLH1 和 MSH2 也可与 MMR 的其他成员如 MSH3 和 PMS1 形成异源二聚体。通常 *MLH1* 和 *MSH2* 突变可导致它们的二级伴侣蛋白 PMS2 和 MSH6 继发降解,但是 *PMS2* 和 *MSH6* 突变却不导致它们的一级伴侣蛋白降解。MSH6 本身含有微卫星位点,可能因自身 MSI 而缺失,也可能由于生殖细胞起源的突变而缺失。目前用 IHC 方法诊断 MMR 有两种方案,包括同时检测 4 个蛋白,即 MLH1、MSH2、PMS2 和 MSH6,或同时检测 2 个蛋白 PMS2 和 MSH6,但临床工作中选择检测前面 4 个蛋白的比较多。有研究表明,同时检测 4 个蛋白 MLH1、MSH2、PMS2 和 MSH6,或 2 个蛋白 PMS2 和 MSH6 诊断 Lynch 综合征结肠和肠外 MMR 的结果基本一致。有报道称新辅助化疗后可出现 MSH6 蛋白少量表达。总体上讲,少数有 MMR 蛋白低水平表达却仍然为 MSI。MMR 的 IHC 和 DNA 测序检测既是独特的,又是互补的。IHC 方法评估 MMR 时首先看非肿瘤组织染色,然后看肿瘤细胞,着色均为细胞核。有时 MMR 蛋白的表达显示异质性,部分 MMR 蛋白完整表达患者其 MSI 基因型却为异常。因此,建议 IHC 检测 MMR 蛋白表达和 DNA 测序检测 MSI 同时进行。

为了更清楚了解目前结直肠癌分子诊断所涉及的生物标志物及其功能,可能发生的改变和临床意义,归纳总结如表 5-8。

表 5-8 结直肠癌分子诊断所涉及的生物标志物及其功能

生物标志物	功能	改变	意义
MSI	DNA 核苷酸错配修复	微卫星高度不稳定	更好的预后;排除林奇综合征
MLH1	DNA 核苷酸错配改变	高度甲基化	排除林奇综合征
CIMP	CpG 岛甲基化	高度甲基化	更好的预后
KRAS	RAS/RAF/MAPK 信号通路的关键成员	突变	抗 EGFR 单抗治疗抵抗

续　表

生物标志物	功能	改变	意义
BRAF	RAS/RAF/MAPK 信号通路的关键成员	突变	抗 EGFR 单抗治疗抵抗；协助诊断散发性微卫星高度不稳定结直肠癌；预后较差
NRAS	RAS/RAF/MAPK 信号通路的关键成员	突变	抗 EGFR 单抗治疗抵抗
PI3KCA	PI3K-AKT-mTOR 信号通路的成员	突变	抗 EGFR 单抗治疗抵抗
PTEN	调控 PI3KCA/AKT 信号通路	缺失或突变	抗 EGFR 单抗治疗抵抗
TS	胸腺嘧啶脱氧核苷生成	胸苷合成酶基因 5'端非翻译区的功能性多态位点改变，包括位于胸苷合成酶基因增强子区域内 2 个(2R)或 3 个(3R) 28bp 重复序列改变或发生在 3R 中 G>C 单个核苷酸的多态性改变	改变对 5-氟尿嘧啶的反应；
ERCC-1	DNA 切除修复	mRNA 表达水平增加	对铂类药物抵抗
18q	18 号染色体长臂	杂合性缺失或完全缺失	预后较差

注：MSI(microsatellite instability)：微卫星不稳定。CIMP(CpG island methylator phenotype)：岛甲基化表型。EGFR(epidermal growth factor receptor)：表皮生长因子受体。TS(thymidylate synthase)：胸苷酸合成酶。bp(base pairs)：碱基对。2R(two tandem repeats)：二个串联重复顺序。3R(three tandem repeats)：三个串联重复顺序。ERCC-1(excision repair cross complementing-1)：切除修复交叉互补基因-1。

最后，需要特别说明肿瘤异质性的问题，因为这可能涉及对检测结果的判断和解释。目前已经越来越清楚地认识到肿瘤内部并不是完全一致的，肿瘤内部的异质性是个体化医疗各种关键环节的重点，决定肿瘤对药物的反应或对药物的敏感与抵抗，以及肿瘤复发的概率和时间早晚。肿瘤异质性可以体现在以下几个方面：①几何位置的异质性，因此，取材时应尽可能取到肿瘤不同解剖位置的样本；②组织发生的异质性，肿瘤可能起源于同一器官或组织的不同细胞，因此，应尽可能去观察和评价肿瘤内部的各种细胞形态和生长状态等细微差异;③时间过程的异质性,同一肿瘤在发展过程中的不同时间如治疗前后可能不同,因此,病程中的不同时间所取到的标本检测结果可能不同;④组成的异质性,取自于身体内不同部位的标本,例如原发肿瘤、循环肿瘤细胞、外泌体、血浆等的检测结果可能不同。可见异质性是肿瘤个体化医疗面临的最具挑战性的问题。

第六节 遗传咨询

一、CrCC 模式下结直肠癌遗传咨询的意义

35%的结直肠癌患者有家族史,病因可能是遗传因素,也可能是共同生活方式,或两者兼而有之。有结直肠癌家族史的人群患结直肠癌的风险增加,风险高低取决于结直肠癌亲属数量、患病者是一级亲属还是二级亲属以及亲属诊断结直肠癌的年龄。一级亲属患结直肠癌的个体,其结直肠癌患病风险增加 2 倍;一级亲属患病数 2 例的个体,其结直肠癌患病风险增加 3 倍;而一级亲属患病数 2 例以上,其患病风险增加近 4~6 倍。遗传性结直肠癌发病年轻,在 50 岁前诊断结直肠癌的患者中发现 15%~33%的患者存在致病性基因突变。致病性基因突变占结直肠癌 10%。主要的遗传性结直肠癌综合征包括 Lynch 综合征、家族性多发性腺瘤性息肉病综合征(FAP)和黑斑息肉综合征。对结直肠癌和相关综合征的认识促进了新一代 DNA 测序技术的发展,从检测单一遗传基因转变为同时检测多个与癌症相关的基因变化,发现一些其他癌肿的致病性基因突变者的结直肠癌患病风险也增加。另一方面,遗传性结直肠癌综合征患者,除结直肠癌患病风险增加外,其他某些癌肿的发病风险也提高,如 Lynch 综合征与子宫内膜癌、皮肤脂溢性腺瘤、卵巢癌、胃癌、小肠癌、肝胆系统肿瘤、胰腺和脑、肾、尿路异行细胞癌等有关。因此,重视结直肠癌人群家族史调查,对高危人群进行遗传咨询,有利于对高危人群制定个性化的肿瘤筛查方案和采取合理的预防措施,降低恶性肿瘤发病率和死亡率。

CrCC 是为结直肠癌患者提供规范化肿瘤预防和诊治、康复、随访的全周期管理平台,该中心实行多学科协作模式,固定诊疗路径,建设数据管理信息系统。多学科合作可以是同一家医院内的不同学科间合作,也可以是不同机构间的强强协作。结直肠癌家族史调查和相应的遗传咨询,是 CrCC 诊疗路

径中重要的一个部分,有助于为患者提供个性化的肿瘤随访计划,有助于对患者其他相关肿瘤提供个性化筛查策略,也为患者家属是否是肿瘤易感人群提供科学研判并为他们个性化体检提供合理建议。CrCC规范的路径化管理模式为结直肠癌遗传咨询工作创造了条件。

二、CrCC模式下结直肠癌遗传咨询流程的建立

结直肠癌遗传咨询包括结直肠癌家族史调查、结直肠癌患病高危人群确定、遗传基因检测、遗传性结直肠癌家系图的绘制和肿瘤筛查建议。

(一) 遗传咨询任务

(1) 获得并解释个人和家庭的病史、发育史与生育史。

(2) 分析出遗传方式以及遗传疾病和先天缺陷的发生风险与再发生风险。

(3) 解释遗传疾病的病因、病史、诊断与应对措施。

(4) 说明并解释基因检测结果与其他诊断依据。

(5) 使用心理评估识别情感、社会、教育以及文化问题。

(6) 评测出客户和(或)家庭对出现疾病或存在疾病发生风险的反应程度。

(7) 以客户为中心进行服务并进行先期引导。

(8) 促进客户在充分了解情况的基础上做出有关检测、临床干预、生育以及与家庭成员进行沟通的决策。

(9) 发现并使用能提供医学、教育、经济以及心理方面支持的社区资源。

(10) 为家庭以及其他健康医务专业人员提供有关医药、遗传与咨询方面信息的书面文件。

(二) 结直肠癌家族史调查

1. 结直肠癌家族史调查问卷设计

根据遗传性结直肠癌临床特点,设计结直肠癌家族史调查问卷,问卷涉及一级亲属和二级亲属患病情况、肿瘤类型、患病例数、诊断恶性肿瘤年龄、患者和亲属是否患多种类型恶性肿瘤以及多发性结直肠息肉情况。问卷简洁明了,操作性强,便于统计,调查问卷见表5-9。

表5-9 鉴定家族性结直肠癌风险的患者问卷

1. 你的一级亲属(父母、兄弟姐妹、孩子)中是否有结直肠癌患者?	否□ 是□
2. 你或你的亲属中是否有人50岁前被诊断为结直肠癌?	否□ 是□

续 表

3. 在下列器官*中你或你的亲属是否有人被同时或相继诊断出 2 种类型肿瘤?	否□ 是□
4. 在你的家属中,包括你在内,有结直肠癌患者,你的一级亲属(父母、兄弟姐妹、孩子)中至少有一位在 50 岁前被诊断出下列器官*癌症?	否□ 是□
5. 在你的家属中,包括你在内,有结直肠癌患者,在你的一级亲属(父母、兄弟姐妹、孩子)中至少有两位被诊断出下列器官*癌症?	否□ 是□
6. 在你的大肠中是否发现 10 个以上的息肉(腺瘤)或你的亲属中有人被诊断为息肉病?	否□ 是□
*指大肠,小肠,胃,子宫(非宫颈),卵巢,胰腺,胆管,泌尿道,脑或皮脂腺。	
◇ 如果你所有问题回答都是"否",那么你可以被认为没有结直肠癌遗传倾向。 ◇ 如果你第一个问题的回答是肯定的,那么你就有患结肠直肠癌的家族风险你和你的亲属应该比一般人群更频繁地(早期发现)参加检查,你应该和主治医生讨论检查的时间和间隔。 ◇ 如果你对 2~6 个问题中的至少一个回答"是",那么你的家庭可能有遗传性的结直肠癌,我们建议根据《德国基因诊断法》或人类基因咨询进一步检测,并在适当情况下,根据指南中建议的程序进一步排除林奇综合征。	

2. 结直肠癌家族史调查要求和流程

进入 CrCC 管理的所有患者都要完成家族史调查,同意加入 CrCC 管理的结直肠癌患者签署 CrCC 知情同意书,由患者责任医生负责告知肿瘤家族史调查意义并让患者完成家族史调查。问卷完成后递交 CrCC 工作站存档,由数据员统计家族史情况,并将家族史调查情况书面告知遗传咨询医生。遗传咨询医生根据家族史调查结果,结合患者临床特点,记录结直肠癌家族史病例。

(三) 遗传性结直肠癌高危人群确定

有下列情况之一者,为遗传性结直肠癌高危人群。

(1) 有结直肠癌或其他恶性肿瘤家族史。

(2) 对结直肠癌手术患者的手术标本进行常规免疫组化测定错配修复蛋白 MLH1、PMS2、MSH2、MSH6,如果存在任何一种错配修复蛋白缺失,需要排除 Lynch 综合征。如果 MLH1 蛋白表达缺失,在筛查 Lynch 综合征前,需要排除 *BRAF V600E* 和 MLH1 甲基化因素。

(3) 结直肠息肉数十枚以上者或一级亲属结直肠息肉 10 枚以上者。

(四) 结直肠癌遗传咨询

1. 遗传咨询定义

遗传咨询是咨询医师和咨询对象之间就其家庭中遗传病的病因、遗传方式、诊断、治疗、预防、复发风险等所面临的全部问题进行讨论和商谈,最后做出恰当的对策和选择,并在咨询医师的帮助下付诸实施,以达到最佳防治效果的过程。结直肠癌遗传咨询由遗传咨询医师与咨询对象之间就肿瘤遗传状况、遗传方式、遗传诊断以及预防和干预等问题进行全面的讨论。遗传咨询必须遵循知情同意、保护隐私原则、非指导性咨询原则、情感支持原则四大伦理原则。

2. 遗传咨询医师资质认定

国内目前没有统一的遗传咨询医师培训和资质认定,就学科本身而言,结直肠癌遗传咨询要求医师有肿瘤学背景和丰富的临床知识,具备遗传领域专业知识,有良好的沟通能力。

3. 遗传咨询的对象

建议遗传性结直肠癌高危人群都要进行遗传咨询。

4. 遗传咨询的内容

(1) 帮助咨询者决定是否需要进行遗传基因检测和检测基因选择。

(2) 判定是否为遗传性结直肠癌(综合征)或其他遗传性肿瘤。

(3) 判定遗传方式,对肿瘤发生可能性做出预估,并就可能的预防措施进行商讨。

(4) 为咨询者提供个性化肿瘤筛查建议。

(5) 对遗传性结直肠癌(综合征)患者绘制家系图,对其家庭中相关成员提出合理的筛查建议。

男性　女性　死亡　关键疾患　婚姻　血亲通婚

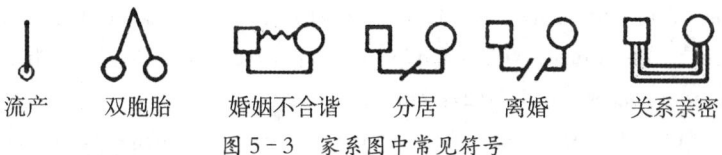

流产　双胞胎　婚姻不合谐　分居　离婚　关系亲密

图 5-3　家系图中常见符号

家系图：用来描述家庭结构、医疗史、家庭成员的疾病之间有无遗传的联系，家庭关系及家庭重要事件等。

家系图的基本设计：①3或3代以上；②将子女由左至右按年龄大小排列；③所有家庭成员的姓名、年龄或出生日期；④家庭成员的主要疾病或问题；⑤死亡原因、日期或年龄；⑥标出在同一处居住的成员；⑦说明所使用的符号的图例。

（6）对咨询者提供心理和社会支持，必要时联合心理咨询师和社工共同参与。

5. 基因检测公司资质认定

符合国家的相关规定和质量标准。

6. 结直肠癌遗传咨询路径（图5-4）

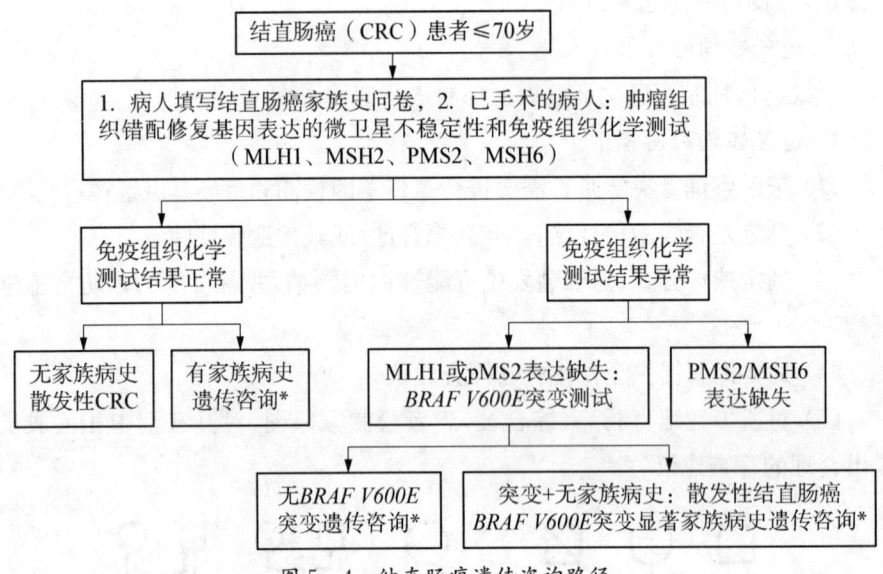

图5-4 结直肠癌遗传咨询路径

参 考 文 献

[1] Butterworth AS, Higgins JP, Pharoah P. Relative and absolute risk of colorectal cancer for individuals with a family history: a meta-analysis [J]. The European journal of cancer. 2006, 42(2): 216-227.

[2] Johns LE, Houlston RS. A systematic review and meta-analysis of familial colorectal cancer risk [J]. American journal of gastroenterology. 2001, 96(10):

2992-3003.

[3] Johnson CM, Wei C, Ensor JE, et al. Meta-analyses of colorectal cancer risk factors [J]. Cancer causes control. 2013,24(6): 1207-1222.

[4] Lowery JT, Ahnen DJ, Schroy PC 3rd, et al. Understanding the contribution of family history to colorectal cancer risk and its clinical implications: A state-of-the-science review [J]. cancer. 2016,122(17): 2633-2645.

[5] Baglietto L, Jenkins MA, Severi G, et al. Measures of familial aggregation depend on definition of family history: meta-analysis for colorectal cancer [J]. Journal of clinical epidemiology. 2006,59(2): 114-124.

[6] Taylor DP, Burt RW, Williams MS, et al. Population-based family history-specific risks for colorectal cancer: a constellation approach [J]. Gastroenterology. 2010, 138(3): 877-885.

[7] Stoffel EM, Koeppe E, Everett J, et al. Germline genetic features of young individuals with colorectal cancer [J]. Gastroenterology. 2018,154(4): 897-905 e891.

[8] Pearlman R, Frankel WL, Swanson B, et al. Prevalence and spectrum of germline cancer susceptibility gene mutations among patients with early-onset colorectal cancer [J]. JAMA oncology. 2017,3(4): 464-471.

[9] Mork ME, You YN, Ying J, et al. High prevalence of hereditary cancer syndromes in adolescents and young adults with colorectal cancer [J]. Journal of clinical oncology. 2015,33(31): 3544-3549.

[10] Yurgelun MB, Kulke MH, Fuchs CS, et al. Cancer susceptibility gene mutations in individuals with colorectal cancer [J]. Journal of clinical oncology. 2017,35(10): 1086-1095.

[11] Valle L, Vilar E, Tavtigian SV, et al. Genetic predisposition to colorectal cancer: syndromes, genes, classification of genetic variants and implications for precision medicine [J]. Journal of pathology. 2019,247(5): 574-588.

[12] AlDubayan SH, Giannakis M, Moore ND, et al. Inherited DNA-repair defects in colorectal cancer [J]. American journal of human genetics. 2018,102(3): 401-414.

[13] Umar A, Boland CR, Terdiman JP, et al. Revised bethesda guidelines for hereditary nonpolyposis colorectal cancer (lynch syndrome) and microsatellite instability [J]. Journal of the national cancer institute. 2004,96(4): 261-268.

第六章

结直肠癌治疗规范

第一节 内镜治疗

一、规范标准

1. 经肠镜检查考虑诊断结肠腺瘤息肉(直径小于 1 cm),可考虑门诊息肉摘除术,术中术后存在并发出血可能,如果出现出血,可予以钛夹止血、氩气刀止血、热钳止血;予以监测生命体征,禁食,补液,药物止血;门诊病史记录并发症的发生和处理意见。如果在门诊内镜中不能切除息肉,可联系消化科医干,联系医务处转收到 CrCC 的住院病房并且汇报病史择期行住院内镜治疗。

2. 如果内镜治疗后,病理检查证实为腺癌。通过医院中的移动电话通知患者或家属到医院专家门诊进行面对面的交谈,以告知患者并解释下一个治疗方案。

二、人员资质

市一医院结肠镜治疗相关人员资质完全满足 CrCC 要求。目前消化科共有医师 35 人,其中,正高职称 7 人,副高职称 11 人;高级内镜医师 18 人,专职服务 CCC 内镜医师 17 人。

肠镜治疗医师的资格是高年资主治医师及以上,每年至少完成 25 例息肉切除术。

批准的新的内镜检查医师经过严格消化内镜培训,在过去 3 年中至少要进行 200 例结肠镜检查和 50 例息肉切除术。

三、硬件

同第五章第三节相关内容。

四、SOP

(一) 内镜下息肉治疗操作规范(SOP)

1. 目的

内镜下治疗结直肠息肉。

2. 适应证

应根据患者的情况和息肉大小、形态、病理组织学检查结果全面考虑。

(1) 无严重慢性疾病,能耐受内镜检查及治疗者。

(2) 各类结直肠息肉,有蒂、扁平侧向发育型息肉,无蒂或亚蒂巨大息肉,息肉癌变未侵犯黏膜下层者。

3. 禁忌证

(1) 有内镜检查禁忌证者,如严重驼背畸形、严重心肺疾病、精神性疾病不能合作者。

(2) 有出血倾向,出、凝血时间延长,血小板减少或凝血酶原时间延长,经治疗无法纠正者。

(3) 恶性息肉突破黏膜下层。

(4) 内镜下形态已明显恶变者。

(5) 已安装心脏起搏器或置入金属瓣膜者(相对禁忌)。

4. 仪器

日本产 Olympus-290/270 型电子肠镜、高频电发生器、电凝切圈套器、水刀、活检钳、内镜注射针等。

5. 术前准备

(1) 检查出凝血时间、血小板、凝血酶原时间,肝功能试验,心电图描记,有条件者术前应用 7 d 止血药物。

(2) 结直肠息肉患者术前 3 d 无渣半流质饮食,手术当天早晨禁饮食,手术当日清晨服用恒康正清以清洁肠道;忌用甘露醇导泄,以免肠道内有易燃气体产生,导致通电时爆炸。

6. 操作方法

结肠息肉内镜下治疗操作方法如下。

(1) 活检钳除,圈套摘除术、氩离子凝固术(APC):插入内镜找到息肉后,根据息肉大小以及有无蒂来决定手术方法,由助手协助插入圈套器或活检钳,对直径小于 0.5 cm 的息肉,一般采用活检钳咬除或圈套摘除。多发较小息肉,通过电离的氩离子体,对病变组织发挥凝固作用,术中伸出内镜头端至病灶上方0.3~0.5 cm处,以每次1~3 s的时间施以氩离子凝固治疗,治疗后病变泛黄、泛白。

(2) 黏膜下切除术(EMR):直径小于2 cm的亚蒂或无蒂息肉,可使用该息肉切除法,即黏膜下注射—切除法。该方法充分的黏膜下注射可使病变完全抬举,同时可以避免穿孔并发症的发生。注射液目前仍多采用含肾上腺素的生理盐水。注射时通常从病变口侧端开始,以免肛侧端注射后病变突向口侧端影响口侧端病变的观察和注射;注射液体量根据病变大小而定,以整个病变充分抬举为限,并可在操作中重复注射。黏膜下注射后,圈套器外鞘抵住病变周边0.5 cm正常黏膜,负压吸引过程中收紧圈套器,切除前稍放松圈套器使可能累及的固有肌层回复原位,如此操作多可安全、完整切除病变。

(3) 内镜黏膜下剥离术:直径大于2 cm的无蒂息肉或者侧向发育可采区该方法。

① 标记:应用针形切开刀或APC于病灶边缘0.5 cm电凝标记切除范围,食管和结肠黏膜层较薄,电凝功率宜小,以免伤及肌层。标记顺序可顺时针,亦可逆时针。

② 黏膜下注射:目前临床可供黏膜下注射的液体有生理盐水、甘油果糖、透明质酸钠等。与生理盐水相比,甘油果糖和透明质酸钠等吸收较慢,局部潴留时间较长,可以减少治疗中的反复注射次数。注射顺序,自口侧向肛侧。有病变横跨消化道皱襞,视野受限,内镜治疗较为困难,应用内镜前端的透明帽展平皱襞后可以顺利进行ESD。

③ 预切开周围黏膜:顺利预切开病变周围黏膜是ESD治疗成功的关键步骤。沿标记点或标记点外侧缘应用针形切开刀切开病变周围部分黏膜,再用IT刀或者水刀切开周围全部黏膜。

④ 剥离病变:根据病变不同部位和术者操作习惯,选择应用IT、Flex或Hook刀等剥离器械沿黏膜下层剥离病变,有时联合使用几种剥离器器械以提高剥离效率;剥离中反复黏膜下注射,始终保持剥离层次在黏膜下层;剥离中通过拉镜或旋镜沿病变基底切线方向进行剥离。对于低位直肠病变,往往需要倒镜进行剥离。

⑤ 创面处理:应用APC电凝创面所有可见小血管预防术后出血,必要时应用止血夹夹闭血管。对于局部剥离较深、肌层有裂隙者,金属夹缝合裂隙当属必要。

（二）电子结肠镜检查/治疗穿孔的处理标准流程（SOP）

穿孔与诊断性结肠镜检查相关的穿孔发生率为 $0\sim0.9\%$。最常见的部位是直肠-乙状结肠和乙状结肠-降结肠交界处。结肠憩室病，炎症性肠病，狭窄、放射性肠炎或手术等因素造成乙状结肠固定于盆腔时穿孔发生率较高。结肠穿孔主要症状是腹痛、腹胀及腹膜刺激征，在结肠镜检查时出现注气不能使肠腔扩张或吸气不能使肠腔缩小时应怀疑有结肠穿孔。有时由于大网膜或肠系膜脂肪使穿孔暂时闭合，导致内镜检查后数小时或数天后才出现穿孔征象，因此极易漏诊。结肠镜检查过程中结肠穿孔的原因分为机械性和气压性两种。机械性原因主要是滑镜、解袢、活检等操作过程，如存在肿瘤（组织较脆）、狭窄、急性炎症、缺血或吻合口等情况，则更易发生穿孔；气压性穿孔罕见，常因肠腔内注入过多气体所致，最常见部位是盲肠，其次是横结肠、乙状结肠和直肠。左半结肠狭窄或回盲瓣功能不良是气压性肠穿孔的易发因素，气体易逆行至回肠并聚集在有病变的回肠袢，从而造成回肠的气压性穿孔。息肉切除术后结肠穿孔发生率为 $0\sim2.3\%$，切除无蒂息肉的结肠穿孔率高于有蒂息肉（分别为 0.8% 和 0.3%）。穿孔一般即刻发生，很少迟发出现。穿孔的原因包括圈套器误套正常黏膜、过度灼烧、圈套器与对侧肠壁接触、息肉顶端与对侧肠壁接触（息肉切除时电流通过息肉顶端传到对侧肠壁）等，因此有蒂息肉圈套蒂部时不应离正常肠壁太近，对大的无蒂息肉可采取分块切除方法。

(1) 检查或治疗中穿孔，可及时进行内镜下钛夹封闭或尼龙绳缝合创口后保守治疗，如禁食、抗菌药物预防感染、补液、监测生命体征、炎症指标等，若保守治疗失败需尽早外科干预。

(2) 检查或治疗后患者出现难以解释的腹痛，及时行腹部平片或者腹部CT观察有无腹腔游离气体；确定为穿孔后，及时禁食，抗感染，收住入院观察及监护，并及时请普外科会诊。综合评估后可选择禁食、抗菌药物预防感染等保守治疗，或外科直接手术干预。

检查或治疗中预防措施如下。

(1) 熟悉解剖与生理：内镜医师应熟悉大肠的解剖及生理弯曲，检查过程中始终要拉直镜身，手法轻柔，先注气，看到肠腔后再进镜，镜身通过时须采取一定的手法和技巧，尽可能调节旋钮，旋转镜身，甚至 U 形翻转，必要时还可插入活检钳以抵压皱襞。避免盲目暴力进镜，对肠腔造成损伤。

(2) 注意活检部位及深度：结直肠癌溃疡型常见，易发生出血、感染和穿孔。因此，取病理标本时需注意把握咬取的部位及深度，应在溃疡病变边缘处取材,勿过深。

(3) 正确选择治疗部位：结肠肠壁较薄,内镜治疗时尽可能远离基底部和肠壁,一般烧灼部位距肠壁 0.5 cm 以上较安全。设定适宜的电流强度及微波功率,不要长时间反复烧灼,以免造成肠壁灼伤、坏死、焦痂脱落发生延迟穿孔,或因功率过大而灼透肠壁引起即时穿孔。烧灼时间一般不超过 10 s,残端呈灰白色即可。对无蒂息肉或黏膜下肿块难以切除者可采用局部注射切除法,在病变基底部注射生理盐水加肾上腺素形成局部隆起,使息肉或肿块与固有层之间的距离增大,再进行切除,以减少对肠壁的损伤。

(三) 电子结肠镜检查、治疗出血的处理标准流程(SOP)

结肠镜检查很少发生出血并发症,发生率仅为 0~0.21%。出血常继发于息肉或肿瘤等病灶的破裂,也可继发于活检后。腹腔内出血是结肠镜术的罕见并发症,常继发于肠系膜或肝撕裂以及脾破裂。结肠息肉切除术后出血是最常见的并发症,发生率为 0.67%~3.3%,有蒂和无蒂息肉的出血发生率基本相同,年龄、息肉大小、息肉形态及抗凝剂的使用等因素均与出血的危险性有关。发生于 24 h 内的出血常由凝固的焦痂脱落引起,而数日后发生的迟发性出血则由局部烧灼造成的溃疡侵及肠壁血管所致。具体处理标准流程如下。

(1) 检查活检后少量出血观察是否可自行凝固;若仍不能止血,钛夹止血。

(2) 检查或治疗中出现活动性出血,内镜下可局部喷洒 1∶10 000 肾上腺素,若无效可选择黏膜下注射、钛夹止血、氩气刀止血、热钳止血;止血后予以禁食、补液、动态观察。

(3) 检查或治疗后出现少量出血,予以禁食、补液、药物止血,监测生命体征、血常规等指标。

(4) 保守治疗后仍有活动性出血,48 h 内再次内镜下止血,止血后继续动态观察。

(5) 再次内镜下止血无效,通知外科和介入科处理。

预防措施如下。

(1) 肠镜检查或治疗前评估,镜检前患者应按常规进行血常规、生化全项、凝血功能检查,以评估患者身体条件是否耐受,有无长期服用抗凝药,其中应重视血小板计数及凝血功能结果。

(2) 息肉的形态学构型在息肉出血倾向中起主要作用。对于有蒂息肉来说,当蒂与头都很窄时,蒂的充分电凝一般没问题,此时主要的问题是在应用电流之前将蒂机械切割引起的出血,与助手配合有很大关系。只要血供不是太丰富,凝血功能正常者可自行止血;血供丰富者,可及时给予对症治疗。如果蒂的直径大于1.2cm,在其中往往有大血管,过早切断这一血管可导致难以控制的大出血,应谨慎操作。带蒂息肉切除时,常将电凝电流和电切电流配合使用,套住息肉蒂部后,先进行电凝并同时收紧套丝,在充分凝固后再应用电切电流予以切除。应注意在充分电凝之前不应将套丝收拉过紧,以防机械地切断。切除较大的无蒂息肉时,必须分次切除,不可力求一次性套住息肉电切。

五、建设实践与经验

(一) 建设实践

构建自己的诊疗模板,勾选版方便适用,如表6-1。

表6-1 CrCC肠镜诊疗(ESD+EMR+APC)报告单

```
姓名      性别      年龄      科室      CrCC号:
检查所见:
插镜至(盲肠□ 回肠末端□ 升结肠□ 横结肠□ 降结肠□ 乙状结肠□
直肠□ 吻合口□)。回盲瓣开口呈(唇型□ 乳头型□ 中间型□ )。距肛门□cm
盲肠□ 回肠末端□ 升结肠□ 横结肠□ 降结肠□ 乙状结肠□ 直肠□ 吻合
口□ □处可见大小□cm×□cm 亚蒂□ 长蒂□ 广基□ 息肉,表面发白
充血水肿□,余结肠、直肠黏膜未见异常。
治疗:
距肛门□cm 盲肠□ 回肠末端□ 升结肠□ 横结肠□ 降结肠□ 乙状结肠□
直肠□ 吻合口□ □处可见大小约□cm×□cm 亚蒂□ 长蒂□ 广基□ 息肉
□,予以氩气烧除。病灶生理盐水-靛胭脂-肾上腺素黏膜下注射,使之抬举,将圈套器
套于病灶根部,收紧圈套,完整凝切下病灶,最后用止血钛夹封闭创面,未见活动性出血
□。病灶生理盐水-靛胭脂-肾上腺素黏膜下注射,使之抬举,用水刀切开边缘,并行黏膜
下剥离,完整切除病灶□。创面有□/无□少量渗血,处理血管残端。最后用止血钛夹封
闭创面,未见活动性出血。
活检:盲肠□块 回肠末端□块 升结肠□块 横结肠□块 降结肠□块 乙状结肠
□块 直肠□块 吻合口□块
诊断:结肠息肉(ESD□+EMR□+APC□术)
注意:
                                                       报告医师
                                                       报告日期
```

(二) CrCC建设经验

(1) 内镜黏膜下息肉切除术可以治疗直径小于2cm的结肠息肉。24h内发生的出血通常是由凝血的凝结引起的,几天后的延迟出血是由局部烧

灼引起的溃疡引起的。治疗措施：如果服用抗凝药的历史悠久,则应避免进行内窥镜活检,或建议在适当的时间段内停用抗凝药；活检后,少量出血可自凝；内镜下再次活动性出血可用 1∶10 000 肾上腺素局部喷洒,若黏膜下注射无效,可进行钛夹止血、氩刀止血、高频电止血；在止血的情况下,建立适当的输液通道以保持患者的血压稳定；止血后,留院观察；止血的抑制有助于外科治疗。如果发生出血或穿孔等并发症,请及时将其记录在病历中。如果在结肠镜检查中发现无法切除的息肉,医院应将患者及时转移到 CrCC 的住院病房。

（2）每周市一医院有两次 CrCC 多学科会议,所有结直肠腺癌病例将在肿瘤中心进行讨论。若结肠镜检查后,病理检查证实为腺癌,医院将电话通知患者或家属到医院专家诊所进行面对面的交谈,以告知患者并解释下一个治疗计划。

（3）进行完整的结肠镜治疗,检查包括回肠末端、回盲瓣、肝弯曲和脾弯曲。标记切除息肉的区域,至少保留 40 张内镜图像,选择 8 张图片,签署简介文件,标记检查时间,并给出诊断和后续建议。手术后,患者前往复苏区对血压、脉搏和血氧饱和度进行心电监护仪（ECG）监测,并使用监视表记录相关数据。

第二节　外科治疗及康复外科

近 20 年来,结直肠癌已经占据首位且发病率远超其他结直肠良性疾病。在我国呈逐年缓慢上升的趋势。外科医师面对的首要结直肠疾病恶性肿瘤,仍将是以手术治疗为主、综合治疗为辅。

一、人员资质要求

医护人员配备充足,形成技术团队,处理疑难重症能力强。不仅完全满足结直肠肿瘤治疗的工作需要,同时对病例增长和 CrCC 精细化管理带来的发展需要也能充分应对。团队包括以下人员：

（一）首席医师

作为结直肠外科的学科带头人,正高专业技术职称,博士生导师,担任行业顶尖的社会任职。

能够掌握代表本专业先进水平的技术,具备协调处理疑难病种较高的诊治能力,应邀参加三级医院间疑难危重病例重大会诊,诊疗效果好,能够有效管理科室团队,积极主持开展新技术、新业务。

(二)手术医师

接受正规结直肠手术培训,具备良好的普外手术技能,能够掌握代表本专业先进水平的技术,每年至少独立实施结肠手术 15 例,直肠手术 10 例以上,具备充分的处理疑难病种的诊治能力。

(三)助理医师

中青年医师,具备良好外科学素质,并在充分外科训练基础之上,全面熟悉并逐步认识常见肿瘤流行病学、病因学、病理及分期分型以及影像表现,建立多学科综合治疗理念,熟悉肿瘤常见治疗手段,掌握常见肿瘤的外科诊疗原则与规范,熟悉各种外科手术,不断锻炼外科操作技能,进行科室核心技术培养和锻炼。

(四)护理部

详见护理章节。

二、硬件要求

结直肠外科拥有床位 40 张,每张病床净使用面积 $\geq 6\ m^2$,与 CrCC 其他相关科室能够充分合作。

在手术室拥有固定手术间,配备各项专用设备。

表 6-2 中心肿瘤外科历年主要器械设备一览表

仪器及名称	型号规格	生产厂家	购买年月	金额(万)	数量	运行情况
高清晰腹腔镜系统	Olympus CV-180 型	上海国际科学技术有限公司	2009/3/1	74.5	1	良好
腹腔镜	Olympus CTV-S7	上海国际科学技术有限公司	2009/8/1	45	1	良好
直肠牵开器支架			2009/10/10	1.88	1	良好
肠镜	好克 YS-I	杭州好克光电仪器有限公司	2009/12/17	0.74	2	良好
高频电外科手术系统	美国柯惠 Force-Triad	美敦力医疗器械有限公司	2011/6/1	63	2	良好

续 表

仪器及名称	型号规格	生产厂家	购买年月	金额（万）	数量	运行情况
高频电刀	威力 Force FX-8C 型	美敦力医疗器械有限公司	2012/5/7	8	2	良好
3D 高清医用显示器	索尼 21 寸	上海索广映像有限公司	2012/9/19	2.5	1	良好
电子腹腔镜	Olympus WA50012A	上海国际科学技术有限公司	2012/11/21	23.1	1	良好
0 度腹腔镜	Olympus WA50010A	上海国际科学技术有限公司	2012/11/21	21.49	1	良好
气腹机	Olympus UHI-3 型	上海国际科学技术有限公司	2012/11/21	21.45	1	良好
30 度腹腔镜	Olympus	上海国际科学技术有限公司	2012/11/21	19.9	1	良好
0 度腹腔镜	Olympus	上海国际科学技术有限公司	2012/11/21	21.49	1	良好
内镜图像装置	Olympus CV-180 型	上海国际科学技术有限公司	2012/11/21	32.07	3	良好
疝气冷光源	Olympus CLV-180 型	上海国际科学技术有限公司	2012/11/21	11.45	3	良好
医用监视器	Olympus OEV261H 型	上海国际科学技术有限公司	2012/11/21	11.65	4	良好
医用台车	Olympus WM-NP1 型	上海国际科学技术有限公司	2012/11/21	5.11	4	良好
气腹机	Olympus UHI-3 型	上海国际科学技术有限公司	2012/11/21	12.23	1	良好
电子腹腔镜	Olympus WA50022B 型	上海国际科学技术有限公司	2012/11/21	19.98	1	良好
气腹机	Olympus UHI-3 型	上海国际科学技术有限公司	2012/11/21	8.82	1	良好
专用摄像头	Olympus OTV-S7H-1D-L08E 型	上海国际科学技术有限公司	2012/11/21	6.4	2	良好

续　表

仪器及名称	型号规格	生产厂家	购买年月	金额（万）	数量	运行情况
0度腹腔镜	Olympus WA50010A	上海国际科学技术有限公司	2012/12/19	23.1	1	良好
内镜摄像系统	铂立 PD－VC－0210 型	蓝线科技有限公司	2012/12/19	7	1	良好
疝气冷光源	铂立 PD－LS－0220 型	蓝线科技有限公司	2012/12/19	4.7	1	良好
高频（氩气）电刀	美国柯惠 Force Argon	美敦力医疗器械有限公司	2014/4/10	23	2	良好
电外科超级工作站	ERBE VIO300D＋APC2＋JET2＋ESM2	上海友合医疗科技股份有限公司	2014/4/14	110	1	良好
腹腔镜	Olympus WA50042A	上海国际科学技术有限公司	2015/3/4	5.57	1	良好
腹腔镜	Olympus WA50012A	上海国际科学技术有限公司	2015/3/4	53.32	2	良好
图像处理装置	Olympus OTV－S190	上海国际科学技术有限公司	2015/3/4	28.96	1	良好
医用监视器	Olympus OEV－261H	上海国际科学技术有限公司	2015/3/4	2.68	1	良好
电子气腹机	Olympus UHI－4	上海国际科学技术有限公司	2015/3/4	1.5	1	良好
内镜冷光源	Olympus CLV－S190	上海国际科学技术有限公司	2015/3/4	3.76	1	良好
刻录机	Olympus IMH－20	上海国际科学技术有限公司	2015/3/4	4.61	1	良好
专用摄像头	Olympus OTV－S7PROH－HD－12E	上海国际科学技术有限公司	2015/3/4	2.5	1	良好
图像处理装置	Olympus CV－180	上海国际科学技术有限公司	2015/3/4	96.13	2	良好

续 表

仪器及名称	型号规格	生产厂家	购买年月	金额（万）	数量	运行情况
专用摄像头	Olympus OTV-S7PROH-HD-12E	上海国际科学技术有限公司	2015/3/4	25	2	良好
超声刀系统	强生 GEN11	强生（上海）医疗器材有限公司	2015/7/23	15	2	良好
超声刀系统	强生 GEN11	强生（上海）医疗器材有限公司	2015/7/23	20	2	良好
胆道镜	Olympus CHF TYPE V	上海国际科学技术有限公司	2015/12/7	31.82	1	良好
电子胸腹腔镜	Olympus CV190	上海国际科学技术有限公司	2016/7/29	135.8	2	良好
胸腹腔镜	Olympus WA53005A	上海国际科学技术有限公司	2016/7/29	29.03	2	良好
胸腹腔镜	Olympus WA53005A	上海国际科学技术有限公司	2016/7/29	15.35	4	良好
胸腹腔镜	Olympus WA53005A	上海国际科学技术有限公司	2016/7/29	12.63	3	良好
设备吊塔	TRUMPF TruPort5000-1465	上海唯越医疗器械有限公司	2017/6/8	9.2	4	良好
手术床	TRUMPF MARS	上海唯越医疗器械有限公司	2017/7/25	22	4	良好
手术无影灯	TRUMPF Trulight5000/3000	上海唯越医疗器械有限公司	2017/7/28	17.23	4	良好
3D电子腹腔镜	Olympus CV-190	上海国际科学技术有限公司	2017/11/30	362.58	1	良好
胸腹腔镜	Olympus WA53005A	上海国际科学技术有限公司	2018/4/24	27.44	5	良好

三、结直肠癌标准化手术流程

(一) 概述

大量循证医学研究已显示了腹腔镜结肠癌手术与开放手术相同的近远期疗效,而全直肠系膜切除术(total mesorectal excision,TME)显著降低直肠癌术后局部复发率,提高患者术后 5 年生存率。随着 2009 年完整结肠系膜切除术(complete mesocolic excision,CME)理念的提出,结肠癌手术切除范围和质量控制也有了更规范的标准。TME 和 CME 的提出为腹腔镜结直肠癌手术的规范、普及与推广提供了更坚实的理论基础和实践标准。

(二) 手术适应证和禁忌证

1. 手术适应证

①术前诊断分期为Ⅰ、Ⅱ、Ⅲ期结直肠癌。②Ⅳ期结直肠癌局部根治性手术。

2. 手术禁忌证

①肿瘤广泛浸润周围组织,结直肠癌急症手术(如急性梗阻、穿孔等),为相对手术禁忌证。②全身情况不良,经术前治疗不能纠正;存在严重心、肺、肝、肾疾病,不能耐受手术。③妊娠期。

(三) 手术设备和器械

1. 常规设备和器械

包括高清晰度摄像与显示系统或 3D 摄像与显示系统、全自动高流量气腹机、冲洗吸引装置、录像和图像储存设备。腹腔镜常规手术器械主要包括:30°腹腔镜镜头、气腹针、穿刺套管(Trocar)、分离钳、无损伤胃肠抓钳、剪刀、持针器、血管夹和施夹器、标本袋、荷包钳、切口保护器等。

2. 特殊设备和器械

超声刀、单极电凝、双极电凝等各类能量平台,单孔腹腔镜设备、各种型号直线切割吻合器和管形吻合器。

3. 术前标记与准备

术前应明确标注手术部位,预计造口的患者术前应标注造口位置。术前常规准备应按照康复外科(ERAS)要求实施。

(四) 手术方式和种类

1. 手术方式

①全腹腔镜结直肠癌手术:肠段切除、淋巴结清扫和消化道重建均在腹腔镜下完成。随着腹腔镜技术和吻合器械的进步,该手术应用逐渐增多。

②腹腔镜辅助结直肠癌手术：肠段游离和淋巴结清扫在腹腔镜下完成，肠段切除和（或）消化道重建经辅助小切口完成。

2. 手术种类

①腹腔镜右半结肠切除术。②腹腔镜横结肠切除术。③腹腔镜左半结肠切除术。④腹腔镜乙状结肠切除术。⑤腹腔镜直肠前切除术。⑥腹腔镜腹会阴联合切除术。⑦腹腔镜全结肠切除术等。

（五）手术基本原则

1. 手术切除范围

结肠癌切缘距离肿瘤≥10 cm；中高位直肠癌远切缘距离肿瘤≥5 cm；低位直肠癌远切缘距离肿瘤≥2 cm；对T1～2期直肠癌或T2～4、N0～1期且进行新辅助治疗的中低位直肠癌，远切缘距离肿瘤1 cm亦可行。肿瘤原发灶、肠系膜及区域淋巴结一并切除；结肠癌根治术推荐遵循CME原则，直肠癌根治术推荐遵循TME原则。

2. 淋巴结清扫

以术前评估或术中探查的淋巴结转移情况或肿瘤浸润肠壁深度为依据。无论结肠或直肠癌，清扫淋巴结数量需达到12枚以上，以便于术后病理评估。

术前评估或术中探查发现可疑淋巴结转移者，须进行D3淋巴结清扫。术前评估或术中探查未发现淋巴结转移者，依据肿瘤浸润肠壁深度决定淋巴结清扫范围：①对cT1期结直肠癌浸润至黏膜下层者，因淋巴结转移概率接近10%，且常伴中间（第2站）淋巴结转移，须进行D2淋巴结清扫。②对cT2期结直肠癌（浸润至固有肌层者），至少须进行D2淋巴结清扫，亦可选择进行D3淋巴结清扫。③对cT3、cT4a、cT4b期结直肠癌，须进行D3淋巴结清扫。

对不同供血动脉系统（肠系膜上动脉或肠系膜下动脉）结直肠癌，区域淋巴结清扫范围遵循相应原则。由肠系膜上动脉系统供血的结肠癌区域淋巴结清扫范围应包括：

（1）D1淋巴结清扫，即肠旁淋巴结清扫。根据肿瘤实际供血动脉情况不同，切除肿瘤边缘近、远端相应长度的肠管。

（2）D2淋巴结清扫，即中间淋巴结清扫。清扫范围为沿肿瘤主要和次要供血动脉分布的淋巴结。

（3）D3淋巴结清扫，即中央淋巴结清扫。清扫范围为肠系膜上动脉发出与肿瘤供血相关的结肠动脉（回结肠动脉、右结肠动脉或结肠中动脉）起始部淋巴结。对结肠肝曲癌，建议清扫胰头部上缘淋巴结及沿胃大弯侧网膜血管弓分布淋巴结。对横结肠癌,建议清扫沿胃大弯侧 10～15 cm 网膜血管弓分布淋巴结。对结肠脾曲癌,建议清扫胰尾部下缘淋巴结。

由肠系膜下动脉系统供血的结直肠癌区域淋巴结清扫范围应包括。

(1) D1 淋巴结清扫,即肠旁淋巴结清扫。清扫范围理论上相同,但沿直肠上动脉分布的淋巴结、直肠中动脉及骨盆神经丛内侧淋巴结也被划归为肠旁淋巴结。

(2) D2 淋巴结清扫。清扫范围除包括沿肿瘤主要和次要供血动脉分布的淋巴结外,直肠癌根治术还应包括肠系膜下动脉周围淋巴结。

(3) D3 淋巴结清扫。特指肠系膜下动脉起始部至左结肠动脉起始部之间沿肠系膜下动脉分布的淋巴结。

3. 手术入路

结直肠癌根治术手术入路选择受肿瘤特点、解剖条件、术者习惯等多因素影响,包括外侧入路、中间入路以及近年来的尾侧入路、头侧入路乃至经肛门入路等各种新型手术入路。

(1) 腹腔镜直肠癌和乙状结肠癌根治术入路

A. 中间入路。于骶骨岬水平 Toldt's 线投影处打开乙状结肠系膜,拓展 Toldt's 间隙,解剖肠系膜下血管根部或其分支,由中间向外侧游离乙状结肠系膜。该入路目前应用最广泛。

B. 外侧入路。由左结肠旁沟或乙状结肠腹壁附着处进入 Toldt's 间隙,由外向内游离结肠系膜,再处理肠系膜下血管根部或其分支。

C. 头侧中间入路。以解剖位置固定且明显的肠系膜下静脉作为入路标志。自屈氏韧带水平打开结肠系膜,拓展靠近头侧的左结肠后间隙。

D. 经肛门入路。该入路直肠癌根治术分为完全经肛门入路直肠癌根治术和腹腔镜联合经肛门入路直肠癌根治术。前者完全经肛门自下而上游离直肠系膜。自肿瘤下缘荷包缝合隔离肿瘤,远端环形切开肠壁,先由直肠后方游离进入直肠后间隙,自下而上环形游离直肠系膜,前方打开腹膜反折,向近端游离并结扎肠系膜下血管。后者是指经肛门自下而上游离直肠系膜同时或序贯在腹腔镜辅助下结扎肠系膜下血管行直肠癌根治术。经肛门入路直肠癌根治术主要适用于低位直肠癌,尤其对男性、前列腺肥大、肥胖、肿瘤直径 > 4 cm、直肠系膜肥厚、直肠前壁肿瘤、骨盆狭窄、新辅助放疗引起组织平面不清晰等"困难骨盆"患者更具优势,有助于保证环周切缘和更安全的远端切缘,为更多直肠癌患者提供了保留肛门括约肌的可能,其近期肿瘤学疗效和围手术期并发症发生率被认为与传统腹腔镜 TME 相当。经肛门入路缺点在于：a. 末端直肠系膜可能有肿瘤残留。b. 先经肛门操作或完全经肛门手术者不能先处理结扎供血血管根部，不能先探查腹腔。c. 学习曲线较长，尚缺乏高级别循证医学证据支持。

（2）结肠癌根治术入路

① 腹腔镜右半结肠癌根治术

A. 中间入路。由右半结肠系膜血管根部开始解剖，由内向外游离系膜和右半结肠。中间入路分为完全中间入路、联合中间入路和"翻页式"中间入路。完全中间入路：以回结肠血管解剖投影为起点，以肠系膜上静脉为主线解剖血管；进入横结肠后间隙，侧方拓展至右结肠后间隙。自下而上解剖至结肠中血管和胃结肠干，解剖至胰腺下缘，由横结肠后间隙拓展进入系膜间间隙。联合中间入路：在中间入路基础上，切开胃结肠韧带进入系膜间间隙，自上而下解剖结肠中血管和胃结肠干。"翻页式"中间入路：以肠系膜上静脉为解剖主线，显露结肠系膜各血管分支，自左往右，进入横结肠后间隙和右结肠后间隙。其优势在于可避免因解剖变异导致的误损伤或出血。

B. 外侧入路。由右结肠旁沟进入解剖间隙，由外向内先游离结肠和系膜，再处理右半结肠系膜血管。

C. 尾侧入路。从肠系膜根部右髂窝附着处切开进入右结肠后间隙，向内、外及头侧拓展，离断结肠及其系膜。其优势在于以右侧肠系膜根部与后腹膜融合成的"黄白交界线"为入口，解剖标志明显，可准确进入右结肠后间隙，避免副损伤。

② 腹腔镜左半结肠癌根治术

A. 中间入路。由左半结肠系膜血管根部开始解剖，由内向外游离系膜和左半结肠。

B. 外侧入路。由左结肠旁沟进入解剖间隙，由外向内先游离结肠和系膜，再处理左半结肠系膜血管。

C. 前入路。从打开左侧胃结肠韧带起始，于胰腺下缘切开横结肠系膜，进入左侧横结肠后间隙，再由中间处理肠系膜下血管及其分支，从外侧打开左侧结肠旁沟。

4. 腹腔镜下关键解剖标志

（1）盆自主神经

腹腔镜结直肠癌根治术中，以下 4 处盆自主神经较易被损伤，应注意保护。

① 腹主动脉丛。该神经位于肠系膜下动脉起始部背侧。操作时将肠系膜下动脉后方束带状神经与其他腹膜后结构一起推向后方,并避免大块钳夹。结扎处理动脉时应远离根部1 cm左右,避免神经损伤(4级证据)。

② 上腹下丛及下腹下神经。以直肠上动脉为解剖标志,向上牵拉乙状结肠系膜,保持脏层筋膜和骶前筋膜完整性,于脏层筋膜和壁层筋膜疏松的直肠后间隙分离,可避免神经损伤。

③ 下腹下丛。该神经是由骶2~骶4盆内脏神经与下腹下神经融合形成的网状结构。其既往被认为是具有明确界限的四边形结构,但目前被认为是一种神经结缔组织,根据其与盆筋膜脏层关系分为融合状和弥散状两种。前者可锐性分离达到完整系膜切除,但分离后者时将不可避免造成下腹下丛损伤。建议游离直肠系膜采用先后方后两侧的策略,维持下腹下丛内侧间隙平面,可清楚辨识盆丛结构,避免神经损伤。

(2) 邓氏(Denonvilliers)筋膜与血管神经束

目前大多数学者认为Denonvilliers筋膜头侧源于腹膜反折,尾侧止于会阴体,两侧与直肠系膜相连续,或成为直肠侧韧带的一部分。Denonvilliers筋膜后叶后方有完整直肠深筋膜,两者间存在可游离解剖平面。于腹膜反折上方0.5~1.0 cm处切开,可顺利进入Denonvilliers筋膜前方无血管间隙,向远端分离至精囊腺尾部,于双侧血管神经束内侧呈倒"U"形离断Denonvilliers筋膜,进入直肠前间隙,既可保护神经,又可保证直肠深筋膜完整性。

(3) 胃结肠静脉干(Henle干)

横结肠后间隙右界为十二指肠降段,左界为肠系膜上静脉,上界为横结肠系膜根部,下界为十二指肠水平部,前侧为横结肠系膜,后侧为胰腺。Henle干即位于该区域内,多由胃网膜右静脉、右结肠静脉与胰十二指肠上前静脉汇合形成共干而成。Henle干解剖变异较多,亦可不形成共干分别汇入肠系膜上静脉,是右半结肠癌根治术中常见出血原因。根据结肠静脉属支不同,Henle干可分为0、Ⅰ、Ⅱ、Ⅲ型,分别有0、1、2、3支结肠静脉属支汇入Henle干。

5. 消化道重建

根据腹腔镜技术在结直肠癌根治术中的应用程度,其消化道重建分为小切口辅助和完全腹腔镜两种方式;根据消化道重建吻合时所使用工具和手段不同,又可分为器械吻合和手工吻合两大类。

(1) 小切口辅助消化道重建

① 结肠癌根治术消化道重建。右半结肠切除术后消化道重建方式为回肠结肠吻合,横结肠和左半结肠切除术后为结肠-结肠吻合。吻合方式均分为端端吻合、侧侧吻合和端侧吻合。手工吻合多采用端端吻合,器械吻合多采用侧侧吻合或端侧吻合。吻合方式选择多取决于吻合口张力和术者习惯。采用器械吻合后,亦可采用可吸收线行间断或连续缝合加固吻合口。A. 端端吻合:在小切口辅助下移除标本后,若两侧剩余肠管游离度相对紧张,吻合口张力较大,建议采用端端吻合。B. 侧侧吻合:在小切口辅助下,若两侧肠管游离充分,预估吻合口张力较小,可采用该吻合方式。C. 端侧吻合:在小切口辅助下,若一侧肠管游离较充分、一侧相对紧张时,可采用该吻合方式。

② 直肠癌根治术消化道重建。其吻合方式多采用端端吻合,目前绝大多数结肠直肠端端吻合均采用双吻合器的器械吻合。对部分具有强烈保肛意愿的超低位直肠癌患者,可采用括约肌间切除后结肠肛管经肛门手工吻合。

(2) 完全腹腔镜消化道重建

① 结肠癌根治术消化道重建。完全腹腔镜回肠结肠吻合和结肠-结肠吻合多采用直线切割缝合器行侧侧吻合,包括顺蠕动(Overlap 法)和逆蠕动[功能性端端吻合(functional end to end anastomoses, FETE)法],其共同开口可在腹腔镜下采用可吸收线进行间断或连续缝合关闭,或采用倒刺线行连续缝合关闭。

② 直肠癌根治术消化道重建。部分腹腔镜直肠癌或乙状结肠癌根治术借鉴经自然腔道内镜外科理念和技术,采用经自然腔道取出标本、反穿刺或经肛门内镜显微技术等,再借助吻合器械完成腹腔镜消化道重建。

6. 无瘤操作原则

先于静脉和动脉根部结扎,同时清扫淋巴结,然后分离、切除标本。术中操作轻柔,应用锐性分离,少用钝性分离,尽量做到不直接接触肿瘤以防止肿瘤细胞扩散和局部种植。术后冲洗腹腔。取出标本时应注意保护切口,防止切口处肿瘤细胞种植。

直肠癌根治术肿瘤远端直肠冲洗:确定直肠下缘离断位置后,离断前封闭肠管时,需常规冲洗远端直肠,有助于降低术后肿瘤局部复发率。

7. 功能保护原则

在根治肿瘤基础上,尽可能保留功能,包括神经保护、肛门括约肌功能保留。

8. 肿瘤定位

腹腔镜手术术前采用钡剂灌肠、CT检查、内镜下注射染料或钛夹标记定位,或术中采用肠镜检查等可帮助定位。

9. 中转开腹手术

腹腔镜结直肠癌根治术中,为确保患者安全须进行开腹手术或术中发现腹腔镜下肿瘤不能切除或切缘不可靠者,应及时中转开腹手术。

10. 结直肠癌确诊时合并肝转移的手术治疗

(1) 结直肠癌原发灶和肝转移灶一期同步切除

在肝转移灶小且多位于周边或局限于半肝,肝切除量<50%,肝门部淋巴结、腹腔或其他远处转移均可手术切除的患者可建议一期同步切除。急诊手术由于缺少完备的术前检查资料和较高的感染发生机会,因此不推荐原发结直肠癌和肝脏转移病灶一期同步切除。

(2) 结直肠癌原发灶和肝转移灶二期分阶段切除

术前评估不能满足一期同步切除条件的患者,可以先进行手术切除结直肠癌原发病灶,二期分阶段切除肝转移灶,时机选择在结直肠癌根治术后4~6周;若在肝转移灶手术前进行系统性治疗,肝转移灶的切除可延至原发灶切除后3个月内进行。可根治的复发性结直肠癌伴有可切除肝转移灶的治疗按结直肠癌确诊时合并肝转移处理,但倾向于进行二期分阶段切除肝转移灶。先切除肝转移灶、再切除结直肠原发灶的"肝优先模式(liver first approach)"也已开展应用,其手术的并发症、死亡率和5年生存率均与传统模式的二期分阶段切除相同。

四、结直肠癌患者进入ICU监护流程

(一) ICU 收治原则

(1) 已经发生急性、危及生命的脏器功能障碍,经加强医疗有可能恢复的危重患者。

(2) 有可能发生重要脏器功能障碍或衰竭,需要进行持续监测的高危患者。

(二) 适应证

（1）急性、可逆、已经危及生命的器官或者系统功能衰竭，如急性肺损伤、急性呼吸窘迫综合征或其他类型呼吸衰竭、低血容量性休克、心源性休克或感染性休克、急性肾功能衰竭并发严重水电解质紊乱（高钾、低钠或高钠血症）等需要加强医疗，包括机械性通气支持、血管活性药物持续泵入、大量液体复苏等，经过严密监护和加强治疗短期内可能得到恢复的患者。

（2）收入 ICU 时病情虽然并不危重但存在各种高危因素，具有潜在生命危险，或在慢性器官或者系统功能不全的基础上，出现急性加重且危及生命，需要在 ICU 内进行持续性特殊监测（周围动脉或肺动脉插管），经过严密的监护以尽早发现脏器功能改变而及时给予有效治疗，以尽可能减少死亡风险、恢复到原来或接近原来状态。

（3）患有终末期心、肺等基础疾病并发多脏器功能衰竭，存在慢性消耗性疾病及肿瘤的终末状态或转移性恶性肿瘤并发不可逆性疾病，且上述疾病状态不能从加强监测治疗中获得益处的患者一般不是重症医学科的收治范围。这类患者的收治问题需由有关专科医生（副主任医师以上）与 ICU 负责医生共同讨论决定。

五、ICU 转入转出标准及流程

(一) 入住重症医学病房的患者选择

（1）见"ICU 收治原则"。

（2）胃肠外科根据本科室实际情况实施入住重症医学病房具体病种选择标准。

① 复杂大型手术后的危重患者。
② 需行呼吸管理和（或）呼吸支持的患者。
③ 心功能不全或有严重心律失常患者。
④ 合并急性心肌梗死患者。
⑤ 可能和出现休克患者。
⑥ 严重创伤患者。
⑦ 各种原因所致的急性肾小管坏死患者。
⑧ 其他经短期强化治疗可望恢复的多系统、器官功能不全的患者。

（3）全麻术后麻醉作用尚未消失或生命体征尚未稳定，一般经短时间观察,患者苏醒或病情稳定后及时转到普通病房。

(4) 不适宜重症医学病房收治的,如:已认定脑死亡者、急性传染病、无急性症状的慢性患者;恶性肿瘤晚期、老龄自然死亡过程患者;治疗无望或因某种原因放弃抢救者。

(二) 危重病科转出指征

(1) 原发病已控制或已处于恢复期。

(2) 严重感染已控制,无脓毒症表现。

(3) 生命体征和重要器官功能持续稳定,观察 24～72 小时无反复。

(4) 无需任何方式的机械通气治疗,或仅需每日<12 小时的间歇性无创通气治疗。

(5) 气管插管或气管切开导管已拔除,或带气管切开导管,但射流吸氧<5 L/min,临床上无缺氧表现。

(6) 血压在 90～150/60～95 mmHg,无需有创血流动力学监测。

(7) 严重水、电解质、酸碱失衡得到纠正,血糖控制在正常或略高范围,且无须连续静脉注射胰岛素。

(8) 无其他可预见的潜在生命威胁存在(有心血管、呼吸系统、出血性等基础疾病者除外)。

结直肠外科主管医生根据患者基础情况和病情,结合 ICU 收住范围做出判断,随后联系 ICU 主管医生做相应评估。确认需要转入 ICU 后,由 ICU 主管医生负责床位协调。

进入 ICU 后,结直肠外科主管医生每日需巡视患者,与 ICU 经管医生相互协调患者处理。患者情况稳定,符合转出指征后转回胃肠外科病房。

六、结直肠外科加速康复标准化流程

近十余年来,加速康复外科(enhanced recovery after surgery, ERAS)的理念及其路径在我国有了较为迅速的普及和应用。ERAS 的临床实践表明,其理念及相关路径的实施必须以循证医学及多学科合作为基础,既要体现以加速康复为主要目的的核心理念,也要兼顾病人基础疾病、手术类别、围手术期并发症等具体情况,确保 ERAS 路径的安全性、可行性及必要性。

(一) 总论

1. ERAS 定义

ERAS 以循证医学证据为基础,以减少手术患者的生理及心理的创伤应激反应为目的,通过外科、麻醉、护理、营养等多学科协作,对围手术期处理的临床路径予以优化,从而减少围手术期应激反应及术后并发症,缩短住院时间,促进患者康复。这一优化的临床路径贯穿于住院前、手术前、手术中、手术后、出院后的完整治疗过程,其核心是强调以服务患者为中心的诊疗理念。

2. ERAS 的核心项目及措施——术前部分

(1) 术前宣教。针对不同患者,采用卡片、多媒体、展板等形式重点介绍麻醉、手术、术后处理等围手术期诊疗过程,缓解其焦虑、恐惧及紧张情绪,使患者知晓自己在此计划中所发挥的重要作用,获得患者及其家属的理解、配合,包括术后早期进食、早期下床活动等。对于需要行肠造口的患者,还应进行详细的针对性的宣教与指导,以避免造口相关并发症,增加再住院率。

(2) 术前预康复。术前应对有可能影响术后康复的状态进行治疗与调整,以减少术后并发症,促进患者术后康复。术前戒酒 1 个月有利于减少出血、伤口愈合不良及心肺并发症;术前戒烟 1 个月有利于减少肺部及切口并发症。

(3) 术前肠道准备。对于择期右半结肠切除及腹会阴联合切除手术,不建议术前常规进行机械性肠道准备。而对于择期左半结肠切除及直肠前切除手术,选择口服缓泻剂联合少量磷酸钠盐灌肠剂。对术中需要肠镜定位或严重便秘的患者,术前应予充分的机械性肠道准备,并建议联合口服抗生素。

(4) 术前禁食及口服碳水化合物饮品。择期无胃肠梗阻的患者,麻醉诱导前 6 h 可进食不含油炸、脂肪及肉类的固体食物,麻醉诱导前 2 h 可口服清流质。

(5) 术前用药。术前不常规使用镇静药物。除严重紧张或焦虑时可酌情使用外,应尽量避免使用。

(6) 预防性抗血栓治疗。恶性疾病、继往有盆腔手术史、术前使用糖皮质激素、有多种合并症及高凝状态是深静脉血栓形成(deep vein thrombosis, DVT)的风险因素。结直肠手术患者应予机械性预防性抗血栓治疗,如合适的弹力袜、间歇性压力梯度仪治疗等。对于高危人群使用低分子肝素可有效预防血栓形成。

3. ERAS 的核心项目及措施——术中部分

(1) 预防性应用抗生素有助于降低择期腹部手术术后感染的发生率。使用原则：①预防用药应同时包括针对需氧菌及厌氧菌。②应在切开皮肤前 30 min 至 1 h 输注完毕。③单一剂量与多剂量方案具有同样的效果，如果手术时间>3 h 或术中出血量>1 000 ml，可在术中重复使用 1 次。结直肠手术应在手术前 30~60 min 预防性静脉输注抗生素。

(2) 麻醉方案及术中管理。推荐使用半衰期较短的麻醉药，如麻醉诱导选用丙泊酚复合芬太尼、瑞芬太尼等，麻醉维持使用七氟醚或地氟醚；同时使用短效肌松药保持较深的肌松以充分显露术野。

麻醉主要在术中应激控制、液体治疗及镇痛等方面影响患者术后转归及康复。具体方案可选择全身麻醉或全麻联合中胸段硬膜外阻滞或周围神经阻滞（腹横肌平面阻滞）等麻醉方案。手术开始前实施神经阻滞，如腹横肌平面阻滞、椎旁阻滞等，可以有效减少术中阿片类和其他全身麻醉药物的用量，利于术后快速苏醒、胃肠功能恢复和尽早下地活动。区域神经阻滞可减轻应激反应及胰岛素抵抗。对于开放性手术，硬膜外镇痛较阿片类药物镇痛效果更好，恶心、呕吐等不良反应更少，且有利于肠道的血流灌注。对于腹腔镜手术，不推荐硬膜外镇痛，使用鞘内吗啡、局部浸润麻醉及患者自控镇痛，临床效果均相当。应用脑电双频谱指数监测镇静深度（BIS 值 40~60），尤其适用于老年患者，以减少麻醉过深导致的术后认知障碍。术中液体的输注须根据循环监测及平均动脉压等判断，容量正常时应使用血管活性药物进行维持，避免水钠潴留。微创监测心脏的输出量如应用食道超声等有助于指导液体治疗。

采用联合麻醉，术中在保障容量及血流动力学稳定的前提下，限制液体输注量，以减少应激反应及组织水肿，促进术后肠功能的快速康复。

(3) 术后恶心、呕吐的防治。针对术后恶心、呕吐应予常规预防性治疗，提倡多模式的防治理念，包括联合药物及非药物治疗途径，如避免使用吸入性麻醉药、使用丙泊酚进行诱导及麻醉维持、避免或尽早拔出鼻胃管、缩短术后禁食时间、口服碳水化合物饮品等；麻醉时吸入高浓度氧也可降低术后恶心、呕吐的发生率；区域性神经阻滞如硬膜外及腹横肌平面阻滞可有效减少术后阿片类药物的用量；使用非甾体类消炎药（NSAIDs）也是减少阿片类药物用量的可行途径。

(4) 手术方式的选择。对于可以治愈的结肠癌，推荐进行腹腔镜手术，不推荐以腹腔镜手术治疗合并远处转移、梗阻及穿孔的结肠癌患者。根据

NCCN《直肠癌临床实践指南》建议：①腹腔镜直肠癌手术应由具有腹腔镜全直肠系膜切除经验的术者实施。②对于术前分期存在环周切缘阳性高危因素的局部进展期直肠癌患者，建议优先选择开放手术。③急性肠梗阻或肿瘤导致穿孔的患者，不推荐腹腔镜手术。优先使用腹腔镜等微创技术完成结直肠手术。

（5）鼻胃管。择期结直肠手术术后无须常规留置鼻胃管。

（6）预防术中低体温。维持正常体温是维持机体内环境稳态的重要措施。术中应常规进行体温监测并采取必要的保温措施，预防发生低体温，如室温保持在21℃以上；冲洗腹腔的液体须加温至37℃；静脉输液需要加温；尽量减少患者的身体暴露；使用保温毯或充气加温毯等措施，维持核心体温不低于36℃，也须注意防止体温过高。

（7）围手术期液体管理。液体输注过量或不足，均可致脏器的血流灌注不足，导致术后器官功能不全及相关并发症，从而延迟患者的康复。血容量是心脏输出量及组织氧输送的重要决定因素，血容量正常时，由于神经阻滞所致的血管扩张而导致的低血压，可使用小剂量的血管活性药物，注意避免因容量负荷过重导致的应激反应。

生理盐水有致肾功能不全及高氯代谢性酸中毒等并发症的风险，推荐使用限制氯离子的平衡晶体液扩容。一般情况下，以 1.5～2 ml/(kg·h) 速率输注晶状体输液多可维持腹部大手术的液体内环境稳态。应尽可能减少液体的转移，预防措施有：避免机械性肠道准备、术前口服碳水化合物饮品、减少肠道操作、微创手术及减少血液丢失等。针对高风险手术患者推荐目标导向性液体治疗的策略。

术中监测晶体液及胶体液的输注，优化心输出量，避免容量负荷过重导致的应激反应。

（8）腹腔或盆腔引流管的管理。①不推荐结肠手术术后常规留置腹腔引流，以利于减轻疼痛及术后早期下床活动。②直肠手术后，根据术中情况选择盆腔引流管的种类和数量。

（9）导尿管。导尿管一般 24 h 后应予拔除，经腹低位直肠前切除术的患者可留置导尿管 2 d 左右或进行耻骨上膀胱穿刺引流。

（10）预防术后肠麻痹。术后肠麻痹是术后延迟出院的重要因素之一，尚无有效防治术后肠麻痹的药物，综合措施包括：不使用或早期拔除鼻胃管；提倡中胸段硬膜外镇痛；减少阿片类药物的使用；避免围手术期液体负荷过重；

提倡腹腔镜微创手术;尽早恢复经口进食;咀嚼口香糖及使用爱维莫潘等药物。

4. ERAS的核心项目及措施——术后部分

(1) 术后镇痛。采用多模式镇痛方案,包括罗哌卡因切口浸润以控制外周神经痛;应用NSAIDs、羟考酮、对乙酰氨基酚等。尽量避免或减少阿片类药物的使用,以减少其导致的肠麻痹、腹胀、恶心、呕吐、尿潴留等不良反应。

对于开放性手术,推荐留置中胸段硬膜外导管进行术后镇痛。术后使用硬膜外导管48~72 h后应予去除。对于腹腔镜手术,不推荐术后硬膜外镇痛。术后采用多模式镇痛方案,尽量避免或减少阿片类药物的使用。

(2) 围手术期营养及术后饮食管理。严重营养不良的患者,术前7~10天即可给予营养支持,口服和(或)肠外营养,可减少感染相关并发症及吻合口瘘的风险。与完全禁食相比,早期口服或进行肠内营养支持可促进术后肠功能的恢复,减少术后感染并发症,缩短住院时间。术前应常规进行营养风险筛查并积极进行营养支持治疗。术后尽快恢复正常饮食,口服辅助营养是重要的营养补充方法。

(3) 早期活动。早期活动有助于减少肺部并发症及胰岛素抵抗。术后1~3天能否下床活动与ERAS成功与否显著相关。鼓励患者术后早期下床活动。

(4) 评估及审查制度。临床路径的标准化及对ERAS执行质量的审查,有利于质量的持续改进。可以通过3个维度评估ERAS的效果:①ERAS对临床结局如住院时间、再入院率、并发症的影响。②功能恢复及患者的体验。③对ERAS方案的依从性(或变异性)。系统地审查是判断预后及评估依从性的重要方法,有利于对ERAS方案的成功执行。

(5) 出院标准及随访。患者应恢复半流质饮食或口服辅助营养制剂;无须静脉输液治疗;口服镇痛药物可良好止痛;伤口愈合佳,无感染迹象;器官功能状态良好,无并发症风险,可自由活动;出院后有被照护条件患者同意出院。

上述ERAS路径源于临床实践,对围手术期诊疗措施进行了具有循证医学依据的优化。鉴于临床实践的复杂性及患者的个体差异性,实施ERAS过程中不可一概而论,应结合患者、诊疗过程、科室及医院的客观实际情况,秉承安全第一、效率第二的基本原则,使ERAS更为健康、有序地开展和实施。

七、结直肠外科术后并发症处理标准化流程

目前结直肠癌的手术方法已较成熟,但其总的并发症发生率仍高,如何处理好术后并发症,是降低手术死亡率、提高病人生活质量的重要环节。结直肠癌术后并发症管控的标准化干预流程(SOP)如下。

(1) 由科室主任领导,专人直接管理。

(2) 建立结直肠手术的标准操作流程。

(3) 对术中术后可能出现的不良因素进行分析讨论,共同制定干预措施。

(4) 优化团队配合。

(5) 加强医护人员培训和教育,重点对培训人员的知识、操作能力进行评估、培训和指导。定期开展培训点评。

(6) 建立全面的考核机制。

(7) 与急诊科、影像科、检验科、消化科、手术室、胃肠镜室、外科重症监护病房(SICU)密切协作,积极迅速处理并发症;急诊科配备24h的急诊外科医生,并且可以随时呼唤胃肠病房会诊支援。影像科、检验科和手术室均提供24h服务。消化内科和胃肠镜室配备专职人员应对结直肠手术后并发症内镜处理。SICU为紧急情况开放绿色通道。

(一) 胃肠外科结直肠外科术后并发症标准化处理流程

1. 切口感染及裂开

结直肠癌术后切口感染及裂开发生率较高,国内外报道为 14%～18%。常见原因是营养不良、贫血及低蛋白血症,切口积液也是导致切口感染及裂开的常见原因。该并发症多发生于术后 5～9 天。感染切口常有红肿热痛表现。随感染加重,腹压增高,切口易发生裂开;有的切口裂开并无明显感染征象,仅在咳嗽、喷嚏、排便等腹压增加的情况下发生。

一旦切口裂开多有粉红色液体渗出或肠管膨出。应消除患者恐惧心理,以无菌纱垫敷盖伤口,防止肠管进一步大量膨出,立即将患者送手术室,在适当麻醉下对腹壁皮肤及外露肠管进行消毒,将肠管还纳腹腔,以减张缝线全层缝合腹壁,并用腹带加压包扎,缝合或对合固定切口时注意防止将肠管或网膜夹于切口内。

腹壁的切口皮下感染,应早期切开引流,清创换药,保持创口清洁,促进愈合。此外,应根据患者状况,补充全血、白蛋白营养支持,选择敏感抗生素亦是促进患者康复的重要步骤。

2. 吻合口漏

吻合口漏是结直肠癌术后严重的并发症之一,如不及时处理,病死率极高。吻合口漏使手术后病死率达到14.8%。结直肠术后吻合口漏发生率为4%～25%。发生原因如下。

(1) 合并梗阻肠道准备不充分情况下仓促手术。急诊情况下并发症的发生率高达74.1%,明显高于二期手术并发症的发生率(26.4%)。

(2) 患者全身情况差。中老年居多,因其肠道梗阻和功能紊乱导致全身营养状况差、消瘦、蛋白质及多种营养物质缺乏,直接影响组织的修复功能和机体的免疫功能,某些合并症如糖尿病、肝硬化亦是影响吻合口愈合的重要因素。

(3) 手术操作。良好的血供是保证吻合口正常愈合的重要因素,术中过多的游离肠管断端肠系膜或过多的切除吻合口周围的脂肪组织,损伤结肠系膜血管,超低位保肛手术,TME完全切除直肠系膜使肠吻合口血运不良,吻合张力过大,缝合不够严密等,均可影响吻合口的愈合。在充血、水肿、严重感染的肠管上作肠吻合,术后一般肠壁组织愈合不良,易发生吻合口漏。

结肠吻合口漏常发生于术后4～9天。一旦发生吻合口漏,引流、抗生素治疗后不见好转,症状加重,应及时做近端肠造口术,以双管造口较好,可使转流充分并可通过远端进行冲洗,以清洁漏口促进愈合。如患者情况差,病情不允许同时处理吻合口病变时,待漏口部感染局限后再做二期处理。结直肠癌手术中,如果超低位保肛,吻合口缝合不完善,患者情况较差估计有漏发生可能者,应当同时在吻合口上段行肠造口术,一般采用末段回肠造口予以保护。

3. 术后出血

右半结肠切除后,极少发生术后出血。左侧脾曲结肠癌切除后,可能从脾周围粘连处发生出血。结肠血管结扎线脱落出血亦较常见。术后应放置引流管观察引流量,如引流量过多,特别是手术后早期出现失血性休克的各种临床表现,应行快速输液等抗休克治疗。如病情未见好转,应及时探查止血。腹腔引流管是观察有无腹腔出血的重要渠道,要妥善保护,防止脱落。吻合口出血也不罕见,一般发生于术后早期,源于吻合器挤压成型时间不足、粗暴切割、吻合器脱钉等情况。术中吻合后应当观察局部情况,术后应观察有无解血便。一旦发生吻合口出血,应当在快速补液、扩容的基础上尽快安排肠镜探查和止血,必要时再次手术探查。

4. 肠梗阻

通常是由肠粘连引起,亦可发生于肠切除、肠造口术时肠系膜关闭不全,小肠进入孔隙形成的内疝,小肠坠入盆底粘连。乙状结肠切除过多时膀胱后出现较大空腔,如小肠坠入与周围粘连可形成梗阻。因此,术中应注意缝合肠系膜空隙以防小肠突入。肠梗阻,应先保守治疗,如未见好转,应及时手术探查,防止肠坏死的发生。

5. 腹腔残余脓肿

结肠切除术后发生的各种感染并发症,主要是由于吻合口漏、血肿感染或术中污染所致,如果做好术前准备,手术操作细致,减少手术野的污染,可显著降低腹腔残余脓肿的发生率。脓肿一旦形成,应采取有效的治疗方法。较小的脓肿给予有效抗生素,局部理疗可望治愈。较大的脓肿,除给予抗生素,加强营养支持治疗外,还必须采取必要的引流措施,如穿刺引流或切开引流。腹腔感染的预防,除严格的无菌操作技术外,术前、术中应用抗生素可显著降低感染发生率。术中输注全血可显著损害巨噬细胞清除细菌的能力,因此术中减少红细胞的输入,可望能减少腹腔感染的发生。

6. 输尿管损伤

左半结肠切除时易发生输尿管损伤,发生率为 $0.7\%\sim6.0\%$,多为误扎或误切所致。损伤部位常在左侧输尿管腰段和双侧输尿管骨盆段。导致输尿管损伤的常见原因:①剪开乙状结肠两侧腹膜时,可误伤输尿管。②结扎肠系膜下动、静脉时,误将左侧输尿管一并结扎。③输尿管被肿瘤侵犯,未能辨明而损伤。④术中发生大出血时慌忙中钳夹、误扎。因此在游离结肠或直肠时,必须显露输尿管,以避免误伤。输尿管误切开或切断时,可出现尿渗现象,如找不到其裂口或断端时,可静注亚甲蓝,漏出液可染色。如输尿管被结扎,则见结扎段以上输尿管逐渐充盈增粗。术中如发现输尿管损伤,应立即修复。单纯结扎输尿管者,解除结扎线即可。输尿管被切开不足周径一半时,可以 5-0 可吸收线作横形间断缝合,不需内支撑。如切开超出周径一半或横断时,端端吻合放置支撑管。如术后 24 h 以后发现输尿管损伤,宜作暂时性肾造口术,待 2～3 个月后施行修复手术。

7. 造口并发症的治疗

(1) 造口坏死。这是一种严重的并发症,常发生在单腔造口术后。多因术中损伤结肠边缘动脉或腹壁造瘘口太小、缝合过紧或造口肠段系膜扭曲及张力过大所致,因此在结肠造口时应注意造瘘口孔大小,一般以在造口肠端旁能插入一指为度,同时游离肠管时应避免损伤结肠边缘动脉。拉出造口肠段时,要注意有无扭曲及张力过大。对造口坏死者,可待坏死分界清楚后,将坏死部分切除。如坏死肠段广泛,则须切除坏死肠段,重新造口。

(2) 造口退缩。多因腹壁固定欠佳,外置肠段及系膜过短或张力过大、双腔造口术未使用玻璃棒或拔除过早、腹壁太厚或术后高度腹胀,尤其是并发梗阻的患者,如外置肠段太短,当腹胀减轻腹壁收缩时更易发生造口退缩。当造口退缩至皮肤以下或已有腹膜刺激现象时,应立即手术,重新游离造口肠段与腹壁固定。

(3) 造口狭窄。多是皮肤外口及皮下深筋膜环切除过小所致,亦可为外置肠管严重的浆膜炎,继而发生瘢痕收缩,与皮肤边缘形成环状狭窄。轻度狭窄可用手指进行扩张,直至造口能通过全部食指为度。如狭窄环已不能通过小指时,应切除狭窄环,将皮肤与肠壁重新缝合。

(4) 造口部位肠膨出。多由于皮肤及深筋膜切口过大所致,亦可为缝合过于稀疏所致。应清创伤口还纳肠管,或切除过多肠管重新造口。

(5) 造口部位皮炎。粪便刺激或粪便袋摩擦刺激形成皮疹、糜烂或局部溃疡。注意保持造口部干燥,应用氧化锌软膏涂擦皮肤,可起到保护皮肤作用。

8. 吻合口狭窄

发生原因有吻合口部位缺血、漏、出血,对有明显狭窄的患者可采用气囊扩张、手术等方法进行治疗。

(二) 结直肠梗阻诊疗标准化疗程

结肠梗阻是一种由结直肠良、恶性肿瘤,结肠扭转,良性狭窄等病因引起的肠内容物完全性或部分性通过障碍的外科急腹症。临床以恶性结肠梗阻较为常见。结肠癌合并肠梗阻多为闭袢性肠梗阻,其发生率占整个肠梗阻的25%左右。近年来,随着腹腔镜、内镜技术及介入技术的发展以及对姑息手术适应证的把握,结肠梗阻患者的生存质量及治疗率得以提高,但尚存在一定争议,且在药物治疗方面暂无显著进展。临床处理要充分考虑治疗可能带来的益处及风险,慎重选择个性化的治疗方案。

1. 诊断

(1) 病史。既往或现有的恶性肿瘤病史;贫血史、便血史或近期消瘦史;既往有肠扭转病史或炎性肠病病史。

(2) 临床证据。结肠梗阻的临床表现是多样的,阵发性腹痛、腹胀、恶心呕吐等是常见伴随症状,伴或不伴肛门排气或排便;查体可有腹胀、腹部压痛、腹肌紧张、肠鸣音亢进或消失。

(3) 临床评估和实验室检查具有高度可变性和低特异性,明确诊断主要根据影像学检查。

① 在临床怀疑结肠梗阻的情况下,计算机断层扫描(CT)比腹部超声(US)更好进行确诊,并优于腹部平片。如果没有CT扫描,水溶性结肠造影剂灌肠是识别梗阻部位和性质的有效选择。

② 在临床怀疑穿孔的情况下,腹部CT扫描能够确诊,其表现优于腹部超声及腹部平片。

③ 在病情稳定的患者中,可以使用结肠镜检查时,应考虑直接观察结肠梗阻部位。并进行活组织检查,特别是在内镜下支架置入时。

2. 一般性处理

(1) 肠梗阻导管。鼻型肠梗阻导管可快速缓解低位小肠恶性梗阻或右半结肠恶性梗阻患者的急性肠梗阻症状,放置鼻肠管比鼻胃管更能减轻腹内压力,纠正血清乳酸水平,恢复血清白蛋白水平。对于左半结肠及直肠癌梗阻的患者采用经肛型肠梗阻导管可以引流、减压,有效地缓解梗阻症状;并可以提高一期吻合率,降低围手术期并发症发生率和病死率。

肠梗阻导管的另一大优点是可经导管进行选择性造影,一方面可通过造影明确梗阻确切位置和梗阻原因,另一方面是为制定下一步治疗方案,准确把握手术时机提供依据。

(2) 对症性治疗

① 呕吐。经胃肠减压及肠外补液后可显著缓解患者的恶心呕吐症状,对于仍有呕吐的患者需给予止吐治疗。常用药物有中枢性止吐药。5-羟色胺(5-hydroxytryptamine,5-HT)受体拮抗剂同时具有抑制肠道分泌和止吐的作用。

② 疼痛。结肠梗阻导致的腹痛主要有两种原因,一是肿瘤组织本身侵犯肠管、肠系膜淋巴结或腹盆神经丛所致,此时疼痛多为持续性钝痛;二是梗阻导致肠腔扩张,蠕动增加诱发疼痛,以阵发性腹痛、绞痛为特点。阿片类止痛药是控制腹痛最有效的药物,对上述两种原因导致的疼痛均有效。近年来芬太尼和美沙酮受到重视,与其他阿片药物相比,他们对胃肠蠕动的抑制作用比较弱,不会加重梗阻。抗胆碱类药物可用于阿片类药物单药控制不佳的腹部绞痛。

③ 液体治疗。改善水、电解质及酸碱平衡紊乱,且增加必要的营养支持。

(3) 病情不稳定患者

① 如果存在以下任何一项或几项,则应将患有结肠直肠癌的穿孔/阻塞

的患者视为不稳定,因此适合进行损伤控制治疗:A. pH<7.2;B. 核心温度<35℃;C. BE<-8;D. 凝血功能障碍的实验室/临床证据;E. 任何败血症/感染性休克的迹象。

② 复苏后应尽快开始进行损伤控制。

③ 如果患者不稳定,可以延迟预定的治疗。

3. 内镜治疗

内镜下支架置入术是一种非常重要的治疗手段,近年来已被作为一个延迟急诊手术的方法,因其并发症和病死率较低,可有效减少手术风险并提高一期吻合成功率;且在进行结肠镜检查时,还可进行组织活检并评估支架置入状况,因而在临床得以广泛开展。其并发症主要有结肠溃疡、穿孔、支架移位以及堵塞/再梗阻。支架治疗是代替急诊手术治疗晚期结直肠癌梗阻患者有效安全的方法,对于转移性结直肠癌一般情况差、预期生存时间短的患者,使用结肠支架相比手术治疗,可能有更长的生存期。

对于左半结肠梗阻,支架置入不管是作为姑息性治疗手段或者作为手术桥梁,都是安全有效的。目前对于右半结肠梗阻是否直接进行支架置入尚有争议,因为其主要进行手术治疗,无需充分的术前准备,但急诊手术风险较大的患者可进行支架置入作为手术桥梁降低风险。

4. 手术治疗

手术治疗是结肠梗阻最主要的治疗手段,主要包括肿瘤根治术、肿瘤姑息切除术、其他姑息性手术(内引流术、结肠造瘘术等)。

(1) 左半结肠梗阻

① 对急诊左半结肠梗阻,肠管扩张明显,肠内容物较多的患者可考虑先进行内镜下支架置入术,可有效减少手术风险并提高一期吻合成功率。手术时机选择在支架置入术1周后。

② 在没有其他危险因素的情况下,结肠切除吻合术是无并发症的左半结肠癌伴梗阻的首选方案。哈特曼(Hartmann)手术更适应于手术风险高的患者。

③ 结肠造口术与Hartmann手术。Hartmann手术应该优于单纯结肠造口术,单纯结肠造口导致更长的整体住院时间和可能的多次手术,而不会降低围手术期的并发症。

④ 对于不适合大手术或全身麻醉的重症患者,应对无法切除的肿瘤(如果自膨式金属支架不可行)进行双襻结肠造口术。

⑤ 全结肠切除术与节段性结肠切除术。在没有盲肠撕裂/穿孔或肠缺血

或同期右结肠癌的证据的情况下,全结肠切除术不应优于节段性结肠切除术,因为它不会降低病死率,并且与较高的肠功能受损率相关。

⑥ 术中结肠灌洗(ICI)与手工减压(MD)。ICI 和 MD 病死率/发病率相同。唯一显著的区别是 MD 是一种更短、更简单的程序。根据外科医生的经验或偏好,可以执行任何一种手术。

⑦ 腹腔镜的作用。不推荐在结肠梗阻的急诊治疗中使用腹腔镜技术,可在选择性病例和专门的中心进行。但对于成功植入肠道支架并已经明显缓解了结肠梗阻的病例,腹腔镜手术是可推荐的选择。

⑧ 置管减压(TD)对于高风险的左半结肠梗阻,经肛门置管减压可以作为肠道支架植入的有效替代选择。

⑨ 姑息治疗。在具有支架置入能力的单位中,肠道支架植入应优于单纯结肠造口术,因为它与相近的病死率和较短的住院时间相关。

⑩ 桥接手术(BTS)。肠道支架植入作为选择性手术的桥梁提供了比直接急诊手术更好的短期结果,使造口率明显较小。远期效果似乎也具有一定优势,但证据不充分,尚待进一步研究。

⑪ 低位直肠癌。首选肿瘤综合治疗(包括新辅助化放疗),可以更好地治愈局部晚期直肠癌。如果出现急性梗阻,应避免切除原发肿瘤而建议先进行结肠造口术,以便进行正确的分期和更合适的肿瘤治疗。

(2) 右半结肠梗阻

如果右半结肠癌引起急性梗阻,右半结肠切除术与一期吻合术是首选方案。如果一期吻合不安全,末端回肠造口术是有效的替代方案。

对于不可切除的右半结肠癌,可以进行回肠末端和横结肠之间侧侧吻合术。

肠道支架植入不建议作为右半结肠梗阻选择性手术的桥梁。它仅是高危患者的选择。在姑息治疗中,肠道支架植入可以替代紧急手术(ES),用于因右侧结肠癌而导致的梗阻。

(3) 结肠梗阻伴穿孔

当与癌症相关的结肠穿孔发生弥漫性腹膜炎时,优先考虑控制感染源。建议及时联合治疗,并进行肿瘤切除以获得更好的远期疗效(图 6-1)。

① 肿瘤部位的穿孔:肿瘤切除,并根据肿瘤所在部位、肠管局部条件及患者全身状况选择一期吻合或结肠造口术。

② 肿瘤部位近端穿孔:同时进行肿瘤切除和近端穿孔处理。同样根据肿

瘤所在部位、肠管局部条件及患者全身状况选择一期吻合或结肠造口术。外科医生应该考虑只有一小部分患者会进行造口回纳术。

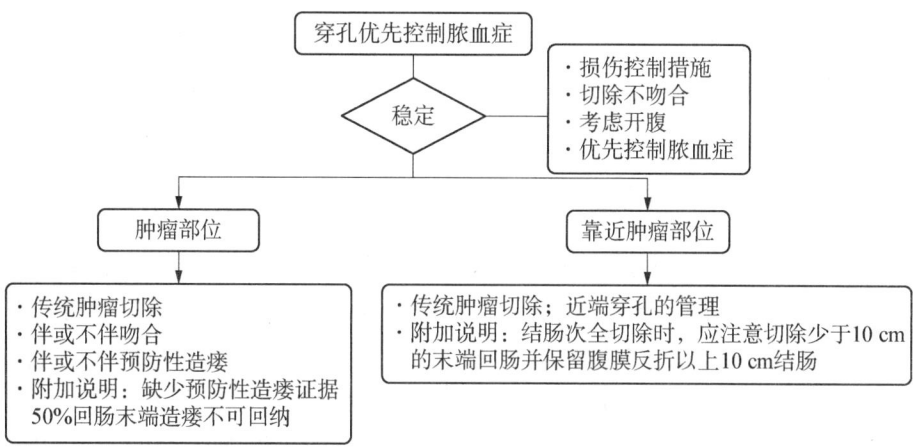

图 6-1 结肠癌穿孔的患者管理流程图

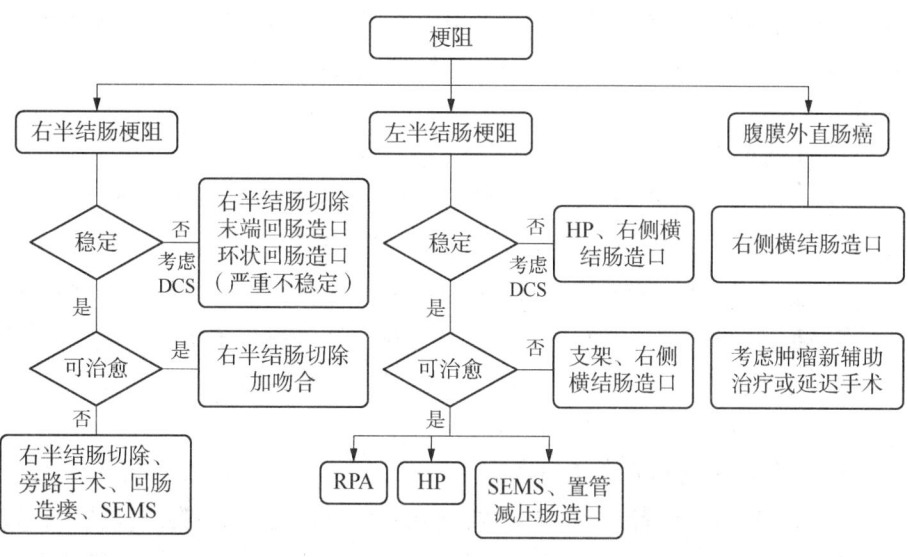

说明：RPA——切除加一期吻合；HP——Hartmann手术；SEMS——膨式金属支架

图 6-2 结肠癌梗阻的患者管理流程图

5. 抗生素治疗

对于没有全身感染迹象的结直肠癌梗阻患者，建议进行抗生素预防。24 h（或3剂）后应停用预防性抗生素。

在肠梗阻患者中,即使没有全身感染迹象,也建议主要针对革兰阴性杆菌和厌氧菌的抗生素预防,因为可能存在细菌移位。

在结肠癌穿孔患者中,总是建议主要针对革兰阴性杆菌和厌氧菌的抗生素治疗。此外,在早期脓毒症的重症患者中,建议使用更广谱的抗生素。

对于穿孔性结直肠癌患者,抗生素治疗应考虑细菌耐药性,一旦产生耐药性,并应根据微生物学检查进行改变。

八、建设实践与经验

当前我国结直肠癌发病率呈现快速上升趋势,已跃居发病率及病死率的第三位。随着新辅助治疗在中低位直肠癌综合治疗中地位的确立、对高级别上皮内瘤变及不同浸润深度黏膜下癌淋巴结转移特点的深入认识以及可切除转移癌的外科手术及综合治疗的进步,结直肠癌的诊疗已进入多学科综合治疗时代。结直肠癌中心(CrCC)是多学科综合治疗的一种典范。在CrCC体系建设过程中,结直肠外科作为中心最重要的成员之一,通过实践获得了相关经验和体会。我们认为在肿瘤综合治疗中心的建设中,管理机制更新、临床水平和质量控制、人才培养和人才队伍建设、科学研究是学科建设必不可少的四个重要方面。

(一) 管理机制

这是中心和结直肠外科学科建设非常重要的环节。学科管理关键是公平、公正。CrCC设立了专家委员会。委员会发扬学术民主,保障CrCC决策规范、科学组织,统筹对纳入CrCC内肿瘤患者事务开展讨论、评定、咨询和决策等职权,指导和管理CrCC的日常工作。结直肠外科则秉承传统,在科主任领导下在晨会讨论中让大家畅所欲言,民主集中,最终使结直肠外科在CrCC框架下有效运行和各科室协调发展。

(二) 临床水平与质量控制

对于结直肠外科而言,腹腔镜结直肠癌手术目前已成为腹腔镜技术在胃肠外科领域应用范围最广、最为认可的手术方式之一。腹腔镜结直肠癌手术的应用必须严格遵守结直肠癌治疗的相关规范,避免为微创而冒进式发展,不顾手术安全、癌根治性及围手术期的规范化治疗。

结直肠外科设立首席医师,作为结直肠外科的学科带头人,充分掌握本专业最先进水平的技术,具备协调处理疑难病种较高的诊治能力,能够有效管理科室团队,积极主持开展新技术、新业务。在首席医师的指导下,手术医师、助理医师努力提高临床水平,形成各自的学科特色和亮点。临床水平的提高主要依靠规范医疗、新技术和新方法。在这方面,结直肠外科严格遵循手术、ERAS、重症治疗、急诊和并发症处理相关 SOP。同时在新技术开展方面,学术敏感性尤其重要。结直肠外科积极开展最新临床技术应用,我们欣喜地看到,达芬奇机器人、荧光显像、Ta-TME、经肛门内镜微创手术(TAMIS)都在 CrCC 结直肠外科框架下,在首席医师的领导下有条不紊地开展。同时,借助和周边医院的合作,结直肠外科以中心为依托,充分调动周边医院的医疗资源,辐射周边地区,显著提高了结直肠癌的综合诊疗水平。

在质量控制方面,评价规范化的 TME、CME 手术,系膜完整度和环周切缘评价已成为重要病例评价及手术质量控制标准。在 CrCC 框架下,结直肠外科在术前与放射科、消化科协作,对患者病灶和周边情况以及对手术的影响做好有效评估。在术中利用腹腔镜摄录系统,针对每台手术进行录像,在术后的病例回顾中由主刀医师结合录像回顾整个手术的成功与不足。对于并发症,通过 CrCC 的质控会议,将每例并发症做全面回顾,集中各个专科专家集思广益,对每例并发症实施讨论并得出整改意见。对于系膜完整度、环周切缘、清扫淋巴结枚数等质控评价,也是在 CrCC 框架下肿瘤会议上详细讨论。通过讨论明确病理标本质量原因,评价手术规范度和病理标本处理、病理切片制备的规范度,做出相应对策。通过上述手段,有效保证了结直肠癌的手术质量和术后康复质量。

(三)人才培养和人才队伍建设

上海市第一人民医院历来重视人才培养。培养适应中国医药卫生事业发展需求,具有良好的思想道德和职业素养,有上海交通大学医学院(交医)特质与公济烙印的、有灵魂的卓越医学创新人才是医院人才培养的总目标。专业培养目标是加强基础、注重临床、培养能力、提高素质,培养高层次、高水平、国际化的创新型卓越医学人才。为了遵循《关于医教协同深化临床医学人才培养改革的意见》,适应"5+3+X"+继续医学教育/继续职业发展(CPD)(图6-3)的人才培养需要,并且进一步加强学生工作的管理,市一医院依照《上海交通大学医学院关于进一步加强附属医院教育教学管理工作的实施意见》(沪交医学〔2014〕3 号)要求,明晰教育归口、职能定位、组织构架、人员配备、党团要求及保障机制等,提出临床医学院"大教育"的管理模式。

医院党政领导高度重视教育教学和人才培养工作,根据统筹考虑、分类处理、统一归口原则,切实搭建学生教育教学管理工作的组织架构。医院的行政正职（院长）兼任临床医学院院长，分管教育教学工作的行政副职（副院长）兼任临床医学执行院长，临床医学院处长任临床医学常务副院长；设立学生党总支书记、临床医学院副院长岗位。临床医学院下设本科/长学制办公室、研究生教育办公室、毕业后教育办公室和继续教育办公室。长学制和"4+4"学生研究生阶段的教育教学管理工作纳入研究生范畴统一管理。在这一目标下，医院建立起涵盖本科教学、研究生教学、毕业后教育和继续教育的大教育体系。

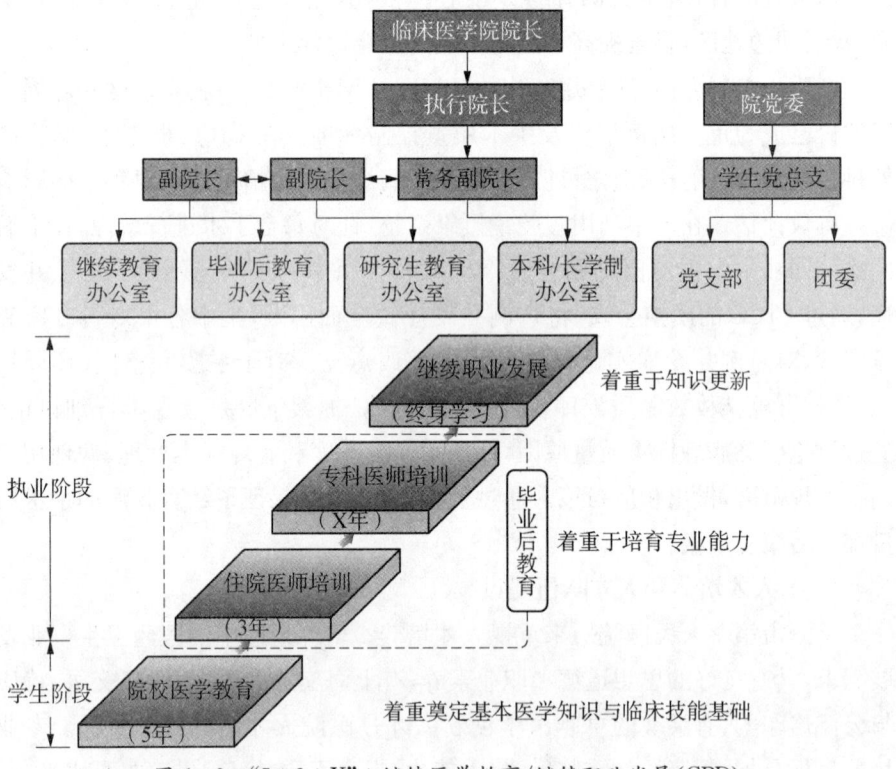

图6-3 "5+3+X"+继续医学教育/继续职业发展（CPD）

结直肠外科在这一体系中积极参与，努力做好人才培养和人才队伍建设。坚持培养为主，适当引进的基本思路。重点培养35岁以下的年轻医生，把年轻人"赶"到国外学习。通过对外交流与国际合作处建立的良好基础，与日本、德国和美国主要合作伙伴合作良好。为鼓励年轻人出国学习，通过卓越医师计划、全国重点专科建设项目等筹措经费，解决出国学习人员的后顾之忧。通过努力，核心团队手术医师均有出国进修经历。我们相信，只有一支高素质的队伍才能把学科建设的工作做好。

结直肠外科所属的普外中心是最早的国家普外专科医师培训基地。所招收的专培学员必须具备博士学位。我们在全国范围内广泛招聘专科医生培训班的学员,为科室和中心发展储备高素质的人才。

在学员的培养过程中,通过规范化培训,使住院医师具备扎实的外科及肿瘤外科临床基础,掌握正确的临床工作方法,准确采集病史、规范体格检查、正确书写病历,强化思维训练,建立规范的临床思维,掌握外科常见疾病的诊断和处理;利用技能培训,积极建设针对住规培学员的临床基本功培训课程,逐步提高外科手术操作技能。目前开展的课程有:

(1)缝合训练营——4课时,办理3期,培训学员30人。

(2)腹腔镜技能培训——22课时,分低阶班和高阶班,2016—2018年共培训学员40人,今年在培学员13人。

腹腔镜技能培训班的课程建设在进一步细化和优化。通过与医院实训中心、丁香园网站合作,努力打造结合线上线下的精品课程,助力青年医师的成长。同时,结直肠外科还与德国同道沟通,进一步拓展腹腔镜技能培训班内容,整合达芬奇机器人手术培训项目,更好地适应人才培养和梯队建设要求。规范化腹腔镜培训课程体系:立足现在,放眼未来,见表6-3。

表6-3 规范化腹腔镜培训课程安排

学习阶段	学习目标	课程类别	学习大纲	课程/活动/考核名称
Stage1学员初阶	掌握腔镜基础理论、基本操作和手术工具的规范使用,为腔镜进阶做准备	理论+考核	基础腔镜外科理论与考核	基础腔镜外科手册
				腔镜基本设备和器械
				腔镜手术的基本技巧
		技能+考核	腔镜干式技能训练与考核	基础腔镜外科技能培训
				基础腔镜外科技能训练考核表
			离体器官腔镜技能训练与考核	离体器官模型腔镜技能训练介绍
				离体器官模型腔镜技能训练考核表
		线下活动	培训基地活动	基础腔镜外科技能培训班

续 表

学习阶段	学习目标	课程类别	学习大纲	课程/活动/考核名称
Stage2 学员进阶	腹腔镜基础手术的入门和掌握	理论+考核	腔镜胆囊和阑尾手术	腹腔镜阑尾和胆囊手术
			TAPP	腹腔镜腹股沟疝的应用解剖
				TAPP：基于解剖的艺术
				TAPP：How I Do It
			腔镜手术规范与质量控制	腹腔镜腹股沟疝的手术质量控制
				腹腔镜腹股沟疝的循证医学证据
				组织管理科学：如何组织开展
			腔镜手术团队配合与助手培训	你是我的眼：扶镜技巧
				立足解剖 注重团队 面向需求——腔镜培训体会
		技能+考核	腔镜手术技能训练与考核（动物实验）	动物实验技能训练（LADG）演示视频及介绍
			课前/课后手术录像提交及考核	课前/课后手术录像提交+导师点评
		线下活动	学习班	相关学习班(待定)

（四）科学研究

上海市第一人民医院特别强调和重视临床研究。医院的发展战略就是以临床创新为中心，建设具备全质量管理体系的现代化研究型医院。结直肠外科所在的普外中心承担和完成国家"十一五"科技支撑计划、国家自然科学基金、国际合作重大研究项目、国家"863"战略性重点项目、卫生部公益事业专项基金、上海市科委临床生药、上海市科委基础研究重大项目、上海市科委"创新行动计划"项目等国家级、上海市级课题 30 余项,总科研经费 3 300 余万元。相关研究结果在 *Hepatology*、*Clinical Cancer Research*、*Cancer Research*、*Molecular Cancer*、*American Journal of Pathology*、*Journal of Infection* 等国内外著名杂志上发表论文 400 余篇,SCI 151 篇,影响因子累计 380.265,"结肠癌相关基因筛选验证的系列研究及临床应用"获国家教育部高校科技进步奖一等奖。"结肠癌进展相关分子群的发现及生物一体化检测平台的构建和应用"获上海市科技进步奖一等奖。并拥有专利 4 项,申报发明专利 1 项。

CrCC 的建设为临床科研的进展提供了有效的助力。通过信息系统建设、多学科团队合作、质量控制体系完善,我们相信在近期会有更多的临床科研项目落地并结出丰硕果实。

第三节　放射治疗

一、人员资质要求

(1) 放疗专家至少两名,每位专家要求至少有 50 例肠癌放疗经历。

(2) 科室至少配备一名具有资质的放疗物理师,在工作日内,必须以书面形式确定备用人员。

(3) 每台加速器必须至少配备两名具有资质的治疗师,在工作日内,必须以书面形式确定备用人员。

(4) 放疗相关人员姓名上报中心,在治疗中,医疗和物理人员责任不得改变。如果出于组织原因不可避免地更改此责任,则治疗计划必须由所有负责的医疗人员在治疗前达成一致并由他们签署相关材料。

(5) 每名工作人员每年至少开设一门特定的继续教育课程(持续时间≥每年 0.5 天)。

二、硬件及相关要求

(1) 加速器具有≥6 MV,且具有至少 6～15 MeV,适宜开展三维适形放疗或调强放疗;配备治疗计划系统、CT 模拟定位机、定位模具和标记工具。

(2) 书面形式的应急计划,如放射事故应急、设备故障应急等。

三、等待时间

(1) 患者首次接触与介绍之间的时间少于 10 天。

(2) 初始介绍和治疗开始之间的时间段(前提是没有相反的医疗原因)少于 2 周。

(3) 实际整体治疗时间不应超过规定的总治疗时间的 10%。由于医学原因或由于患者中断放射治疗除外。

(4) 等待时间将通过随机抽样和统计评估进行调查(建议:评估期每年 4 周)。

四、直肠癌放射治疗 SOP

放射治疗是直肠癌治疗的重要方法之一,放射治疗实施之前,必须设计制订放射治疗计划,这个工作主要由临床医生和物理师协作完成。本制度是规范科室放射治疗计划的制订流程,保障患者获得正确的治疗方案和高质量的放射治疗。

(一) 建立规范的病历档案

患者入院后,建立患者病历档案。首先记录患者临床症状的发生时间、伴随症状和发展规律,既往诊疗医院和诊疗过程,有无病理诊断,每次治疗的详细方案,目前病情变化和一般情况等。其次根据患者入院后需要,完善实验室检查和影像学检查资料,明确病理诊断,全面准确的评估病情,确定临床诊断及分期,如果入院前患者相关检查资料及诊断已经基本完成,可以直接完成病历书写。最后是 24 h 内完成病历的建立,完善必要的检查后为下一步治疗方案的讨论做好准备。

(二) 讨论制订治疗方案

患者实施放疗之前,应由主治医师以上资格的医师组织进行该患者治疗方案的集体讨论,讨论人员包括管床住院医师、主治医师、其他相关专业的会诊医师。根据患者的临床特点、病理诊断、临床或病理分期、治疗经过、一般状况和经济能力等,按照综合治疗和个体化治疗的原则,讨论患者整体治疗策略、是否实施放疗、有无放疗禁忌证等内容,最后形成统一的治疗意见,并告知患者或者患者家属,签署知情同意书。

(三) 治疗部位的影像学定位

经过临床医生的讨论决定实施放射治疗后,根据不同的放射治疗部位选择适当的放射治疗方式。放射治疗有普通外照射、后装内照射、三维适形放疗、调强放疗和图像引导放疗等几种模式,根据需要分别在X线定位机、CT机、MRI和PET-CT下进行影像学定位。定位之前由临床医师和物理师讨论,根据不同治疗部位选择热塑膜或者真空垫固定体位。由物理师和主管医师带领患者至定位设备处,普通外照射在X线透视下由医师确定肿瘤的中心和四周边界,拍摄定位X线片,其他精确放疗模式均需获取患者肿瘤及其周围器官组织详细的影像数据,扫描后的影像数据传输至TPS计划系统,由物理师进行初步的影像数据处理。

(四) 放射治疗的靶区讨论与勾画

在精确的放射治疗模式中,患者的定位扫描影像数据经过初步处理后,应由具备放射治疗上岗证的主治医师以上资格的医师负责治疗靶区的讨论和勾画,经与物理师讨论后勾画出放疗靶区和需要保护的重要器官组织轮廓图。放射治疗靶区包括GTV(CT/MRI等显示的肿瘤轮廓)、CTV(包括GTV和肿瘤可能侵犯的亚临床灶)、PTV(考虑了患者器官运动和摆位误差的CTV)。

(五) 计划设计和评估优化

勾画完成放射治疗靶区和重要保护器官组织轮廓后,物理师按照临床医师的要求利用TPS计划系统设计射野及布野,设计完成后与临床医师反复讨论评估,利用DVH曲线和剂量曲线图等工具评价计划优劣,最终确定最优的放疗计划。评估优化的目标是在保证肿瘤获得足够放疗剂量的同时,尽可能控制重要器官组织的照射剂量不超过其耐受剂量,从而保护重要器官组织的功能和患者生活质量。

(六) 放射治疗计划的验证

放疗计划执行之前,应进行放疗中心位置验证、射野验证和剂量验证。放疗中心位置验证是依照计划系统给出的肿瘤中心位置,找出对应的体表标志作为放疗摆位时的依据。射野验证是指在确定放疗中心位置后,利用模拟机拍摄X线片,或在直线加速器下使用电子射野验证系统进行拍摄验证片,核对中心位置、每个照射野形状、入射角和射野大小等是否正确,可将误差降到最低。剂量验证是由物理师通过人体仿真体模,核实体内所接受的射线照射剂量与计划系统所设计的照射剂量是否一致。

(七) 放射治疗计划的记录保存

放射治疗计划是临床医生和物理师协作后的工作成果,也是保证患者放射治疗顺利实施的具体规划,必须在放射治疗计划执行当天详细记录入病历当中,并随病历存入病历档案中。放射治疗计划单是患者执行高质量放射治疗的书面依据和过程记录,属于有法律效力的医疗文书,同时因为计划单记录有患者隐私病情,必须在治疗过程中和治疗后妥善保存,不得随意交予患者或者其他非本科室人员,如有丢失或者泄露患者隐私情况发生,追究责任人的相关责任。

(八) 放射治疗国家指南

1. 放疗模式

局部进展期直肠癌新辅助放疗推荐的放疗模式包括3种。

(1) 长程放化疗,放疗同期推荐给予卡培他滨口服或5-FU持续灌注。

(2) 短程放疗,不推荐用于T4患者。

(3) 化疗+长程放化疗。

对于术前未进行新辅助放疗,术后病理为Ⅱ~Ⅲ期的直肠癌,则应进行术后辅助放化疗。对于某些不能耐受手术或者有强烈保肛意愿的患者,可以试行根治性放疗或放化疗。

2. 放疗靶区及剂量

(1) 靶区定义:包括原发肿瘤高危复发区域和区域淋巴引流区照射。

① 原发肿瘤高危复发区域包括肿瘤/瘤床、直肠系膜区和骶前区,中低位直肠癌靶区应包括坐骨直肠窝。

② 区域淋巴引流区包括真骨盆内髂总血管淋巴引流区、直肠系膜区、髂内血管淋巴引流区和闭孔淋巴结区。

③ 有肿瘤和(或)残留者,全盆腔照射后局部缩野加量照射。

(2) 放射剂量

① 原发肿瘤高危复发区域和区域淋巴引流区推荐 DT45~50.4 Gy,每次1.8~2.0 Gy,共25次或28次。术前放疗如采用每周5次,每次5 Gy或其他剂量分割方式,有效生物剂量必须≥30 Gy。

② 有肿瘤和(或)残留者,全盆腔照射后局部缩野加量照射 DT10~20 Gy。

(3) 同步放化疗的化疗方案和顺序

① 同步化放疗的化疗方案:推荐5-FU或5-FU类似物为基础方案。

② 术后放化疗和辅助化疗的顺序:Ⅱ~Ⅲ期直肠癌根治术后,推荐先进

行同步放化疗再进行辅助化疗或先进行1~2周期辅助化疗、同步放化疗再辅助化疗的夹心治疗模式。

五、建设实践与经验

(一) 放疗实践在整体治疗中的规范应用

结直肠癌术后放疗与术后辅助化疗的时间安排容易受到医生和患者认识误区的影响。经历多学科讨论及专门辅助人员的帮助,规范的执行较之前明显改善。新辅助治疗的规范实施也明显得到加强。此前的放疗科实践较少受到相关专科的认识,经过多学科讨论,放疗的适应证、放射敏感性的影响因素、放疗不良反应的发生情况、同步放化疗实施细节等问题得到充分讨论和认识。

(二) 结直肠癌放疗质量与保证

靶区勾画规范化:磁共振规范操作和分期对放疗专家的影像学能力提高作用显著,这利于大体肿瘤的靶区勾画,同时也利于后续疗效评价。

第四节 化疗及其他药物治疗

肿瘤化疗是指采用化疗药物针对恶性肿瘤的治疗手段,一般采用静脉给药,也可通过口服、肌内、动脉、胸腹腔以及鞘内等途径给药。狭义的化疗主要指细胞毒药物治疗,广义的化疗还包括靶向药物治疗、内分泌治疗、生物治疗以及基因治疗等。本章节主要阐述结直肠癌中心建设中化疗部分的相关要求。

一、结直肠癌委员会专家资质

(1) 执业范围:血液/肿瘤内科学、内科学(胃肠病学)、放射治疗学。

(2) 执业经验:72个月的内科工作经验,包括:①36个月的肿瘤内科学工作经验,其中24个月在病房;②24个月的其他内科(至少2个内科)工作经验;③6个月的急诊工作经验;④6个月的ICU工作经验。

(3) 其他:①放疗科医生可以在放化疗结合治疗的策略中实行化疗工作。②必须提供具有上述资格的证明。③从事化疗工作的医生必须积极开展以药物为基础的肿瘤治疗,不得将这项工作委托给没有上述资格的医生。

二、化疗科室硬件要求

（1）科室的资格：每年至少200名化疗患者或至少50名实施化疗的结直肠癌患者。

计数方法：患者人数而非化疗次数（实施多个周期方案的患者算1名患者）。

（2）值班要求：必须有24小时×7天值班的医务人员，包括周末和法定假期。

（3）医疗数据要求：必须有24小时×7天能够访问的治疗数据。

（4）实验室检验：必须24小时×7天可进行实验室检查，如果院内不可行，则必须有院外合作实验室提供24小时×7天的检验服务。

（5）影像学检查：必须24小时×7天可进行超声或者放射学检查，如果院内不可行，则必须有院外合作实验室提供24小时×7天的检查服务。

（6）多学科讨论会议：治疗方法应基于多学科讨论会议的建议。会议的治疗计划、会议纪要必须是患者相关文件的一部分。如果治疗中实施的方案与推荐的治疗计划有任何偏差，必须在肿瘤会议上提出。

（7）完善的随访体系：需要对化疗后患者有完善的随访记录，包括实验室检查及影像学检查。

（8）新员工培训：有完善的新员工培训系统及考核方案。

（9）继续教育：每年应制定员工的继续教育计划及考核，如果工作人员执行与结直肠癌中心质量相关的任务，则每名工作人员每年至少接受一个特定的继续教育课程（持续时间>0.5天/年）。

三、化疗相关SOP

（一）抗肿瘤药物储存、配置、转运标准化操作规程（SOP）

1. 目的

规范抗肿瘤药物，尤其是细胞毒药物的储存、配置和转运的标准化操作，确保抗肿瘤药物在医院内部使用的安全性、有效性。

2. 范围

适用于上海市第一人民医院CrCC病例管理。

3. 规范

抗肿瘤药物，按作用机制可分为细胞毒药物和非细胞毒药物（靶向制剂、免疫药物和内分泌治疗药物等)。所谓细胞毒药物(Cytotoxic drug，CD)是指在生物学方面具有危害性的药品。其危害性包括生殖系统毒性、致癌性、致畸胎、损伤生育及低剂量时致一系列器官损伤的毒性,此类药物暴露在开放性环境中对人体有很大危害。其储存、配置和转运需要制定严格的操作规范,从而确保患者的安全使用和相关操作人员的防护安全。故制定相关操作规范如下：

(1) 抗肿瘤药物储存管理操作规范

① 细胞毒药物应单独存放,存放药架应标识醒目,设置高危药品专用标识,提醒工作人员注意。

② 细胞毒药物调配发放要实行双人复核,确保发放准确无误。

③ 高危险药品的有效期管理,保持先进先出,保证安全有效。

④ 鉴于抗肿瘤药物大都为贵重药品,因此,药剂科应每月清点药品库存,保证药品账物相符。若出现账物不符情况,应及时分析原因并优化管理措施。

(2) 抗肿瘤药物静脉配置操作规范

在普通环境中配置细胞毒药物,不但不能保证无菌操作,更为严重的是在配置过程中药物的任何微小散出都将造成环境污染和操作人员伤害,如细菌耐药突变、致癌因素污染,产生潜在的职业危害。因此,安全的细胞毒药物配置必须在有健康保证的环境中进行,需要严格的管理,以保证最终成品的无菌、无不溶性微粒的污染。各活性成分及载体在治疗过程中要求相溶并且稳定;向患者提供标准化、高质量的成品输液;同时降低职业暴露风险。在上海市第一人民医院内开具的细胞毒抗肿瘤药物均由院内静脉配置中心(Pharmacy Intravenous Admixture Services，PIVAS)统一配置操作,具体规范如下。

① 药物配置的区域、设备及配置前准备

A. 细胞毒药物配置区域只允许授权的工作人员进入,并应有醒目的警示标签。

B. 配置区域应尽量避免频繁的物流及人员的进出,以避免将生物安全柜中的药物微粒带入周围环境。

C. 禁止在药物配置区域内进食、喝水和储存私人物品。严禁在调配的同时说话聊天。

D. 定期培训细胞毒性药物与皮肤或眼睛意外接触后的应急处理方式。

E. 选择性地准备一些包括生理盐水在内的溶液,以备紧急冲洗眼睛及皮肤。

F. 所有细胞毒药物的配置均在二级垂直生物安全柜中进行(本中心的细胞毒药物均在6号生物安全柜中进行配置)。调配时防护窗不可高于警戒线(18 cm)以确保负压,防止气雾外散。

G. 配置前先用无菌纱布擦拭生物安全柜的台面及四壁,用过的纱布与其他生物危害性废物一同处理。配置前应该准备好所有配置及用药时需要的药品和器材,这样可以减少对柜内气流的影响(用于配置细胞毒性药物的生物安全柜可以加装活性炭过滤器)。

H. 为避免黏附在安瓿或西林瓶外的药品残留危害医务人员,所有细胞毒药物必须在生物安全柜内拆除外包装。

② 药物配置前人员准备(人员防护要求)

A. 戴上双层橡胶(乳胶)手套。(通常手套厚度应为0.07 mm或者更厚,内层手套在防护服的袖套内,外层手套在防护服的袖套外。)若遇到长时间批量调配时,至少每30 min更换一次手套(遇到手套破损、刺破及被药物污染时,立即更换新的手套)。

B. 戴手套前和脱去手套之后都必须立即洗手。

C. 选择一次性或者不脱毛的密封防护衣,并且从头到袖口都是由非渗透性材质制成,防护衣的袖口应塞入手套内。

D. 正确佩戴N95口罩。

E. 如果使用喷雾或者调配时容易发生飞溅的药物时,应佩戴眼部防护镜,防护应该覆盖整个脸部。

③ 细胞毒药物调配操作规范

A. 进入操作间前,工作人员应先洗手、烘干、戴好帽子、护目镜及有防护作用的口罩,穿上隔离防护衣,戴上一次手套,保证没有手臂或腕部皮肤暴露在外。

B. 在开始配置前先用75%酒精擦拭安全柜的台面和四壁,将一张一面吸水、一面防水的垫布置于安全柜内的工作台面上,该垫布在遭溅洒污染或配置工作完成后立即抛弃。

C. 从传递窗接收的细胞毒药物及溶媒应放置于取药篮中。检查一次性注射器包装是否密封完整以及有效期,合格才能使用。

D. 安瓿的操作:a. 轻轻地拍打安瓿,使颈部和尖端的药物落于其底部,以保证没有药液或粉末留于该处,防止安瓿折断时药物在空气中传播和雾化。

严格按照无菌操作进行调配(应朝工作人员面部的反方向打开安瓿瓶并且用灭菌的纱布包裹)。b. 如果安瓿内是需要再溶解的干燥物质,应将溶媒沿安瓿壁慢慢加入,以避免药物粉末的散出。c. 选择大小合适的针头和针筒,在抽取药液后应不超过针筒容量的3/4。进针时安瓿瓶应与针筒成45°,针尖斜面向下。

E. 西林瓶的操作：a. 进针时西林瓶应与针筒成45°,针尖斜面向上,稍用力进针。一旦针头穿过橡皮塞后立即使针头和针筒呈垂直状态。若针筒中还有空气,可分次逐渐注入西林瓶中,并每次回抽针筒活塞。注意不要一次性注入,以防西林瓶内产生过大压力。b. 抽取西林瓶内药液时,保持瓶内空气处于等压或略微负压的状态,严禁向瓶内注入过多空气以瓶内过高正压的状态下吸取药液,避免产生药物的气雾,防止药液的溢出。

(3) 抗肿瘤药物物流转运操作规范

① 细胞毒药物输液不得与普通输液一同包装,并按病区用适宜的遮光袋双层包装。

② 运送人员将药师包装后的细胞毒药物输液装入密闭运送箱,加锁或加一次性塑料封条后及时送至各病区,并在送药记录本上记录药品送出时间。

③ 病区护士开锁或剪开塑料封条并逐一清点核对无误后,在登记本注明交接时间并签名。

④ 运送人员在运送细胞毒药物输液时,需轻拿轻放,切勿剧烈震荡运送箱,特别是针对易产生泡沫的成品输液(如白蛋白结合型紫杉醇)。

⑤ 对于生物活性较短的细胞毒性药品(依托泊苷注射液、注射用地西他滨等)应在配制后立即安排运送,并严格登记药品配制完毕时间、送出时间及病区接收时间。运送时间应在 30 min 内完成。

(二) 结直肠癌抗肿瘤药物治疗方案确定标准化操作流程(SOP)

1. 目的

规范结直肠癌化疗方案制定流程,遵循《中国结直肠癌诊疗规范》和 CrCC 讨论建议,确保化疗方案准确,保障医疗安全,尊重患者。

2. 范围

适用于在上海市第一人民医院 CrCC 病例管理。

3. 流程

(1) 基本定义和分类

① 肿瘤化疗定义

肿瘤化疗是指采用化疗药物针对恶性肿瘤的治疗手段,一般采用静脉给药,也可通过口服、肌内、动脉、胸腹腔以及鞘内等途径给药。狭义的化疗主要指细胞毒药物治疗,广义的化疗还包括靶向药物治疗、内分泌治疗、生物治疗以及基因治疗等,本章节针对的是广义范畴。

② 肿瘤化疗的分类及目的

A. 根治化疗:采用单独化疗或者化疗为主的方案治愈肿瘤。

B. 姑息化疗:化疗的目的仅在于延长生存时间、改善生活质量,主要针对已发生远处转移或局部进展期、转化治疗不理想的结直肠癌患者,也包括不能耐受或拒绝根治性治疗的患者。

C. 辅助化疗:在完全切除肿瘤后给予的化疗,目的在于减少复发、延长生存期。

D. 新辅助化疗:在局部根治性治疗(手术或放疗)前给予的化疗,目的在于保留重要器官、提高局控率或手术完整切除率,延长生存期,主要针对局部进展期直肠癌。

E. 联合放化疗:指在放疗同期或序贯给予化疗,目的在于提高放疗效果,改善局控率甚至延长生存,主要针对直肠癌和肛管癌等。

F. 局部化疗:通过动脉、胸腹腔、鞘内给予化疗,目的是在局部造成药物高浓度直接杀伤肿瘤细胞,并且可以克服静脉化疗无法透过的生理屏障,主要针对结直肠癌肝转移、恶性胸腹水、脑膜转移等。

(2) 制定化疗方案流程

① 患者必须有明确细胞学或组织病理学诊断。如有特殊情况无法取得病理诊断,应进行疑难病例讨论,有3名以上副主任医师认可临床诊断,患者或家属接受并且愿意承担化疗风险。

② 完善肿瘤评估,明确化疗目的。

③ 评估脏器功能,排除化疗禁忌。

④ 责任医生根据规范和讨论建议书以及患者的具体情况制定化疗方案、疗程、开始和结束时间、确定剂量,副主任医师以上医生同意并签字。情况特殊者建议临床药师参与讨论并给出指导意见。

⑤ 化疗前须签署化疗知情同意书。

⑥ 育龄男女在化疗期间应注意避孕。

(三) 结直肠癌化疗处方标准化操作流程(SOP)

1. 目的

规范结直肠癌化疗处方流程,确保化疗方案准确执行。

2. 范围

适用于在上海市第一人民医院 CrCC 病例管理。

3. 流程

(1) 执行方案确定：根据结直肠癌抗肿瘤药物治疗方案确定标准化操作流程制定。

(2) 化疗处方执行者：患者床位医生，由主治医师以上确认并签字。

(3) 具体流程

① 护士测量患者体重、身高并记录在三测单上。

② 床位医生运用软件计算体表面积，根据需要计算肌酐清除率，记录在病程录上。

③ 床位医生根据方案计算化疗标准剂量和实际使用剂量，如果调整剂量应写明原因，并在化疗病程录或日间肿瘤化疗记录上记录并签字。

④ 临床药师核对化疗处方。

(四) 化疗相关不良反应标准化操作流程(SOP)

1. 过敏反应的应急预案及处理流程

(1) 目的：规范结直肠癌患者治疗中过敏反应的预防和处理。

(2) 范围：适用于所有化疗药物引起过敏的临床处理。

(3) 流程

① 医生在处方前应查看患者药物过敏史记录并与患者确认，凡有过敏史者禁忌处方该药物。

② 某些药物治疗前需做预处理或需做过敏试验者，严格执行。过敏试验阳性者禁忌处方该药，病史中记录并告知患者及其家属。

③ 严格执行查对制度，做药物过敏试验前要警惕过敏反应的发生，治疗盘内备肾上腺素 1 支。

④ 较易发生过敏反应的药物有紫杉醇、多西他赛、依托泊苷、替尼泊苷、博莱霉素、阿霉素、左旋门冬酰胺酶、顺铂等。奥沙利铂引起过敏反应一般在中位使用了 7 个疗程后发生。

⑤ 过敏反应可分为局部和全身两种。局部过敏反应表现为沿静脉出现的风团、荨麻疹或红斑，常见于阿霉素和表阿霉素，如静脉使用氢化可的松或生理盐水后消退仍可继续用药，但宜慢速。全身性过敏反应指在用药开始后 15 min 内出现的症状或体征，可表现为颜面发红、荨麻疹、低血压、发绀等。患者可诉有瘙痒、胸闷、言语困难、恶心、失听、眩晕、寒战、腹痛、排便感及焦虑

等,需立即停止输液并作相应处理。

⑥ 使用紫杉醇和多西他赛之前需预防性使用抗过敏药物。紫杉醇预防性抗过敏处理:地塞米松 20 mg 分别在给药前 12 h 和 6 h 口服,苯海拉明 50 mg 治疗前 30 min 时肌内注射,奥美拉唑 40 mg 治疗前 30 min 时静脉推注。多西他赛使用前 1 天、当天和应用后 1 天,需服用地塞米松 8 mg,每日 2 次,以预防过敏反应和水钠潴留。

⑦ 对有可能发生过敏反应的药物,应在有化疗资质的护士监管下使用,并能及时找到医生进行相关处理,给药时间通常以白天为宜。典型的 I 型过敏反应多发生在给药后 1 h 内,但也可发生在接触药物后 24 h 内。预防用药可防止过敏反应发生,但仍偶有少数患者还会有过敏反应而需及时处理。

⑧ 单克隆抗体滴注时有滴注相关的反应,如潮红、胸闷、呼吸困难等,严格控制滴速,适当给予地塞米松、异丙嗪、吲哚美辛栓等能减轻滴注相关反应。

2. 化疗后急性粒细胞缺乏症急救预案

(1) 目的:建立急性粒细胞缺乏症的抢救流程,保证出现急性粒细胞缺乏症时的紧急处理。

(2) 范围:适用于所有化疗引起的粒细胞缺乏症。

(3) 流程

① 定义:由于感染、药物过敏、化学品或药物中毒以及射线照射等导致骨髓粒细胞系统明显受抑制,外周血白细胞总数低于 $2\,000/mm^3$,中性粒细胞低于 10%~20%,绝对值低于 $500/mm^3$,可伴有发热症状,称为急性粒细胞缺乏症。

② 具体措施

A. 控制病因:立即停用导致粒细胞缺乏症的药物和避免接触射线与有毒化学品。

B. 急性粒细胞缺乏症对感染缺乏抵抗力,故患者应及时隔离,病室必须消毒,医护人员必须严格执行隔离制度,切实进行口腔、皮肤、会阴、肛门护理,保持该部位清洁。

C. 卧床休息,进食富有营养的软食,避免探视。

D. 适时地使用抗生素,引起感染的病原菌以金黄色葡萄球菌、大肠杆菌、变形杆菌、绿脓杆菌为多,在查清病因菌及药物敏感性以前可试用青霉素、红霉素、庆大霉素等,待得出培养结果后再调整用药。

E. 输注新鲜血,有条件者输注白细胞悬液。注射胎盘球蛋白或丙种球蛋白防治感染。

F. 促白细胞生成药：粒细胞集落刺激因子 5 μg/kg，对生成障碍型有些效果。维生素 B_4 10～20 mg、3 次/日，鲨肝醇 20～50 mg、3 次/日，利血生 10～20 mg、3 次/日。其他尚有脱氧核苷酸，复方核苷酸钠以及维生素 B_6、B_{12}，叶酸、肌苷、三磷酸腺苷、辅酶 A、胱氨酸、雄激素等均可选用。

3. 化疗引起血小板减少的应急预案及处理流程

（1）目的：建立化疗后血小板减少的处理流程，保证出现血小板减少时的紧急处理。

（2）范围：适用于所有化疗引起的血小板减少。

（3）流程

① 化疗前后查血小板计数，每周 1～2 次，明显减少时加查，直至恢复正常。

② 密切注意出血倾向。

③ 避免使用具有抗凝作用的药物。

④ 防止出血的发生，避免用力擤鼻子、谨慎刷牙、用电须刀剃须、尽可能减少创伤性操作、注射针孔用力久压、女性需注意经期出血，必要时用药物推迟经期。

⑤ 血小板计数过低、有出血倾向者应输注单采血小板。

⑥ 血小板生长因子、白介素-11 等药物有一定的升高血小板的作用。

⑦ 给予止血药防止出血。

4. 化疗相关性腹泻的处理流程

（1）目的：规范结直肠癌患者化疗相关性腹泻的预防和处理。

（2）范围：适用于所有化疗药物引起腹泻的临床处理。

（3）流程

① 定义：由化疗药物引起的腹泻称为化疗相关性腹泻。最常见的引起腹泻的药物有氟尿嘧啶类、卡培他滨、伊立替康等。

② 分级：0 级：无腹泻；Ⅰ级：与治疗前相比，排便增加的次数<4 次/天；Ⅱ级：与治疗前相比，排便增加的次数 4～6 次/天；Ⅲ级：与治疗前相比，排便增加的次数>7 次/天，以水样泻为主，可伴有大便失禁，严重影响日常生活，需住院治疗；Ⅳ级：循环血容量降低，危及生命；Ⅴ级：死亡。

③ 伊立替康引起的延迟性腹泻是指伊立替康化疗结束 24 h 后出现的腹泻，中位发生于 5～7 天，但整个化疗间歇期都有可能发生。一旦发生延迟性

腹泻立即给予盐酸洛哌丁胺 4 mg 并补充大量液体,继之盐酸洛哌丁胺每 2 h 2 mg,直至末次稀便后继续服 12 h,最多不超过 48 h 以免引起麻痹性肠梗阻。如按上述治疗腹泻仍持续超过 48 h,则应开始预防性口服广谱抗生素,并给予胃肠外支持治疗,同时改用其他抗腹泻治疗,如生长抑素。伊立替康代谢相关基因组学测定(UGT1A1)有助于预测相关不良反应。

④ 伊立替康引起的 24 h 之内的腹泻多为乙酰胆碱综合征,常伴有流泪、出汗、唾液分泌过度、视力模糊、腹痛等。可治疗性给予阿托品 0.25 mg 皮下注射预防乙酰胆碱综合征的发生。

⑤ 氟尿嘧啶类、卡培他滨引起的腹泻常伴有消化道溃疡,如口腔溃疡等,Ⅰ级观察;Ⅱ级停药,止泻对症处理;Ⅲ级需住院补液,抗生素治疗,加用生长抑素。氟尿嘧啶代谢相关基因组学测定有助于预测相关不良反应并指导剂量调整。

(五) 化疗相关不良反应标准化操作流程(SOP)

1. 肿瘤溶解综合征的应急预案及处理流程

肿瘤溶解综合征是由于化疗药物导致机体分裂增殖旺盛的细胞使其破坏溶解,酸裂解增多,或细胞发生自发溶解,以致血液中钾、磷等离子及尿酸浓度增加,继而发生高血钾、高血磷、低血钙、高尿酸血症、尿毒症,甚至导致肾衰竭。这种代谢紊乱称为"急性肿瘤溶解综合征"。血尿酸增高常见于化疗或放疗过程中的肿瘤患者,特别是一些生长快,对治疗特别敏感的肿瘤,如白血病、恶性淋巴瘤、多发性骨髓瘤等。对化疗敏感的体积较大的实体瘤也可发生,如非小细胞肺癌(NSCLC)和转移性生殖细胞肿瘤。由于化疗导致分裂增殖旺盛,细胞溶解,释放出钾、磷等离子到血液中,核酸分解增多致血液中尿酸浓度增加,血磷增高与血钙结合形成磷酸钙容易在肾小管形成结晶,同时导致血钙降低。当肾功能、心功能异常时也容易发生。当血尿酸高于 892.5 μmol/L(15 mg/dl)时,便存在高尿酸血症肾病的危险,继而发生氮质血症和尿毒症,导致肾衰竭,故高尿酸血症既是肿瘤内科治疗的并发症,也属于内科急症范畴,临床表现为乏力、厌食、心律失常、肌肉痉挛、少尿、体重增加、水肿、血尿、肾区疼痛。高尿酸血症、高钾血症、高磷酸血症和低钙血症,可单独出现,也可同时出现。

(1) 紧急处理

① 利尿。尿少时可用 20% 甘露醇或呋塞米利尿;出现肾衰竭者进行血液透析;观察体重和尿量变化,严格记录出入水量。密切观察并记录患者血生化

钾离子、磷酸根离子、钙离子、尿酸、血清尿素氮、肌酐含量,及时报告医师。

② 观察心电图变化,评估是否有肌肉无力及感觉异常。

③ 观察有无颈静脉怒张、中心静脉压增高,根据病情调整输液量和速度。

(2) 预防措施

本症的主要危险在肾脏,应着重预防肾性疾病。

① 遵医嘱服用别嘌醇 300～600 mg/d,以抑制次黄嘌呤氧化酶,减少尿酸的产生。

② 水化,使尿液保持在 2 000 ml/24 h 以上,以防止尿酸在尿中过度饱和。

③ 碱化尿液(pH≥7),遵医嘱每天口服碳酸氢钠 6～8 g,以提高尿酸的溶解性。

④ 指导患者每天饮水 2 000 ml 以上,发现尿量较平时减少时随时报告医师。指导患者食用含碱性的食物,如苏打饼干、新鲜蔬菜和水果,以增加尿碱性。

⑤ 向患者及家属解释治疗方法和步骤,减轻其焦虑。

⑥ 每天观察体重和尿量的变化,严格记录出入水量。

2. 上腔静脉压迫综合征的应急预案及处理流程

上腔静脉压迫综合征是因上腔静脉管腔内外因素导致上腔静脉血液回流障碍引起的一组以上腔静脉系统瘀血,心排血量减少为特征的一种临床综合征,属肿瘤急症或亚急症范畴,往往需及时处理。近期报道中 97% 是恶性肿瘤所致,其中以支气管肺癌最多,占 80%,尤其是小细胞未分化癌。恶性淋巴瘤占 15%,转移性癌占 7%。血栓形成、纤维化、外来压迫、肿瘤侵犯、放疗、上腔静脉留管等均可以导致上腔静脉压迫综合征的发生。其发生机制是由于上腔静脉内部新生物或者管腔外部受到压迫导致上腔静脉血液回流受阻。长时间阻塞,可导致不可逆的血栓形成或中枢神经损害和肺部并发症。临床表现为呼吸困难、面颈部水肿饱满、上躯干及上肢水肿、上肢血压增高、胸痛、咳嗽、颈静脉怒张、胸部静脉扩张、声嘶、头晕、复视、意识障碍等。

(1) 紧急处理

① 取半坐卧位,适当抬高双上肢,采取头部上升的卧床姿势,避免抬高下肢增加血液回流,防止颅内压增高,改善压迫症状,减少并发症。

② 密切观察生命体征的变化,观察心脏功能情况,如有异常及时报告医师。

③ 呼吸困难时遵医嘱吸氧,观察呼吸变化。

④ 不宜在上腔静脉系统输液输血(如双上肢、颈静脉)。

⑤ 严密观察病情,准确记录出入水量,观察有无呼吸困难、咳嗽,并观察痰液性质,做好记录。

⑥ 进食易消化饮食,少量多餐,限制钠盐摄入,减轻水肿。

⑦ 针对病人病情给予心理护理。

⑧ 协助做好生活护理,保持口腔清洁卫生,皮肤完整。

(2) 预防措施

① 放疗。对大多数恶性肿瘤所致的上腔静脉压迫,放疗是首选的治疗方法,可很快缓解症状。一般最初采用大剂量放疗,持续数天后,再改为常规剂量。放疗总量可视具体情况而定。放疗初期局部水肿加重,可配合地塞米松或利尿剂辅助治疗。如放疗效果不明显,可能提示存在血栓形成的阻塞。

② 化疗。对于化疗敏感的小细胞未分化癌和恶性淋巴瘤,化疗可作为首选方法。对非小细胞肺癌,压迫症状明显、卧床困难者也可选用,待症状缓解后再做化疗。化疗往往在数天内即可解除压迫,缓解症状,化疗方案根据肿瘤类型选用。化疗时应避免从上肢静脉注射,特别是右上肢静脉,因血流速度慢,甚至有血栓形成和静脉炎及不稳定的药物分布等情况,酌情选用下肢小静脉。

③ 手术治疗(血管搭桥)外科手术对良性病因所致的阻塞通常有效,对放疗、化疗不敏感的肿瘤可采用手术治疗。但手术难度较大,并发症和病死率增高。

④ 抗凝治疗能防止血栓,也可引起出血的潜在危险。通常使用低分子肝素,1 mg/kg 静脉注射,进行全身肝素化,继而每 4~6 h 静脉滴注 0.5 ml/kg,用药后 2~4 h 抽血查凝血时间,调整滴注速度,停用时需慢慢减量,常需 12~24 h 才完全停用,以免引起反跳。如发生出血,可减慢滴速。出血多时,静脉注射硫酸鱼精蛋白中和,剂量按 1 mg 对抗 1 mg 的肝素计算。如肝素已注射 30 min 以上,鱼精蛋白剂量可减半以生理盐水配成 2 mg/ml,缓慢静脉注射。

3. 颅内压增高的应急预案及处理流程

各种因素引起颅内压急性或慢性持续增高超过 2.0 kPa(204 mmH$_2$O),并出现头痛、呕吐、视神经盘水肿三大症状时,称为颅内压增高。引起颅内压增高的原因甚多,诸如颅腔狭小、颅骨异常增生、颅内炎症、脑积水、脑水肿、高血压、颅内血管性疾病、脑出血、脑脓肿、脑寄生虫及颅内肿瘤和转移瘤等。其发生机制包括:生理调节功能丧失、脑脊液循环障碍、脑血液循环障碍、脑水肿。

头痛、呕吐、视神经盘水肿,是颅内压增高的三大主要症状。①头痛:头痛是颅内压增高的最常见,初时较轻,随疾病进展,症状逐渐加重,并呈持续性、阵发性加剧,清晨时加重是其特点,头痛与病变部位常不相关,多在前额及双颞侧,颅后窝占位性病变的头痛可位于后枕部。②呕吐:呕吐不如头痛常见,但可能成为慢性颅内压增高患者唯一的主诉。其典型表现为喷射性呕吐,与饮食关系不大而与头痛剧烈程度有关。③视神经盘水肿:是颅内压增高最客观的重要体征。④生命体征变化:血压升高,脉搏慢而洪大,呼吸慢而深。⑤其他症状:可有头昏、耳鸣、烦躁不安、嗜睡、癫痫发作、外展神经麻痹、复视等症状。⑥脑疝:急性和慢性颅内压增高者均可引起脑疝,前者发生较快,有时数小时就可出现,后者发生缓慢,甚至不发生。

(1) 紧急处理

① 药物降低颅内压。A. 脱水疗法:成人常用20%甘露醇250 ml,快速静脉滴注,每4~6小时1次。心、肾功能不全者慎用,防止发生肺水肿和加重心、肾衰竭。高渗性脱水剂的剂量应适当掌握,并非越大越好。B. 利尿药:呋塞米40~60 mg静脉注射或50%葡萄糖溶液40 ml+呋塞米40~60 mg静脉推注,每天1~3次,也可加入甘露醇内快速静脉滴注;口服剂量每次20~40 mg,每天3次。使用利尿药和脱水药时,因排钾过多,应注意补钾。C. 肾上腺皮质激素:常用药物有地塞米松、氢化可的松,短期应用后改为口服,并逐渐减量停药。应用肾上腺皮质激素时,注意有无禁忌证,如溃疡病、糖尿病等,因其有抑制免疫功能,合并感染者慎用。D. 保持呼吸道通畅,遵医嘱给氧。

② 减压手术。在应用脱水药和利尿药无效后,或颅内压增高发生脑危象早期时应用减压手术。

③ 其他疗法:低温疗法。低热能降低脑部代谢,减少脑耗氧量,降低颅内压。常用局部降温方法,即使用冰帽或冰袋、冰槽头部降温。

(2) 预防措施

① 严密观察神志、瞳孔、生命体征变化,观察有无偏瘫、失语、癫痫发作等脑缺血症状,如发现异常及时报告医师处理。

② 体位。卧床休息,头部抬高15°~30°,保持呼吸道通畅。

③ 控制输液量。

④ 使用脱水药治疗时观察尿量及颜色、性状。

4. 大咯血的应急预案及处理流程

咯血是指喉及其以下呼吸道或肺组织出血,经口腔咯出。一般认为,24小时咯血量少于100 ml者为少量咯血,100～500 ml者为中量咯血,大于500 ml或一次咯血量大于100 ml者为大量咯血。各种肺部疾病或血液疾病均可引起咯血。其发生机制是由于肺或支气管血管破裂或者凝血功能障碍引起。临床表现为咳嗽、喉部瘙痒。咯血量的多少视病因和病变性质而不同,但与病变的严重程度并不完全一致,少则痰中带血,多则大口涌出,一次可达数百或上千毫升。

(1) 紧急处理

① 大咯血过程中咯血突然停止,随之出现口唇、指甲青紫者;大咯血中止后呼吸急促,锁骨上窝、肋间隙、胸骨上窝"三凹征"阳性者;仅从鼻腔、口腔流出少量暗红色血液,随即出现张口瞪目,面色灰白转青紫,胸壁塌陷,呼吸音减弱或消失者;咯血过程中突然胸闷,烦躁不安,呼吸困难,口唇青紫,咳出暗红血块,呼吸声中带有痰鸣音,神情呆滞者,应立即进行抢救。

② 抢救的首要问题是保持呼吸道通畅和纠正缺氧,应立即采用以下方法:A. 平卧,头偏向一侧,用压舌板、开口器撬开口腔,并用舌钳将舌拉出,清除口腔内的血块,同时拍击胸背部,使血块咯出。B. 使患者保持安静,必要时可用镇静剂,以消除患者的紧张情绪。C. 经鼻插入导管至咽喉部,用吸痰器吸出血液,并刺激咽喉部使患者发生呕吐反射,借此咯出堵塞于气管内的血块。D. 在喉镜下作硬质支气管镜直接插管,通过冲洗和吸引,以迅速恢复呼吸道通畅。E. 以上措施无效时可将气管切开。F. 呼吸道基本通畅后立即给予氧气吸入,如患者失去自主呼吸能力,应予以机械通气治疗。G. 窒息解除后给予对症及支持治疗。H. 大咯血时一般不用镇咳剂。I. 遵医嘱使用止血剂。J. 对呼吸和心搏停止者,应立即进行心肺复苏。

③ 立即建立两条静脉通道,配合医师迅速、准确地实施输血、输液、各种止血治疗及用药等抢救措施,纠正酸中毒,处理脑水肿,预防呼吸道感染等,并观察治疗效果及不良反应。

④ 严密监测患者的心率、血压、呼吸和神志变化,必要时进行心电监护。准确记录出入量,疑有休克时留置导尿管,测每小时尿量,应保持尿量>30 ml/h。观察呕吐物和粪便的性质、颜色及量。定期复查红细胞计数、血细胞比容、血红蛋白、网织红细胞计数、血尿素氮含量,以了解贫血程度,出血是否停止。

⑤ 加强护理,绝对卧床休息,避免不必要的移动。

⑥ 暂时禁食。

(2) 预防措施

① 卧床休息,采取侧卧位,保持呼吸道通畅,面罩湿化氧气吸入,静脉输液、输血等。

② 小量咯血应积极寻找出血部位和原因,进行病因治疗。

③ 24 小时内出血超过 600 ml 者,必要时进行气管内插管和机械性辅助呼吸。

④ 安慰患者安静休息,避免情绪紧张,咯血较多时协助患者采取患侧卧位,轻轻将气管内积血咯出,以防窒息。

⑤ 指导患者及家属学会早期识别大咯血征象及应急措施:突然出现烦躁不安、发绀、呼吸困难等不适时,立即采取头低脚高 45°俯卧位,轻拍背部排出呼吸道和口咽部的血块,保持安静,减少大咯血窒息的危险。

5. 上消化道大出血的应急预案及处理流程

上消化道出血是指屈氏韧带以上的消化道疾病引起的出血。上消化道大出血一般是指数小时内失血量超过 1 000 ml 或占循环血量的 20% 以上者。位于这一范围内的食管、胃、十二指肠、胰腺、胆道的恶性肿瘤均可发生这一急症。引起上消化道出血的原因很多,主要有消化性溃疡;严重创伤、严重感染等病因引起的急性胃黏膜损害;慢性乙型病毒性肝炎、血吸虫病、肝癌等肝硬化患者引起的食管和胃底静脉曲张者;胃癌等。以上原因导致胃黏膜屏障作用被破坏,血管受侵引起出血,而食管和(或)胃底静脉曲张者,由于物理或者化学因素的影响,如粗糙食物的刺激、用力大便等可造成曲张静脉破裂大出血。临床主要表现为呕血、黑便,以及血容量急剧减少引起的周围循环衰竭,如脉搏细数、脉压变小、皮肤湿冷、血压下降、发热、氮质血症、急性失血性贫血等,由于出血未能及时得到控制者可因失血性休克而死亡。

(1) 紧急处理

① 补充血容量,立即配血,可先输入平衡液或生理盐水或其他血浆代用品,尽早输入全血。

② 止血措施

A. 非静脉曲张的上消化道大出血:a. 抑制胃酸分泌,临床常用 H_2 受体拮抗剂或质子泵阻滞剂,如西咪替丁、奥美拉唑等。b. 口服药物止血,可用去甲肾上腺素、凝血酶等。c. 内镜直视下止血。d. 胃内降温止血,如用 4℃冰盐水洗胃。

B. 食管胃底静脉曲张破裂出血　a. 药物止血：垂体后叶素，0.2～0.4 U/min持续静脉滴注，同时用硝酸甘油静脉滴注或舌下含服，可减轻垂体后叶素的不良反应并协同降低门静脉压力。生长抑素如人工合成制剂奥曲肽，首剂0.1 mg缓慢静脉注射，继以25～50 μg/h持续静脉滴注。b. 三腔或四腔气囊管压迫止血，其止血效果好。但患者痛苦多，并发症多，再出血率高。c. 内镜直视下止血：注射硬化剂至曲张的食管静脉，亦可同时围套结扎曲张静脉，或两者同时使用，是目前治疗本病的重要止血手段。d. 手术治疗。

③ 一般措施

A. 取合适体位，保持呼吸道通畅，大出血时绝对卧床休息，采取平卧位并将下肢略抬高，以保证脑部供血。呕吐时头偏向一侧，防止窒息或误吸；必要时用负压吸引器清除呼吸道内的分泌物、血液或呕吐物，保持呼吸道通畅，给予吸氧。

B. 治疗护理。准备好急救用品、药物，立即建立两条静脉通道，配合医师迅速、准确地实施输血、输液、各种止血治疗及用药等抢救措施，并观察治疗效果及不良反应。输液速度开始宜快，必要时测定中心静脉压作为调整输液量和速度的依据。宜输新鲜血，避免因输液输血过多、过快而引起急性肺水肿。肝病病人忌用吗啡、巴比妥类药物。

C. 饮食及心理护理。大出血时应禁食；安静休息有利止血；关心、安慰患者，稳定患者情绪。

D. 病情观察。大出血时严密监测心率、血压、呼吸和神志变化，必要时进行心电监护。准确记录出入量，疑有休克时留置导尿管，测每小时尿量，应保持尿量＞30 ml/h。观察呕吐物和粪便的性质、颜色及量。定期复查红细胞计数、血细胞比容、血红蛋白、网织红细胞计数、血尿素氮，以了解贫血程度、出血是否停止。

(2) 预防措施

① 上消化道出血的临床过程及预后因引起出血的病因而异，应帮助患者和家属掌握有关疾病的病因和诱因、预防、治疗和护理知识，以减少出血的危险。

② 注意饮食卫生和饮食的规律，吃营养丰富、易消化的食物，避免饥饿或暴饮暴食，避免粗糙、刺激性食物，或过冷、过热、产气多的食物，合理饮食是避免诱发上消化道出血的重要环节。

③ 生活起居要有规律,劳逸结合,保持乐观情绪,戒烟、戒酒,避免长期精神紧张,过度劳累,在医师指导下用药。

④ 患者及家属应学会早期识别出血征象及应急措施,出现头晕、心悸等不适,或呕血、黑便时,立即卧床休息,保持安静,减少再度出血的危险。

6. 阴道大出血的应急预案及处理流程

中晚期宫颈癌侵犯盆腔壁及阴道壁,可导致阴道大量出血,失血多急骤,大多为 800~3 500 ml,出血过多时易发生失血性休克。急性阴道出血多为性生活后、排便用力等;也可发生于妇科检查后。多见于长期白带增多及接触性出血者,后者因肿瘤组织坏死腐败、感染而有腥臭,患者一般状况较差,大多伴发热。宫颈癌病灶一般有两种类型:①外生型,多位于宫颈及阴道侧穹窿处,呈菜花状,质脆易脱落,创面流血不止,如伴小动脉破裂则失血量大或伴失血性休克。②内生型,即由宫颈外口向颈管内侵犯,坏死组织脱落形成空洞,宫颈管呈桶状,坏死癌组织随血流出,有时伴宫腔转移。

(1) 紧急处理

① 心理护理。做好患者心理护理,加强与患者及家属的沟通,消除其紧张、恐惧的不良情绪。护士应主动和患者交谈,耐心解答他们提出的问题,取得患者的信任,解除患者的思想顾虑,使其主动配合治疗护理。

② 一般护理。A. 取膀胱截石位,护士协助医师用纱条填塞阴道内压迫止血。填塞时应注意:操作时动作要轻柔,明确出血部位再填塞,不能盲目操作,以免扩大破溃面。准确记录并告知患者纱条填入数量。纱条每天更换,填塞时间不宜过长(特殊情况例外),以免发生感染及引起局部血液循环障碍。患者从检查床上下来时,护士要在旁协助,防止摔伤。B. 根据病情,建立静脉通道,遵医嘱予以抗感染、止血药物、输血等对症治疗。C. 指导患者卧床休息,密切观察神志、面色,监测体温、血压、脉搏、呼吸及出血情况,准确记录,发现异常时及时报告医师处理。④不能自解小便时,可留置导尿管。

③ 局部止血的紧急处理

A. 局部消毒后,迅速指诊查清阴道内肿瘤情况,充分暴露病灶,如为肿瘤大块崩脱,大量出血,立即以聚维酮碘清洗创面,纱布沾血后,如可见断裂小动脉(多位于宫颈两侧或前唇正中),可钳夹结扎止血,不可随意清除癌组织,以免加重出血。

B. 局部应用止血海绵及长纱条填塞止血,需从纱布一端开始逐层填塞阴道,如血渐止,则留置导尿管,24 h 后取出纱条并继续观察有无出血,必要时可重复填塞。

C. 如经填塞 2~5 天后仍继续出血,可进行如下方法:①经髂内动脉结扎出血减少后经阴道填塞止血。②经腔内后装放疗止血。③行髂内动脉栓塞止血,全身治疗及止血药的应用。

(2) 预防措施

① 加强健康教育,提高防范宫颈癌的意识。

② 定期做妇科检查,已婚女性每年应做宫颈细胞涂片一次。如发现问题,务必要做进一步的病理组织学检查,以确定病变性质,及时进行治疗,做好防癌普查。

③ 对于已经发现的宫颈癌,要积极采取治疗措施,以防宫颈癌的发展。

7. 深静脉血栓的应急预案及处理流程

深静脉血栓形成系指血液不正常地在深静脉内凝结,属于静脉回流障碍性疾病。促发静脉血栓形成的因素包括:静脉淤滞、血管损伤及高凝状态。临床多见于上下肢深静脉血栓,常表现为一侧下肢突然肿胀,若形成股青肿,则起病急骤,剧烈疼痛,下肢明显肿胀,皮肤发绀,足部动脉搏动消失,全身反应强烈,体温大多超过 39℃,常常出现静脉性坏疽。本病常与手术的关系最为密切,因此,术后早期下床活动或床上被动活动(肢体按摩、足部行伸屈运动等)等预防措施是杜绝本病发生的关键手段之一。一旦下肢深静脉血栓形成,原发于髂股静脉血栓形成而病期不超过 48 h 者,可采用导管取栓术。此外非手术疗法包括对症、溶栓、抗凝等。

(1) 紧急处理

① 心理护理予以安慰,加强与患者及家属的沟通,增强其信心。静脉血栓病程较长,并且肢体活动受限,股动脉注射难度较大,患者担心注射失败和注射带来的痛苦,因此患者心理负担较重。护士应主动和患者交谈,通过交谈了解患者的思想,耐心解答他们提出的问题,取得患者的信任,解除患者的思想顾虑,主动配合护士进行操作。

② 一般护理

A. 绝对卧床休息 1~2 周,患肢抬高制动,避免患肢悬空,注意保暖。

B. 患肢予以 50% 硫酸镁纱布持续湿敷。

C. 观察患肢肿胀程度、末梢循环、色泽变化。

D. 床上活动时避免动作过大,禁止患肢按摩,避免用力排便。

E. 加强基础护理,做好预防性压疮护理。睡气垫床或骶尾部垫气圈或海绵垫。用樟脑乙醇或红花乙醇按摩受压部位,每天 2～3 次,促进血液循环。做好晨、晚间护理,保持患者肌肤清爽、舒适。保持床单位平整无皱、清洁干燥、无渣,减少刺激皮肤的不良因素。协助患者活动下肢,如挤压小腿腓肠肌、足背伸屈运动等,促进小腿静脉血液回流,经常翻身,减少局部受压时间。

③ 抗凝溶栓治疗的护理。掌握药物输入速度、使用时间、部位、方法,一般从患肢输注。用药期间应监测凝血功能,严密观察有无出血倾向。

④ 预防感染。A. 严格执行无菌操作原则,注射部位按常规消毒,避免感染。B. 观察用药疗效:密切观察患肢周径及颜色变化,每天测量并记录,如患肢周径变小,颜色变浅,则表示静脉回流改善、病情好转。C. 观察有无出血征象:观察患者皮肤有无瘀点、瘀斑,牙龈是否出血,询问患者大小便颜色是否正常,如有异常应立即通知医师。D. 保护血管:反复多次静脉穿刺后,如按压不当,易引起局部血肿,应注意观察,每次注射完毕护士应亲自给患者注射处加压 10 min 以防出血。有过敏症状如皮疹等立即停用。

⑤ 疼痛护理。A. 观察疼痛的性质、持续时间和程度。B. 叮嘱患者卧床休息,抬高患肢,促进血液回流,减轻静脉内压力。C. 局部湿热敷。D. 按医嘱准确执行溶栓、抗凝治疗,并观察病情变化。E. 每 4 h 观察一次患肢皮肤温度、色泽、弹性及肢端动脉搏动情况并进行记录。F. 每天测量双下肢同一部位的周径,观察肿胀消退情况,为调整治疗方案提供参考。G. 同情、关心患者,对其进行心理护理,指导其看书、听轻音乐等,分散注意力,减轻对疼痛的感觉。

(2) 预防措施

① 纠正贫血、脱水、心脏病、糖尿病等,以改善高凝状态,降低血液黏稠度,减少术后深静脉血栓的发生。

② 对高危患者如高龄、肥胖、梅毒、输血及术前已使用止血药数天者,手术开始即用抗凝治疗,术后早期活动。

③ 避免从下肢输液。

④ 术后适当抬高下肢,病情允许下尽早活动。

⑤ 指导患者戒烟,避免含胆固醇饮食,予以纤维素清淡饮食,多饮水,保持大便通畅,增加蛋白质摄入,控制体重。

⑥ 合理安排锻炼,适当活动,避免剧烈运动或情绪急躁,避免长时间行走。

⑦ 按医嘱服用阿司匹林,定期复查凝血酶原时间,一般为 18～21 s,不超

过30 s,发现异常及时处理。

8. 癫痫发作的应急预案及处理流程

癫痫是一组疾病或综合征,为大脑神经元异常放电所引起的以短暂性中枢神经系统功能失常为特征的慢性脑部疾病,具有突然发生,反复发作的特点。除部分病因不明而称之为特发性癫痫外,大多数患者多由各种病因引起,称之为症状性或继发性癫痫。儿童时期最常见的病因为脑损伤,其他有颅内肿瘤、脑血管畸形等。25岁以后发生的多为外伤、颅内肿瘤和脑血管病引起。根据癫痫临床发作表现,可分为大发作、小发作、局限性发作和精神运动性发作4类。癫痫发作过程中可导致骨折、脱臼或严重跌伤,个别病例可因窒息、吸入性肺炎或溺水而遭不幸。癫痫持续状态可能因并发症而导致死亡,应积极处理。发作时的治疗原则是预防外伤及其他并发症。

(1) 紧急处理

① 发作时立即卧床休息,床旁加床栏,防止坠床,专人守护,尽快将缠好纱布的压舌板或者筷子置于患者口腔一侧的上下臼齿之间,预防舌和颊部咬伤,有义齿者迅速取出。

② 保持呼吸道通畅,头偏向一侧,解开衣领和裤带,给氧,吸痰。无自主呼吸者应做人工呼吸,必要时将气管切开。

③ 四肢大关节处用约束带稍加压保护,以防止脱臼、骨折。对兴奋躁动者给予镇静药,如苯巴比妥。

④ 癫痫持续状态应尽快控制发作,迅速建立输液通道,遵医嘱立即缓慢静脉注射地西泮10~20 mg(2~4 mg/min),若5 min后不能终止发作者可重复使用。必要时可使用苯妥英钠15~18 mg缓慢静脉注射。高热者做好物理降温。及时纠正电解质紊乱和酸碱失衡,并进行降颅压处理。注意控制入水量,以防液体入量一时过多而加重脑水肿。

⑤ 注意观察神志、瞳孔、呼吸、脉搏、血压的变化及发作类型。抽搐停止后,患者侧卧,暂不能喂水,预防吸入性肺炎,并记录发作时的情况。

(2) 预防措施

① 指导患者按医嘱及时服用抗癫痫药物,切勿漏服、骤停、骤减、骤换药物。

② 注意营养,进食高蛋白质、高热量、高维生素、易消化的食物,少食多餐,不宜过饱和饥饿,严禁烟酒、辛辣刺激食物及兴奋药;避免突发精神刺激和情绪紧张;避免过度劳累、受凉感冒、发热等。

③ 积极治疗原发病,如颅内肿瘤和脑血管病等。

④ 勿登高、潜水、驾车及在危险机器旁工作,外出时随身携带癫痫诊断卡,注明单位、地址、联系人、联系电话等,以便发生意外时能得到及时正确地处理。

9. 肝性脑病的应急预案及处理流程

肝性脑病可由肝癌、各型肝硬化、门脉高压门体分流术、重症肝炎等引起。系终末期肝癌的一个重要并发症,甚至是肝癌各种治疗手段的一个严重并发症。

(1) 发病机制

① 氨中毒学说:由各种原因(摄入过多含氮食物或药物或消化道出血、低钾性碱中毒、低血容量与缺血、便秘、感染、低血糖及镇静催眠药的过量使用特别是肝功能不好时)等引起血氨升高。主要危害包括:A. 干扰脑的能量代谢;B. 与 α-酮戊二酸结合形成谷氨酸,再结合氨形成谷胺酰胺,导致星形细胞肿胀,造成脑水肿;C. 同时引起谷氨酸的缺乏,大脑兴奋性受抑制;D. 直接干扰神经传导影响大脑功能。

② GABA/BZ 复合体学说:GABA 由肠道细菌产生,在门体分流和肝功能衰竭时,可绕过肝进入体循环,与相应受体结合抑制神经传导。

③ 氨基酸代谢不平衡学说:肝硬化失代偿者血浆芳香族氨基酸增多而支链氨基酸减少。芳香族氨基酸可在脑中形成假神经递质,抑制神经元活动。

氨中毒学说最有说服力、研究证据最多。临床上很多就是针对这个学说的机制进行治疗的。

(2) 临床表现(四期)

① 前驱期。轻度性格改变和行为异常,如兴奋激动或淡漠少言,衣冠不整,随地便溺等,易被忽视。

② 昏迷前期。意识错乱、睡眠障碍或行为失常,定向力与理解力减退,昼睡夜醒,可有扑翼样震颤。

③ 昏睡期。以昏睡和精神错乱为主,肌张力增加,脑电图异常波形。

④ 昏迷期。神志完全丧失,不能唤醒。

急性者起病急,很快进入二期甚至三、四期;慢性者可逐渐发展。

(3) 治疗

① 消除诱因:慎用麻醉、镇静类药物,禁用吗啡及其衍生物,减量(常量 1/2 或 1/3)使用地西泮(安定)、东莨菪碱,并减少用药次数,异丙嗪偶尔可作

镇静药用;控制感染、上消化道出血,避免使用大量排钾利尿药;纠正水电解质和酸碱平衡紊乱。

② 禁食蛋白质:供给足量热量及维生素。

③ 灌肠或导泻:乳果糖首选,10~20 g,口服每日3次。

④ 控制肠道细菌生长:可口服新霉素2 g,每日2次;或甲硝唑0.2 g,每日3次。

⑤ 降氨药物使用:谷氨酸钾25.2 g(或谷氨酸钠23 g,或精氨酸10~20 g)+葡萄糖250~500 ml,静脉滴注,每日2次。

⑥ 供给足量支链氨基酸,500 ml,静脉滴注,每日1次。

⑦ 人工肝支持治疗。

⑧ 肝移植。

⑨ 其他对症支持处理。

10. 抑郁症与自杀的应急预案及处理流程

(1) 发病机制

① 对罹患肿瘤后可能经受的痛苦和严峻预后的恐惧。

② 对癌症造成生活质量下降的担心。

③ 社会、家庭、亲友对患者缺乏关爱和理解。

④ 对医疗费支付能力及身后事的忧虑。

⑤ 患病前即内向、悲观、孤独,有性格缺陷。

(2) 临床表现

① 缺乏化验、仪器检查的客观指标,主要以心理学方法进行诊断。

② 必要条件:情绪压抑、郁闷、少言;对生活无兴趣、落落寡合、自尊心下降、缺乏自信、怨天尤人;对快乐的体验低于常人,也低于自己未患病时。

③ 参考条件:睡眠障碍,乏力、疲劳,注意力难以集中;纳差,进食无味,体重下降;对外界刺激反应迟钝,动作节奏变慢;有强烈的晚年落寞无助感;性欲低下或无性欲。

④ 请精神或心理医生会诊,做"认知、情感量表"测定,将上述表现量化后做出诊断。

(3) 鉴别诊断

① 脑器质性病患,如灶性出血性脑梗死、脑萎缩等;

② 精神性疾患,如老年痴呆、反应性精神病等。

③ 药物反应,如镇静安眠药、降压药、代谢及内分泌药等。

（4）急救措施

① 对抑郁症正确及时的治疗有益于肿瘤的治疗和预后的改善。

② 营造对患者理解关爱的氛围，是控制抑郁症的基础。

③ "两害相权取其轻"，如可能，应停用导致抑郁的药物。

④ 专职心理医师的及时参与。

⑤ 药物治疗多选用百忧解 20 mg/天，口服，无需调整剂量。

⑥ 老年人特点：老年人本来就属抑郁症的高发人群，如家庭、社会对老年人关爱理解不够，极易使老年人产生"无用""累赘""失望"等情绪，癌症病痛的折磨更易使患癌老年人接受这种负面情绪的诱导，乃至产生自杀动机和行动。因此，从肿瘤被发现时起，就应加强对老年人诊疗全过程的心理支持和行为监护，对自杀心理及可能进行的自杀准备，要防患于未然。

四、建设与实践

结直肠癌的化疗包括了新辅助化疗、辅助化疗、姑息化疗、联合放化疗、局部化疗的各种类型。我们通过肿瘤会议为患者制定个体化治疗方案，化疗前一定要与患者进行充分的沟通，治疗过程遵守 SOPs，并且加强患者的随访，以及整个方案实施过程中做好记录工作。

第五节 临终关怀

一、什么是临终关怀

肿瘤患者临终关怀是指对生存时间有限（6 个月或更少）的患者进行适当的医院或家庭的全方位护理，包括医疗护理、心理护理等，使患者在生命的有限时间里获得尽可能良好的生活质量；临终关怀要求每一位医护人员应以熟练的业务、高度的责任感和良好优质的服务来控制患者的症状，不主张对患者采取非常积极的无意义的或者可能增添痛苦的治疗措施。由于临终关怀往往涉及各种缓解症状的姑息治疗，所以在肿瘤科领域中，临终关怀和姑息治疗某种程度上意义相同。

二、临终关怀的形式和机构

临终关怀通常由医师、护士、义工、家属、志愿者以及营养学和心理学工作者等人员共同参与,为了实现当前医院的管理目标及处理好患者的临终关怀,需要有相对独立或专门的临终关怀机构,无论哪一种,其宗旨与任务都是相同的,目前国内外已发展起来的形式有以下几种。

(1) 基于医院的临终关怀。

(2) 基于基层保健网的临终关怀,和社区医院联合成立临终关怀医护合作。

(3) 社会及家庭护理项目中的临终关怀。

(4) 独立的临终关怀机构。

三、临终关怀要注意哪些伦理问题

(一) 要尊重生命

一个完整的生命过程包括死亡,尊重完整的生命也应该包括尊重死亡。进行死亡教育是实施临终关怀的一项重要内容,其对象既包括肿瘤临终患者,也包括其家属,目的在于帮助临终患者及家属克服对死亡的恐惧,学习"准备死亡、面对死亡、接受死亡"。

(二) 要注重生命质量

生命质量是生命伦理学的一项基本要素。对生命质量进行医学评价,并将评价结果应用于治疗方案的选择中,改善肿瘤临终患者的生命质量,这是生命伦理学在医疗实践中的一项具体应用。

(三) 尊重死亡

死亡是一个自然的过程,因此不加速死亡也不推迟死亡。这一概念与"安乐死"有所不同,不论是主动安乐死还是被动安乐死都有加速死亡的倾向,而临终关怀提出不延缓、不加速死亡,这是一个值得探讨的伦理问题。

(四) 安抚家属

患者安静地有尊严地死去,是临终关怀的结果,但不是终点,面对悲痛欲绝的家属时,仅仅有同情心是不够的,应运用"抚慰"的知识和技能,应早使患者家属从失去亲人的痛苦中解脱出来。

四、临终关怀主要的任务

(一) 保证营养

晚期肿瘤患者由于长期慢性消耗及食欲差、恶心、呕吐、腹胀、胃肠蠕动较弱等消化功能障碍导致消瘦、营养不良、免疫力低下,会使病情进一步恶化,因此根据具体情况解决其基本营养需要十分重要。

(1) 根据患者口味、偏好及对营养的需求,营养科应制定饮食计划。

(2) 进食前要控制疼痛、恶心、呕吐等不适症状。

(3) 在食品的调配上注意色、香、味,以增强食欲。

(4) 进食一些高热量、优质蛋白质、富含维生素且易消化和富含营养的食物,少量多餐。

(5) 饮食过程中注意环境的清洁、舒适、安静。

(6) 对不能进食的患者采用鼻饲或静脉营养以满足机体需要。

(二) 疼痛控制

75%以上癌症终末期患者主诉疼痛,而且这类患者的疼痛常难以忍受,不仅影响睡眠、饮食和活动,而且使患者情绪低落和悲观失望,甚至会削弱人的求生欲望,癌性疼痛比其他任何症状更易引起生理、心理和精神障碍,因此缓解或控制疼痛对临终患者至关重要。

1. 药物疗法

根据世界卫生组织(WHO)癌痛三阶梯止痛治疗指南,轻度疼痛可选用非甾体类抗炎药物(NSAID);中度疼痛可选用弱阿片类药物或低剂量的强阿片类药物,并可联合应用非甾体类抗炎药物以及辅助镇痛药物(镇静剂、抗惊厥类药物和抗抑郁类药物等);重度疼痛首选强阿片类药,并可合用非甾体类抗炎药物以及辅助镇痛药物(镇静剂、抗惊厥类药物和抗抑郁类药物等)。

2. 非药物疗法

在药物治疗基础上,可以配合针灸、神经阻滞、冷热敷、音乐疗法等,以取得较好的镇痛效果。

(三) 缓解症状

除疼痛外,晚期肿瘤患者常会发生呼吸困难、食欲减退或厌食、恶心呕吐、便秘、大小便失禁、尿潴留、感染、营养不良、意识障碍等症状。及时缓解上述症状对提高晚期肿瘤患者的生活质量有着重要的意义。

(1) 呼吸困难是临终患者的严重症状,要给予低浓度、低流量吸氧;协助患者深呼吸、咳嗽排痰,必要时给予吸痰,使呼吸道保持通畅,预防肺部感染。

(2) 感染常是致死的原因,应严密监测患者体温和血常规变化,及时发现异常并给予及时的护理和处理。

(3) 肿瘤转移到不同部位如肝、脑、肺、骨、腹腔等器官会出现不同的症状,应注意观察并及时给予相应的处理。

(4) 终末期肿瘤患者往往存在排便异常,如尿失禁、尿潴留、便秘、大便失禁等。应注意观察给予及时护理,如局部热敷、留置导尿、及时更换床单、保持床铺干燥并且及时用温水擦洗会阴部及臀部。可撒上爽身粉,保持会阴局部清洁、干燥。

(5) 终末期患者因焦虑恐惧等心理问题出现睡眠紊乱,除了给予助睡眠药物之外,还应该注意保证睡眠环境安静、光线幽暗、空气清新、温度适宜、被褥柔软,尽量减少夜间护理操作,尽可能避免室内的任何不良刺激,睡前协助患者排空大小便,用温水洗脚,更换舒适的衣服,协助患者置于舒适的体位,以保证充足的睡眠,利于恢复体力。

(四) 皮肤和黏膜护理

由于体质衰竭和长期卧床,极易导致压疮的发生,采取皮肤保护方法,可以降低发生率或减轻损害程度。

(1) 保持皮肤清洁:夏天天热帮助患者洗澡,冬天给患者擦澡。用热水泡脚,并定期修剪指甲。女性患者要注意清洗会阴。

(2) 预防压疮:终末期患者体质虚弱,长期卧床,有时合并全身水肿极易产生压疮,护理人员应定时协助患者翻身(每1～2小时一次),更换体位;护理动作要轻柔;经常按摩受压部位和骨突处,促进血液循环;身体易受压部位应放置海绵垫、棉花垫、气垫、软枕等,避免长期受压;及时更换床单衣物,保持干燥平整。

(3) 及时治疗皮肤破溃:皮肤溃破处可局部涂擦莫匹罗星软膏,也可用烤灯照射物理治疗,保持局部干燥,并对伤口换药处理。

(4) 口腔护理:终末期癌症患者由于免疫力低下,口腔经常出现炎症、出血、溃疡,故应每天进行口腔护理,以保持口腔清洁,饮食清淡,使患者舒适并增加食欲,同时利于预防口腔并发症。

(5) 眼部护理:对于视力衰退、眼睑不能闭合者,可涂抹金霉素眼膏或用油纱布覆盖并定时滴注氯霉素滴眼液,及时用生理盐水棉球擦去眼部分泌物,保持清洁舒适。

(6) 鼻腔护理：鼻腔黏膜出血时，及时给予清理，并滴入 1% 麻黄素和 0.25% 氯霉素。注意观察出血量，必要时协助医生进行鼻腔填充止血。

(五) 做好心理疏导

包括患者和家属的心理疏导，临终患者的心理护理比常规护理更重要，它贯穿于临终护理的全过程，是临终关怀的重要内容，同时也要做好患者家属的心理疏导。

1. 解决终末期肿瘤患者心理上需求

(1) 对亲属的需求：当肿瘤患者得知自己治愈希望渺茫时除了复杂的心理变化外，还表现在对亲友的留恋依赖，希望亲属多陪伴、关心，在痛苦时给予安抚，在烦躁时给予安慰和理解。

(2) 对治疗和护理的需求：由于终末期肿瘤患者的年龄、性别、文化层次、社会地位、经济状况、宗教信仰以及所患肿瘤的不同，对护理工作的需求也有所不同。社会地位高、经济状况好的患者渴望治愈疾病，希望得到最先进和最大能力的救治；经济状况较差、病程长、并发症比较多的患者则希望能减轻肉体痛苦，不需要抢救，愿意平静地离去。

2. 做好临终患者的心理护理

(1) 焦虑、烦躁、愤怒。前期积极治疗后病情得不到控制，在确定无生存希望时，患者会变得焦虑、烦躁、愤怒，自制力下降，拒绝治疗，提苛刻要求，稍有不如意即发泄怒气等，这时要尊重患者的心理和人格，诚恳地对待其意见和建议，尽可能满足其合理要求；多与患者接触交谈，认真倾听其诉述，让其通过诉述宣泄感情、消除压抑的情绪保持乐观向上的心态。

(2) 自卑绝望。治疗效果不佳，没有好的治疗方法，感到自己生命即将终结，患者常有强烈的孤独感和沉闷压抑的心理，感到命运不公平，希望有家属和最信任的朋友陪伴在身边，同时希望得到医务人员更多的关怀和照顾。此时可采取情绪转移法，鼓励患者回顾一生中感兴趣和感到宽慰的人和事，让其沉浸在愉快的情绪之中，减轻其心理压抑，提高临终生活质量。

(3) 牵挂留念。临终患者常感觉自己剩下的时间不多，要做的事情还很多；有的患者担心家属的经济负担问题；有的患者担心自己走后，子女无人照顾，还有很多未完成的心愿，只有把家属安排好了，才能安心离去。针对这些特点，家属要多陪伴，耐心倾听患者的心声和要求及时开导，给予关心照顾帮助其摆脱不良心境；对于不愿意交谈者只需坐在患者身边，体现出亲人的精神支持和安慰使其感到安全舒适温暖。

(4) 抑郁悲观。由于长期受到疾病的折磨,临终患者身体和精神上承受了巨大的痛苦,而且随着肿瘤的不断转移和扩散,病情日益加重,会不可避免地感到抑郁悲观;特别是当意识到死亡不可避免,将不久于人世时,患者会对一切都不感兴趣,产生绝望消极心理。医护人员对这些特点要给予充分同情、理解和关怀,态度和蔼地与患者进行交谈,耐心地进行鼓励和疏导,使患者逐渐消除不良情绪的困扰,保持平稳安定的心境。

(5) 幻想否认。有些患者,尤其是年轻患者,认为病情不是那么严重,希望是误诊,存在侥幸心理,对治疗抱有很大希望,渴望延长生命,不承认自己正面临死亡的现实。有的患者经济条件好,对生活和未来充满希望,不愿意离开人世,四处求医,多方打听治疗手段,对医生产生不信任,期望得到更有效的治疗与护理,希望奇迹发生在自己身上,此时护理人员需有高度的同情心,注意倾听,让其相信医生会尽一切努力控制或减轻其不适症状,让其慢慢接受病情的现实。

(6) 恐惧。随着疾病进展和加重,患者耐受力逐渐下降,不易入睡或睡眠浅,易惊醒,有时自言自语或大声惊叫,表现对周围事物既关心又害怕,经常做一些噩梦,害怕与亲人分离,害怕离开人世。此种情况下,护理人员要关心体贴患者,耐心倾听其诉说心中的不安与恐惧,并顺势诱导帮助患者表达自己的真实情感,在不违反医疗原则的情况下尽可能地满足他们的需求,给患者一种安全感和尊重感,使其以较平静的心情面对即将到来的死亡。

3. 做好患者家属的疏导

(1) 使家属认识到死亡是人生发展的必然结果。死亡本身并不痛苦,而疾病的折磨才是痛苦的,不妨把死亡看作是患者对痛苦的自然解脱,使家属尽快接受患者即将死亡的现实。

(2) 积极提供帮助,包括患者辞世前的护理和后世处理方法等,使家属心理负担减轻,向医护人员倾诉自己的痛苦。

第七章

结直肠癌辅助护理支持

2018年市一医院参照德国癌症协会标准成立了综合肿瘤中心(comprehensive cancer center，CCC)。结直肠癌中心(CrCC)是首个以此标准建立的以提高肿瘤诊治水平为目的，以多学科协作为手段，给予肿瘤患者一站式优质诊疗及全周期疾病管理的团队。整合了胃肠外科、肿瘤内科、消化科、放疗科、放射科、病理科、肝胆外科、胸外科、护理部、心理科、营养部、疼痛科、社工部、药学科、康复医学科、超声科、核医学科等多学科专家，在肿瘤的筛查、治疗、营养、康复、护理等多方面以多学科诊疗(MDT)模式共同为肿瘤患者制定个体化精准治疗方案，实现以患者为中心的肿瘤预防、诊治、康复、护理以及随访等肿瘤全周期一体化管理。提高了肿瘤诊疗水平，延长肿瘤患者生命的同时提高了肿瘤患者的生活质量。

第一节 临床护理规范

一、CrCC护理人员构架及资质要求

(一) 结直肠肿瘤外科专科护士

(1) 均具有注册护士执业证书。
(2) 3名护士具有上海市护理学会认证的ICU专科护理适任证。
(3) N3级以上，具有处理紧急并发症及危重症患者护理的能力。
(4) 每年完成相应学时继续教育。

(二) 结直肠肿瘤放化疗专科护士

(1) 均具有注册护士执业证书。
(2) 5名护士具有上海市护理学会认证的肿瘤专科护理适任培训证书。

(3) 每年人均完成化疗护理50次以上。

(4) N3级以上,具有处理化疗紧急并发症及危重症患者护理的能力。

(5) 每年均完成相关继续教育课程。

(三) 专科造口护士

(1) 具有注册护士执业证书。

(2) 3名护士具有世界造口治疗师协会(WCET)认证造口师证书。

(3) 每年参加有关造口继续学习课程及相关继续教育课程

二、CrCC护理人员职责

(一) 肿瘤专科护士职责

(1) 为中心患者及其家属提供可选择性的个性化护理方案和相关护理门诊的咨询。

(2) 对中心患者的压力、临床症状以及不良反应及护理措施进行评估。

(3) 为临床肿瘤疑难护理提供专业的咨询。

(4) 与参与治疗的所有专业团队进行跨学科交流、参与每年中心举行的质控会议。

(5) 在护理实践中贯彻(护理)研究的最新成果、疑难病历讨论、护理查房、业务学习。

(6) 为临床护理人员或新员工进行培训;新员工培训必须遵循指定的肿瘤学科在职培训理念;制定下一年的培训计划。

(二) 放化疗专科护士职责

(1) 熟悉患者所用的化疗方案中药物,提前做好预处理。

(2) 全程关注化疗过程中出现的并发症或不良反应,及时报告医生配合对症治疗。

(3) 完成化疗护理文书记录。

(4) 为患者及其家属提供有关化疗方面的健康教育和信息。

(5) 注重肿瘤患者的营养、疼痛管理、症状管理。

(三) 专科造口护士职责

(1) 参与术前造口的定位。

(2) 监控术后造口护理质量,解决疑难病例。

(3) 开设造口门诊,跟踪随访出院造口患者居家护理。

三、制定 CrCC 护理规范

CrCC 结直肠癌造口护理规范化流程图详见图 7-1，CrCC 结直肠癌住院患者疼痛护理流程图详见图 7-2。

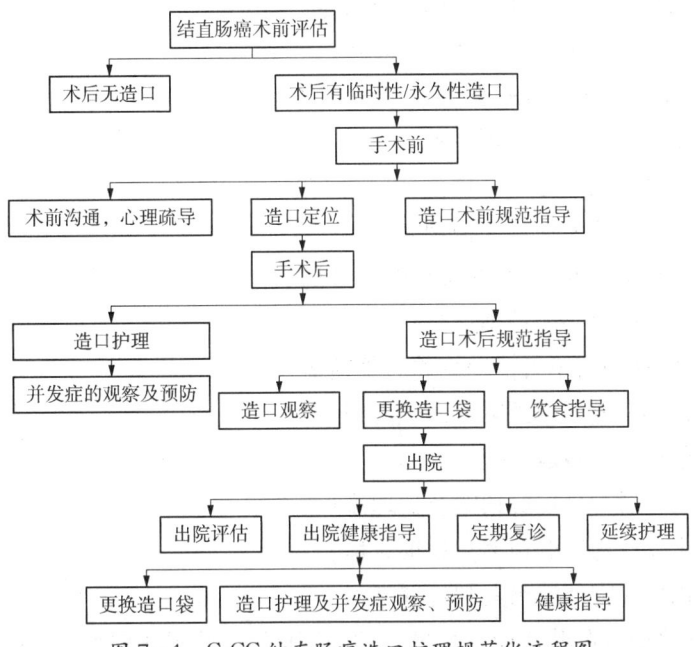

图 7-1　CrCC 结直肠癌造口护理规范化流程图

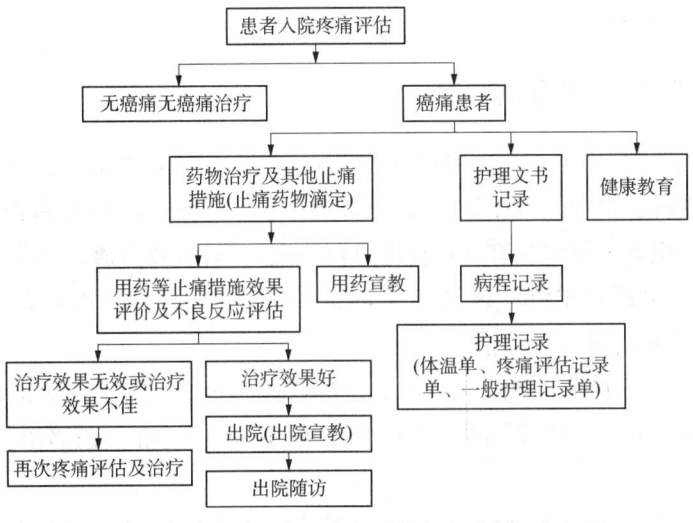

图 7-2　CrCC 结直肠癌住院患者疼痛护理流程图

(一) 结直肠癌围手术期护理

(1) 结直肠癌术前护理评估。
(2) 结直肠癌手术前、后护理规范。
(3) 结直肠癌围手术期应急预案。
(4) 结直肠癌术后并发症的护理规范。
(5) 结直肠癌术后造口相关护理规范。

(二) 结直肠癌放化疗护理

(1) 结直肠癌化疗护理规范。
(2) 结直肠癌放疗护理规范。
(3) 结直肠癌靶向治疗护理规范。
(4) 结直肠癌放、化疗并发症的护理规范。
(5) 结直肠癌癌痛护理规范。

(三) 结直肠癌患者护理相关应急预案

(1) 各类高危因素预案及处理流程。
(2) 危重患者转运交接流程。
(3) 用药后不良反应预案及处理流程。
(4) 化疗药物外渗预案和处理流程。
(5) 化疗药物外溢预案和处理流程。

根据《麻醉药品临床应用指导原则》、WHO 三阶梯止痛原则、NCCN 成人癌痛指南和癌痛治疗规范,规范化诊断、评估癌痛,合理选择治疗方案,癌痛患者规范化诊疗率$\geqslant 80\%$。

四、CrCC 专科护理特色

(1) 全面了解新入院患者的基本情况,包括患者的身体、疾病情况和社会、心理状况。护理人员在患者入院后即完成 Po-Bado SF 量表筛查,得分$\leqslant 5$分,护士按患者表单内容有针对性地进行心理护理,有效沟通。得分$\geqslant 5$分,告之主管医生并联系相应科室(如社工科、心理科等)参与会诊和干预,使患者以较好的状态面对进一步的治疗。

(2) 制定个性化护理方案,通过交流评估,了解患者、家属对治疗及护理的需求,根据护理问题制定合理的护理措施,能有效解决患者存在的护理问题。

(3) 提供一对一个性化教育,教育形式多样化,以口述、书面文字、图片、海报、黑板报、视频、座谈会等多种形式相结合传授健康教育知识,也可让患者之间互相交流,使患者对健康教育掌握更全面化,同时建立患者的面对疾病的信心,提高患者主动配合性。

(4) 配合医师及各科制定的诊疗方案提供结直肠肿瘤围手术期及放化疗护理。专业的护理技能,娴熟的沟通技巧及真诚的人文关怀使专科护理在患者的疾病诊疗中发挥最大的作用。

(5) 延续护理:对肿瘤患者的护理延续至患者出院后。在患者完成住院期的治疗后,通过电话回访和延续护理门诊继续为患者提供所需的护理和健康教育,使患者更平稳地度过康复期。

(6) 成立以医护人员、肿瘤患者和家庭组成的群众性抗癌组织——"肿瘤康复沙龙",在医护团队和新老病友的共同推动下,沙龙已发展成为肿瘤患者自助互助支持的重要平台。定期举办座谈会、探访病房、组织病友互助小组。大家相互交流自己与疾病的故事,分享生活中各种小知识、各种营养食谱,并由专业的护理人员给沙龙成员进行科普讲座。通过肿瘤沙龙患者提升疾病认识,缓解治疗压力,获得集体抗癌力量,增强康复信心应对生活挑战,提高生活质量,和谐医患关系等。

五、护理质量管理

围绕患者安全目标的落实,结合医院风险防控工作的要求,切实抓好护理质量与安全,并做好质量持续改进。健全护理质量与安全管理网络,实施多维度护理质量控制,加强重点环节、重点人员的管理,确保临床安全。科内护理质控督查从两个方面进行:即每月一次的护理核心制度和每月两次的条线质控进行督查,包括护士长管理、病区管理、分级护理(危重护理)、抢救物品、护理安全、文件书写、健康教育、院感防控、满意度、结直肠肿瘤术前后护理和放化疗专科质量进行督查。每月底科内召开护理质量及安全管理会议,对质控结果进行讨论,查找分析原因,提出整改措施;重视相关问题的落实及持续改进后的评价反馈。

六、专科护士的培养及继续教育

(1) 科室每月根据不同能级护士组织专科知识和专科操作培训。专科培训内容包括:专科基础知识及专科常见疾病护理知识、专科新技术等。专科操作培训内容包括:专科常见操作和专科急救操作。根据不同能级制定不同的专科培训频次。N0~N1 规范化培训期间,按照新入职护士规范化培训制度及安排。每次培训内容有所属参加培训对象的能级要求,且必须将培训内容记录在培训记录本上。每月根据培训内容进行相应考核。

(2) 制定新入科护理人员的培训计划,以 3 个月为限。培训完毕需完成专科理论和操作考核各一次。通过者即纳入本科室护士培训。培训内容包括:胃肠外科、肿瘤科基本专科知识和专科常见操作。培训结束后进行理论和操作的考核,考核通过后纳入专科培训。

(3) 科内专科护士积极参与院内举办的护理论坛,参加肿瘤护理研讨会及国际护理大会等,在交流和学习中提升专科护理知识。

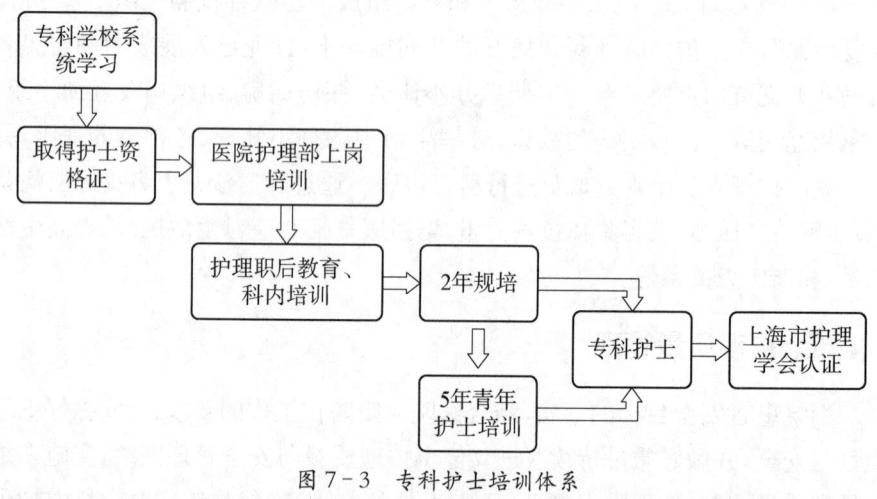

图 7-3　专科护士培训体系

第二节　肠造口管理

一、肠造口人员工作范畴

(一) 人员、任务、架构

有条件的医院推荐配备造口治疗师(专科护士)。造口治疗师的职责包括所有造口(肠造口、胃造口、尿路造口、气管造口等)术前术后的护理、复杂伤口的处理、大小便失禁的护理、开设造口专科门诊、联络患者及其他专业人员和造口用品商、组织造口联谊会并开展造口访问者活动。

(二) 术前心理治疗

推荐向患者充分解释有关的诊断、手术和护理知识,让患者接受患病的事实,并对即将发生的事情有全面的了解。

(三) 术前造口定位

推荐术前由医师、造口治疗师、家属及患者共同选择造口部位。

（1）要求：患者自己能看到,方便护理;有足够的粘贴面积;造口器材贴于造口皮肤时无不适感觉。

（2）常见肠造口位置如图7-4。

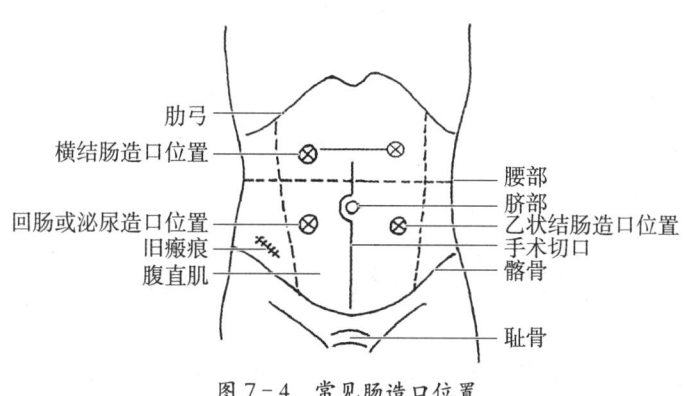

图7-4 常见肠造口位置

(四) 肠造口术后护理

（1）术后第一天开放造口,要注意观察造口的血运情况。

（2）选择造口用品的标准应当具有轻便、透明、防臭、防漏和保护周围皮肤的性能,患者佩戴合适。

（3）保持肠造口周围皮肤的清洁干燥。长期服用抗生素、免疫抑制剂和激素的患者,应当特别注意肠造口部位真菌感染。

二、肠造口手术及造口类型

肠造口手术是将肠道直接引出腹壁而使肠内容物能排出体外的手术方式,该手术将导致排便途径的改变,给患者的排便方式带来明显影响。

(一) 造口手术适应证

（1）各种原因引起的肠梗阻,肠造口手术可及时恢复肠道通畅性,避免肠扩张、坏死,解除梗阻。

（2）左半结肠梗阻一期吻合或损伤后修补时,以保证远端肠道吻合口、修补处的愈合。

（3）因直肠下段癌、直肠肛管损伤等原因进行经腹会阴联合切除术，或不能切除的结直肠肿瘤导致的梗阻或反复出血者，属永久性。

(二) 肠造口类型

肠造口根据不同的分类方法有不同的类型。

1. 按时间分

（1）临时性造口：当部分肠道中出现一些问题时，如梗阻、瘘等，其肠管可能需要暂时减少或停止内容物通过，在其近端造口为临时造口。其愈合过程，可能需要数周、数月甚至数年。最终临时造口会被回纳（移除），并恢复正常的肠道运动。

（2）永久性造口：当结肠或直肠的末端发生病变时，需要创建永久性造口。必须全部移除或者永久性绕过病变的部位。该造口可以为大便提供一个出口，并且将来也不会闭合。

2. 按造口部位分

有升结肠造口、回肠造口、横结肠造口、乙状结肠造口。

3. 按造口的方式分

（1）单腔造口：在腹壁仅一个开口，通常先切除病变的肠段，游离近端肠道，通过切口拉出腹壁，黏膜外翻并与腹壁缝合，通常远端肠管多移除或封闭于腹腔内。单腔造口大多是永久性造口，结肠端式造口肠用来治疗直肠癌或肛门部恶性肿瘤及无法修复的直肠肛门损伤。

（2）袢式造口：手术时，将一段肠道经切口拉到腹壁表面，用支撑棒或支撑架支持防止缩回腹腔，支架通常放置10天左右，纵向切开肠壁，黏膜外翻形成两个开口，分层缝合固定于腹壁。近端为功能袢，远端为非功能袢。

三、肠造口术前定位

给肠造口选择并划定一个位置是每个造口治疗师对患者进行术前宣教时的重要职责之一。一个位置选得好、结构做得好的肠造口可以使患者以后的生活过得更有信心、更方便。贴得牢固的袋子、健康的造口周围皮肤和良好的自理能力，这些都是加速患者康复并返回社会的重要因素。

造口者自我护理的质量，主观上取决于造口者对造口护理的认识、造口治疗师对造口者的指导程度、造口用品的质量；客观上取决于造口位置是否妥当，造口位置极大地影响了造口者自我护理效果。主观上的因素随着手术后时间的延长、患者自我努力和调整、造口治疗师的术后长期随访等不断完善；客观的因素术后很难改变和调整，这主要是指造口本身的位置，除非造口出现严重并发症，否则造口位置不会更改，也就是不良的位置将长期影响造口者自我护理。

造口定位一般由专职造口治疗师或有经验的护士执行，造口治疗师应主动向医生了解患者病情，以及患者和家人对疾病治疗和转归掌握程度。定位过程中有特殊性情况，如肥胖者造口位置在脐上；瘦小者造口位置靠近正中线；多次手术者造口位置偏外侧等，应术前与医生联系，听取医生意见，并将定位的依据告诉医生，互相配合。只有造口治疗师的定位得到手术医生的认可，医生在术中才会采用造口的位置。

（一）肠造口术前定位目的

（1）便于自我护理：只要患者生活能自理，造口护理最终要患者自己承担。造口位置要方便患者自己护理，如患者无法直接看到造口位置，自我护理就无法实现。临床上不提倡原位肛门造口，就是因为患者不能直接看到造口，无法自己完成护理。

（2）便于造口用品使用：肠造口是排泄粪便的途径，但没有括约肌，粪便排放无法控制，排便没有规律，临床上通过造口袋来管理粪便，如回肠造口者终身离不开造口袋。故造口的位置要便于造口袋的使用，延长造口袋使用时间。

（3）预防并发症的发生：大部分造口是永久性造口，随着造口手术后时间的延长，造口并发症发生率会上升，其中造口旁疝、造口脱垂等与造口位置有关并发症更为明显，选择合适的造口位置可预防并发症的发生。

（4）尊重患者生活习惯：造口不应该改变患者的生活习惯，造口者最终要像正常人一样生活，回归社会。术前定位应能尊重患者利益，在不影响治疗的前提下，以患者需要而定位。

（二）造口定位的依据

（1）肠造口的位置依据疾病、手术方法、患者个体差异而决定。不同的疾病造口的目的不同。

（2）低位直肠癌造口是代替原肛门解决排便的途径，是永久性的。

（3）结肠外伤、结肠梗阻、直肠吻合口漏等造口是为了粪便暂时转流，这类疾病手术往往是急诊。

（4）家族性息肉病、大肠炎性病变等造口解决粪便排泄，手术将整个大肠切除,粪便没有贮存的地方,故直接将回肠末端拉到体外做永久性的造口。

(5) 手术方式不同,造口位置不同,如低位直肠癌是乙状结肠造口在左下腹,结肠梗阻是横结肠造口在中腹部,家族性息肉病是回肠造口在右下腹。

(6) 性别、身材、体型、手术次数、职业等不同,造口位置也有差异,造口位置因人而异,合适为准。

(三) 标准造口位置的特点

(1) 患者能看清楚造口:患者采取不同体位时都能看清楚造口,尤其是半卧位、坐位、站立位。患者看清楚造口是参与自我护理的关键。

(2) 造口周围皮肤平整:造口位于平整皮肤中央,皮肤健康,无凹陷、瘢痕、皱褶、骨性突起。避开不健康和不平整的皮肤是延长造口袋时间的关键。

(3) 造口位于腹直肌处:造口开口于腹直肌处可预防造口旁疝的发生,造口位于腹直肌处,使造口平时处于微微关闭状况,可预防造口脱垂、外界异物进入造口。

(4) 不影响患者生活习惯:生活中每个人穿戴衣服习惯不一样,造口不影响系腰带,以裤腰带下方为最适宜。定位时应尊重患者的要求,不改变生活习惯。

(四) 术前定位的意义

(1) 不同体位皮肤皱褶差异:避免造口在皮肤皱褶处。坐位、弯腰时腹部皮肤皱褶多。如果体位的改变会影响造口底板使用时间,那么此造口位置不理想。平卧位时认为最理想造口位置皮肤区域,不等于其他体位时该皮肤区域平整。

(2) 开腹后解剖结构改变:传统手术过程中在术中定造口位置。当腹腔打开后,腹部的解剖结构发生改变,术中造口理想位置与关腹后造口位置差异比较大,术中皮肤暴露有限,造口与切口、切口与底板的关系都难以确定。

(3) 造口者术中欠交流:麻醉后患者意识完全丧失,患者不能告诉术者是否看清造口,术中无法听取患者对造口位置的要求。手术结束,造口位置不易更改,不良的造口位置将长期影响患者的生活。

(4) 术前造口定位可以使患者在术前对造口有认识,避免术中定位存在的不足,可以直接了解患者对造口手术反应,更好地做好心理疏导。

(五) 定位方法

1. 预计造口位置

(1) 术前1天备皮、洗澡后,患者采取平卧位,暴露腹部皮肤,冬天注意保暖。回肠造口或横结肠造口时操作者站在患者右侧，乙状结肠造口时操作者站在患者左侧。腹部造口位置区域为脐向左、右髂前上棘划连线，再由左、右髂前上棘向耻骨划连线联合形成的菱形区为最佳造口位置区。

（2）乙状结肠造口：操作者用右手示指和拇指，示指放于患者脐部，拇指放于脐与左髂前上棘连线上，左手示指放于左髂前上棘，拇指也放于脐与左髂前上棘连线上，将脐与左髂上棘连线三等分，取脐和髂前上棘连线中上 1/3 交界处为预计造口位置。

（3）回肠造口：定位与乙状结肠造口相似，只需用同样的方法将在左下腹的乙状造口改定在右下腹回肠造口。

（4）横结肠造口：一般是袢式造口，位于右上腹，肋缘与腹直肌平行的连线上，在肋缘下 5～8 cm，旁开脐 5～8 cm 的位置，周围皮肤平坦。

（5）尿路造口：位置与回肠造口位置相同。

（6）预计造口位置可适用于任何患者，但是预计造口位置不等同于实际造口位置。预计造口位置因人而异，经过调整后才是实际造口位置。

2. 实际造口位置

（1）确定预计造口位置后，操作者将右手放于患者后背，协助患者慢慢地坐起，采取端坐位。

（2）操作者左手放于预计造口位置处，在患者取端坐位过程中，腹部能摸到一条纵形收缩肌肉，该肌肉即为腹直肌。

（3）确定预计造口在腹直肌上后，用一个直径为 2.5～3.0 cm 的圆圈红色粘贴纸，贴于预计造口处，将这个红色粘贴纸假设为造口。

（4）再让患者采取半卧位、坐位、站立位、下蹲位观看自己造口，以能看清楚造口为原则，操作者通过观察造口与不同体位的关系，调整粘贴纸的位置。为了明确造口与周围皮肤、解剖标志之间关系，用 10×10 cm 的透明造口底板模型观察底板与脐、切口、皮肤皱褶、髂前上棘、腰带的关系。

（5）在观察过程中上下左右调整粘贴纸位置。确定造口位置后再让患者平卧、坐起，以确定调整后造口与腹直肌的关系。

（6）如造口仍在腹直肌处，粘贴纸的位置即为实际造口位置。如造口不在腹直肌上，造口位置还需调整。

3. 造口标记

（1）选用耐擦、耐水的油性记号笔在造口处作标记，并记录在病历上。

（2）如果定位后患者需洗澡，用 3M 防水透明敷料保护，洗澡后取下敷料。

标记不清者,再用记号笔加深。

(3) 对用记号笔做的标记用碘酒、酒精常规消毒皮肤或用安尔碘消毒手术区域皮肤,标记处仍留有痕迹,不会消失。

(4) 术前造口定位标记,供术者术中参考。

4. 试戴造口袋

(1) 肠造口位置确定后,患者必须试戴造口袋,评估造口位置安全的程度。

(2) 由造口治疗师将患者已选择的造口袋,按常规更换造口袋方法示范给患者及家人看,将造口袋贴于实际造口位置。

(3) 造口袋内应装有 100 ml 的清水,以增加患者对造口的真实感。

5. 特殊情况

(1) 腰带:造口者穿裤子应松宽,避免造口在腰带下,患者的衣服可能压在造口上,其结果会导致造口的外伤或底板的渗漏。每个人系腰带、穿戴衣服的习惯不一样,定位时要了解患者的习惯,以不影响穿戴为原则。男性一般扎腰带偏低,与脐平。女性一般将腰带扎裤腰以下时,容易出现皱褶,会缩短使用时间,增加患者心理和经济负担。男性如腰带压在底板的上缘,应建议穿背带裤。

(2) 多个造口:患者需同时做肠及尿路造口时,两个造口位置不应在同一平面上,尿路造口应该略高,在右腹直肌处,肠造口在左侧,两个造口之间留有底板粘贴的余地。回肠和结肠双造口时,回肠造口应偏上。

(3) 特殊体型:一些妇女有较大的、下垂的乳房,大而下垂的乳房覆盖了一个适合的位置,或妨碍了患者的视线,定位时采取坐位,造口位置应避开下垂的乳房,定位在乳房下方平坦的腹壁上。下垂乳房影响视力时,以戴胸罩能看到造口位置即可。

(4) 急诊手术:标准手术造口位置比较确定,而不定型的非标准手术,如急诊手术、剖腹探查术造口位置比较难确定。在急诊或剖腹探查术造口定位中为了方便手术者使用,可同时定 2 个或者 2 个以上的位置,如回肠造口和乙状结肠造口、回肠造口和横结肠造口、横结肠造口和乙状结肠造口。手术者视术中情况,任意选择。避免术中盲目定位,也避免术前所定的位置给手术者术中操作带来难度。

(六) 造口周围皮肤情况评估(DET 评估)

表 7-1 术后第一次及每次更换造口底盘评估表

D___ E___ T___	
症状 1：D——变色 皮肤变色的面积(包括受侵蚀及组织增生部分)	
□造口周围皮肤正常(凭肉眼观察,没有发现表皮上的改变或损伤)	0 分
□底盘覆盖下的造口周围皮肤变色的面积<25%	1 分
□底盘覆盖下的造口周围皮肤变色的面积为 25%～50%	2 分
□底盘覆盖下的造口周围皮肤变色的面积>50%	3 分
1 分以上请再评估皮肤变色严重程度	
□造口周围皮肤有颜色改变	1 分
□造口周围皮肤颜色改变并伴有并发症,如疼痛、发光、硬结感、发热、发痒或烧灼感等	2 分
症状 2：E——侵蚀 侵蚀/溃疡的面积	
□没有侵蚀	0 分
□底盘覆盖下的造口周围皮肤被侵蚀的面积<25%	1 分
□底盘覆盖下的造口周围皮肤被侵蚀的面积为 25%～50%	2 分
□底盘覆盖下的造口周围皮肤被侵蚀的面积>50%	3 分
1 分以上请再评估侵蚀严重程度	
□损伤累及表皮	1 分
□造口周围皮肤颜色改变并伴有并发症,如疼痛、发光、硬结感、发热、发痒或烧灼感等	2 分
症状 3：T——组织增生 组织增生的面积	
□没有组织增生	0 分
□底盘覆盖下的造口周围皮肤组织增生的面积<25%	1 分
□底盘覆盖下的造口周围皮肤组织增生的面积为 25%～50%	2 分
□底盘覆盖下的造口周围皮肤组织增生的面积>50%	3 分
1 分以上请再评估组织增生的严重程度	
□皮肤表面有高出的组织	1 分
□皮肤表面有高出的组织并伴有并发症(出血、疼痛、潮湿)	2 分

四、肠造口患者手术前评估及护理

(一) 身体状况的评估及护理

(1) 评估患者术前营养状况：有无贫血、低蛋白血症、营养不良等,采取针对性措施,包括纠正贫血,纠正低蛋白血症,给以营养支持治疗,以增加其抵抗力,提高手术耐受性,并且这对于减少造口并发症亦有很大作用。

(2) 评估患者术前饮食状况,给予高热量、高蛋白质、丰富维生素、低脂肪、易消化、半流质饮食,术前一晚禁食、禁水。

(3) 评估患者术前肠道系统状况：有无腹泻或便秘,做好肠道准备。

(4) 评估患者术前呼吸系统状况：包括有无吸烟史、支气管哮喘病史、肺功能损害,针对原有疾病进行控制,对症治疗,待其肺功能状态能耐受手术时,方可手术。术前嘱咐患者戒烟,教会其深呼吸及咳痰的方法,并给予雾化吸入,拍背帮助其排痰以清理呼吸道。

(二)心理评估及护理

(1)评估患者术前心理状况:大多数患者术前会产生焦虑、紧张、恐惧、不安、抑郁、消极、悲观等不良心理,尤其在接近手术日期时患者的忧虑达到高峰,对施行手术非常不利的。因此,术前应评估其紧张焦虑的程度和原因,有无影响到饮食与睡眠,并有针对性对其进行心理疏导,以解除其紧张焦虑的心理,使其以最佳状态接受手术,为保证手术顺利进行创造条件。

(2)针对其心理状况进行护理:术前应深入浅出地讲解疾病的有关知识,说明手术治疗的必要性和重要性、麻醉、手术过程以及术后不适的原因、恢复时间、处理方法、留置管路的重要性以及手术后注意事项等,让患者完全了解手术的过程,了解造口护理的一般方法,接触造口用品,消除对造口护理的恐惧心理,有条件的可安排接受相同手术成功的患者与之认识使其树立战胜疾病的信心。

(三)术前健康教育

(1)入院时,患者(包括重要的亲人)应该与肠造口治疗师及临床医师共同进行讨论,讨论内容包括:造口患者的疾病、造口的不同种(临时或永久)手术的目的。

(2)在进行以上话题的讨论时可以用肠造口须知手册、演示造口的结构、3D教育模型、简单的造口手术知识手册等工具以利于讨论的进行。

(3)在讨论过程中需要为患者提供的信息:造口患者有可能正常生活;认为生活不公平和寻找疾病的原因是正常反应;在整个住院过程中及出院后,其都可以获得帮助和支援;适应造口需要时间,尽可能保持开放和乐观的心态。

(4)在讨论中应及时观察患者是否有:哭泣倾向、是否平静、是否有阿尔茨海默病的症状和表现,必要时可请心理治疗师给予疏导负面情绪。

(5)在讨论中应尽可能满足患者对疾病的知情权,并使其尽可能感到舒适和理解手术环境及其后果。讨论方式应该考虑到患者及其家属的社会和文化背景,并应注意到患者的情绪和思考方式,这与其接受知识的效果有重要关系。

(四)术前造口定位

术前应根据患者的病情、手术方式及患者腹部的形状、皱褶及特征,与患者一同选择一个最合适、最易贴袋的造口位置。

常用方法是术前备皮后,根据拟造口肠管的解剖位置,遵循上述的各项原则,在平卧、坐、下蹲和站立等体位时暴露腹部,确定造口位置,用手术标记画笔涂一直径2cm的实心圆圈标记。具体实施方法如下。

(1) 评估患者的皮肤:观察并记录患者腹部皮肤的情况,如平滑、褶皱、皱纹、松弛、体重、光泽、潮湿、多汗、油腻、干燥、萎缩(放射性损伤)、膨出(如疝气)、疤痕、毛发等情况。造口应尽可能定位于皮肤正常、平滑的平坦腹部。这样可以将泄漏和(或)造口周围皮肤损害的概率减少到最小。术后造口用品的选择也应考虑到造口周围皮肤可能出现的问题。

(2) 造口定位:造口应使用两件式造口袋,并将造口袋固定于拟造口的位置。患者在定位时应戴着造口袋采取坐位、站位、并行走和模仿日常工作体位。造口位置的选择可尽可能考虑患者日常穿着习惯,但是应以保证造口功能为前提。造口定位应使用防水笔。造口定位应使用透明膜保护以防止患者沐浴时将记号洗掉(沐浴后将透明膜撕除,重新标记)。

(3) 造口定位的原则:造口应与手术方案协调一致,就近拖出肠管造口,并且造口应与切口保持一定距离,避免污染切口。除方便手术操作外,还可减少造口回缩、坏死和造口旁疝等并发症。通常横结肠在脐上,乙状结场在左下腹,回肠在右下腹(造口最好选位于腹直肌上)。造口应便于护理和生活。

表7-2 术前评估、护理记录单(术前讨论完成)

姓名　　　　性别　　　　年龄　　　　ID
诊断
预计手术名称:_____
文化程度:□小学　□初中　□大学及以上
视力情况:□正常　□近视　□远视　□老花　□失明
四肢活动情况:□正常　□偏瘫　□骨折(部位:上肢、下肢)　□其他
照护者情况:□配偶　□子女　□其他
术前营养状况:BMI指数
用药情况:□抗生素　□免疫抑制剂　□糖皮质激素
肠道系统状况:□腹泻　□便秘
患者腹部皮肤的情况:
□平滑　□褶皱(位置:左上腹　左下腹　右上腹　右下腹)
□松弛　□有光泽　□潮湿、多汗　□油　□干燥
□放射性损伤(位置:左上腹　左下腹　右上腹　右下腹)
□膨出(如疝气)(位置:左上腹　左下腹　右上腹　右下腹)
□瘢痕(位置:左上腹　左下腹　右上腹　右下腹)
□毛发(位置:左上腹　左下腹　右上腹　右下腹)　□其他

续表

造口位置：

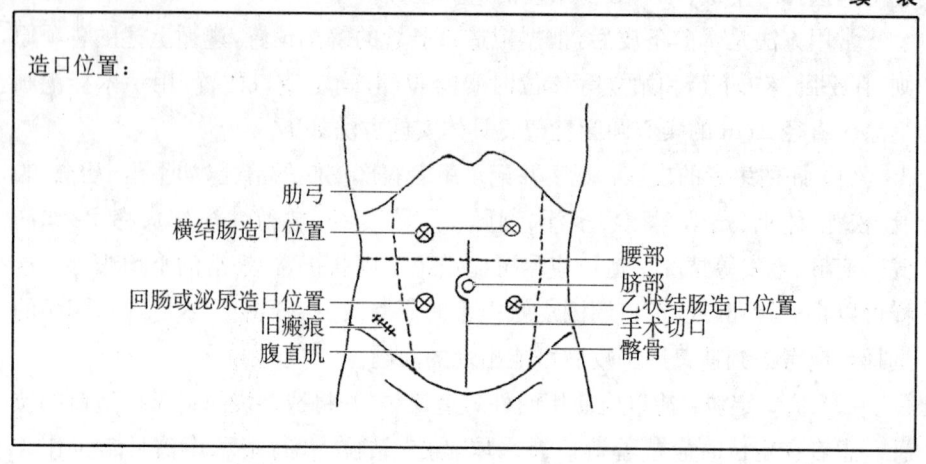

五、肠造口患者手术后评估和护理

（一）术后评估和护理

（1）了解手术具体情况，明确造口位置、作用，并对造口进行必要的分类。

（2）评估患者全身情况及生命体征，严密监测其生命体征及神态变化，如有异常及时报告主管医师。

（3）评估患者呼吸功能状况，全麻未清或椎管麻醉后6 h内去枕平卧，头偏向一侧，清醒后可取半坐卧位，必要时吸氧。

（4）评估患者术后安置引流管的情况，妥善固定，保持通畅，定时挤压，防止引流管扭曲、打折，同时观察各引流液的色、量、性质及伤口渗血情况并准确记录，发现异常及时报告医师。

（5）评估患者胃肠道功能恢复状况，根据其恢复状况制定膳食计划，避免易产气和刺激性食物，避免太稀和粗纤维太多的食物，避免大便干燥，便于造口清洁处理。

（6）评估术后恢复状况，掌握活动强度，避免过度增加腹压的活动，以防肠造口黏膜脱出。

（7）应定时观察并记录造口情况。如果造口发黑、青紫或坏死，则必须报告医生。

（8）在术后早期如果底盘出现浸润或损坏，应及时更换。如果造口底盘开口过大，使造口周围皮肤未被完全覆盖，则易出现皮肤浸润，应该更换造口袋。

(二) 术后第一次更换造口袋

第一次更换造口袋,应该选用透明没有过滤片的袋子,以便观察肠功能恢复情况。应该正确剪裁造口袋并观察记录造口并发症。

(1) 观察造口表面黏膜并记录。

(2) 检查造口袋粘贴的情况,评估局部皮肤情况。

(3) 记录造口排出物情况。

(4) 观察并记录造口底盘及造口周围缝合情况。

(5) 更换造口袋:①测量并记录造口直径和高度。②用造口测量尺测量造口直径,以确保正确剪裁,剪裁尺应保持到下次更换造口袋。③更换造口袋,应核对剪裁尺的大小,标明日期并用箭头标明方向以避免剪裁旋转。④更换造口袋后评估患者的舒适度,皮肤无瘢痕、皱折或不平坦。⑤造口周缝线多与伤口缝线同时拆线,如无其他医嘱多在手术后10天。缝线可妨碍造口袋粘贴。过紧的缝线妨碍预后并增加感染危险。

表7-3 术后第一天(24小时)评估、护理记录单

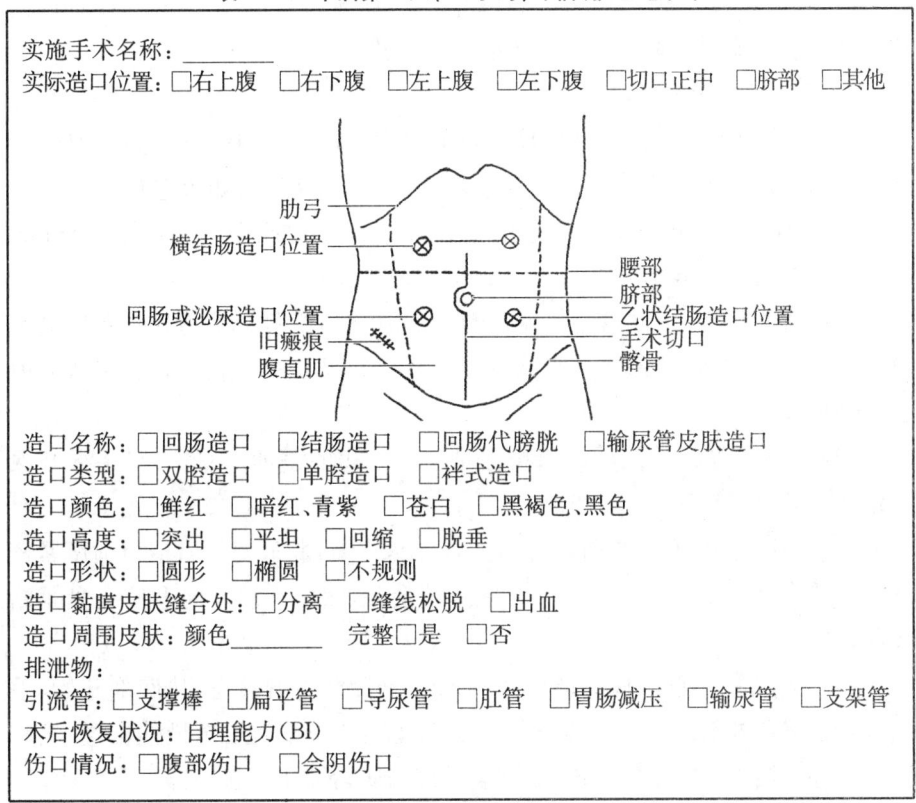

实施手术名称:_____
实际造口位置:□右上腹 □右下腹 □左上腹 □左下腹 □切口正中 □脐部 □其他

造口名称:□回肠造口 □结肠造口 □回肠代膀胱 □输尿管皮肤造口
造口类型:□双腔造口 □单腔造口 □袢式造口
造口颜色:□鲜红 □暗红、青紫 □苍白 □黑褐色、黑色
造口高度:□突出 □平坦 □回缩 □脱垂
造口形状:□圆形 □椭圆 □不规则
造口黏膜皮肤缝合处:□分离 □缝线松脱 □出血
造口周围皮肤:颜色_____ 完整□是 □否
排泄物:
引流管:□支撑棒 □扁平管 □导尿管 □肛管 □胃肠减压 □输尿管 □支架管
术后恢复状况:自理能力(BI)
伤口情况:□腹部伤口 □会阴伤口

续 表

胃肠道功能恢复状况：□排气　□未排气 造口底盘：□完整　　□浸润　　□损坏(造口底盘开口过大,造口周围皮肤未被完全覆盖)

表7-4　出院评估/护理记录单

D____ E____ T____ 造口位置_____ 患者和(或)照护者造口健康教育： □造口产品：□造口底盘　□尿路造口袋　□肠造口袋 □造口辅助产品：□防漏膏　□造口粉　□防漏贴环　□保护膜　□造口腰带 □造口门诊随访计划 □造口日常护理 □造口饮食教育

(三) 手术后早期造口袋的选择

术后早期根据肠造口的类型、大小、位置等选两件式或一件式的透明开口袋。根据造口底盘粘胶的特性决定底盘更换时间,术后早期建议隔日更换底盘,便于临床观察和操作及培训患者提高自我护理造口的能力(在住院期间内应让造口者或家属掌握造口袋的更换流程和技术)。

1. 更换造口袋的步骤

(1) 选择底盘：先使用造口尺测量造口大小,然后选择适合造口的底盘。即如果造口尺寸小于35 mm,则选用40 mm规格的底盘；如果造口尺寸大于35 mm但小于或等于45 mm,则选用50 mm的底盘；如果造口尺寸大于45 mm但小于或等于55 mm,则选用60 mm底盘。

(2) 底盘上剪孔：底盘已预先开有一个10 mm的孔。在剪切指示标签上画出造口形状,然后在底盘上剪出适合您造口的尺寸和形状的孔。用弯形剪会更易操作。

(3) 除去粘贴保护纸用拇指按住粘胶的一边的手柄,用另一只手揭开保护纸。

(4) 贴戴底盘：贴底盘前,确保皮肤清洁及干燥,将底盘沿着造口适度紧密地贴在皮肤上,由底部开始,用手指紧压一会儿,然后平整地向上使底盘紧贴皮肤。

(5) 安装造口袋(两件式造口袋)：使锁环处于打开状态,从底部开始,手指沿着袋接环外部由下向上将袋子和底盘按紧。调整袋子至最佳位置,然后锁上锁环。当听到"咔嗒"一声,表明袋子已与底盘锁在一起。

(6) 排放阀的使用及造口袋封闭：在将造口袋与底盘锁合使用前，先撕下一个封口条，把其平贴于距造口袋底部开口 0.5 cm 处；如果第一次没有贴正，请撕下重贴。然后把贴好的封口条同薄膜一起由身体内侧向上折叠 4~5 次，再将封口条两端向外反折即可。有一些造口袋有配套的夹子，封闭时直接用夹子将造口袋底部开口夹住即可。

(7) 除去袋子（两件式造口袋）：A. 用指尖向身体方向轻压小凸耳，即可打开锁环；B. 在确认锁环被打开后，向上提起造口袋同时将其拉离底盘即可取下造口袋；C. 用一只手按住皮肤，另一只手小心缓慢的自上而下将底盘揭掉。

2. 注意事项

(1) 更换造口袋时，要用棉球、湿纸巾和温水清洁造口，不要用任何肥皂或消毒药和粗糙的纱布、卫生纸等，避免刺激皮肤。

(2) 当造口有渗漏或底盘失去粘贴力之前，及时更换底盘最佳。

(3) 更换底盘时先把失去粘贴力的底盘除去，再用棉球和温水清洁造口和皮肤，也可以使用专业造口清洁液。待皮肤干爽后再把新的底盘贴上。

(4) 必要时使用防漏膏以确保皮肤粘贴紧密。

六、肠造口护理规范——并发症护理

(一) 造口缺血坏死

造口缺血坏死是造口术后最为严重的早期并发症，常发生于术后 24~48 h 内，肠造口缺血通常与手术有关，导致造口血供不好，手术中损伤结肠边缘动脉，肠造口腹壁开口太小或缝合过紧，严重的动脉硬化，因肠梗阻太久引起肠肿胀，导致肠壁长期缺氧、肠造口肠系膜过紧等。

具体护理措施如下。

(1) 缺血评估：正常肠造口黏膜外观为牛肉红色或粉红色，表面平滑且潮湿，用手电筒侧照呈现透光状。

① 手电筒斜侧照肠造口黏膜，观察黏膜颜色、有无透光。

② 用手指按压肠造口黏膜，放开时使用手电筒侧照肠造口黏膜，观察有无恢复红色现象，观察颜色与透光性。

③ 用石蜡油润滑的玻璃试管插入肠管，再用手电筒照射，观察肠腔血运。

④ 软式直肠镜观察肠造口内黏膜的颜色。此种方法多用于肠造口外口完全坏死，需观察腹壁内的肠黏膜情况。

(2) 当肠造口外观变紫时，应立即报告医师并每隔 1 小时密切观察肠造口黏膜变化,如在短时间变为黑色时,则需及时施行肠造口重建术。

(3)造口缺血坏死时避免使用两件式造口袋或使用底盘柔软的两件式,以免影响局部血液循环,可使用透明一件式造口袋。造口底盘应裁剪较大,防止压迫造口。

(4)肠造口部分缺血坏死:若只是部分肠黏膜变紫色时,有可能是肠造口边缘缝线太紧,此时将变紫区域缝线拆除1~2针后,继续密切观察肠造口血运情况。对拆线裂缝处撒少许护肤粉,再用皮肤防漏膏均匀涂抹,再贴一件式造口袋。对于部分坏死肠管,一旦坏死组织与正常组织界限清楚,立即将坏死部分清除。

(5)肠造口完全缺血坏死:腹壁外的肠造口黏膜缺血坏死,可修剪坏死的肠造口,等患者病情稳定后再进行造口重建术;对于腹壁内肠管坏死应及时手术,以防腹膜炎的发生。如出现皮肤黏膜分离,按造口皮肤黏膜分离创面处理,创面愈合后指导患者扩肛,预防造口狭窄,并指导患者定期门诊复查。

(6)心理支持:与患者建立良好的关系,关心体贴患者,耐心聆听患者的需求,鼓励患者,消除患者的恐惧心理。

(7)营养支持:告知患者营养对术后康复的重要性,指导家属准备多种多样的均衡饮食,鼓励患者定时进餐。

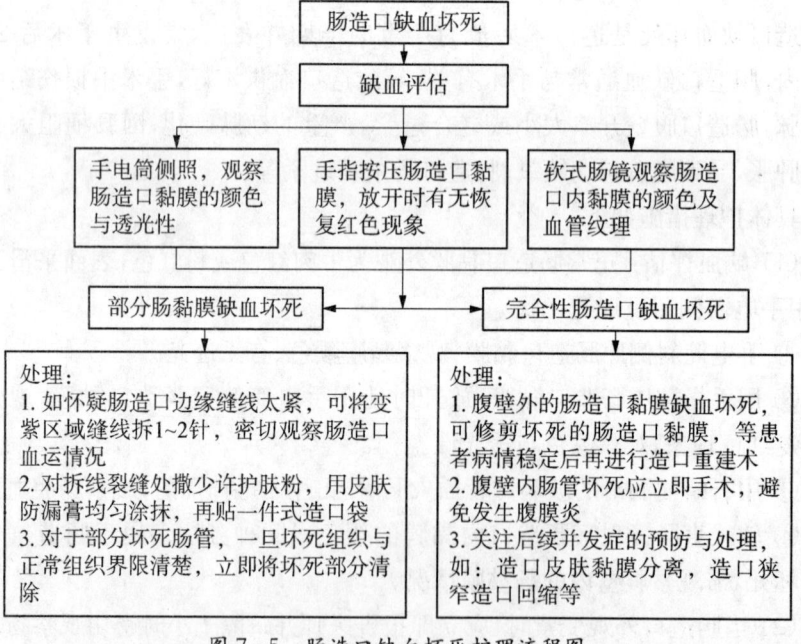

图7-5 肠造口缺血坏死护理流程图

(二) 造口脱垂

造口脱垂是指造口肠袢自腹部皮肤的过度突出。造口脱垂既可发生于单腔造口,也可发生于袢式造口;既可发生于结肠造口,也可发生于回肠和泌尿造口。临床上横结肠袢式造口者发生造口脱垂较为多见,脱出的肠段往往为造口的远端肠袢。

具体护理措施如下。

1. 预防措施

预防为主,造口手术前做好充分的术前准备,选取合适的位置进行造口定位,尽可能将造口定于腹直肌上。同时应避免导致腹压增高的因素,如尽量减少提重物,避免进行收缩腹肌的运动;慢性咳嗽、长期便秘、排便困难等症状应给予重视,积极处理;指导患者咳嗽或打喷嚏时用手按压造口部位。腹壁肌肉薄弱者宜使用腹带或束裤加以支持固定。

2. 处理措施

(1) 非手术治疗

① 指导患者避免增加腹压的活动,加强自我观察。告知患者肠坏死的症状及体征,出现可疑症状时应及时就诊。

② 严重水肿的肠造口黏膜:宜用50%硫酸镁40 ml + 温水40 ml稀释后的溶液或呋喃西林溶液进行湿敷,每日2次,每次20~30 min,直至水肿的消退。应注意避免使用高浓度高渗性溶液长时间湿敷,防止进一步影响肠管血运导致造口颜色变暗、发黑、坏死。

③ 脱垂的肠黏膜出现糜烂、渗血的局部处理:出血糜烂的造口黏膜,应加强局部造口黏膜的清洁,可用温水每日清洁,禁用消毒剂如碘酒、酒精等刺激性的溶液。糜烂性出血的肠黏膜可2~3次/天局部使用造口保护粉促进止血、愈合。

④ 手法复位:严重脱垂者,将脱垂的肠管回纳。嘱患者平躺放松,缓慢将脱垂的肠黏膜顺肠腔方向推回,如袢式造口的远端脱垂,脱出的肠管回纳后可将圆头奶嘴固定在两件式造口底盘的底环上填塞固定,近端仍可以排出大便。单腔造口则不能采用此方法,回纳后只能使用腹带固定,但往往会影响造口排便,建议最好通过手术治疗。泌尿造口脱垂者,可将脱出的肠管回纳后用圆头奶嘴填塞固定,但要将奶嘴的前端剪开,以便尿液流出。

⑤ 造口用品的选择:选择大小合适的造口袋,以容纳脱垂的肠管。最宜选用一件式大容量造口袋,尽量避免选用两件式造口袋(手法复位固定者除

外),因其底环容易损伤脱垂的肠管,套袋时也可能会摩擦肠管造成损伤,指导患者准确度量造口大小(应以脱垂肠管最大直径为标准)及掌握正确的粘贴方法。

(2) 手术治疗

造口脱垂者如出现肠扭转、阻塞甚至缺血坏死者应进行急诊手术治疗。不能回纳的病例也宜手术治疗,将脱垂的肠段切除后在合适的位置重建造口。

(三) 造口回缩

造口回缩是造口术后主要并发症。好发于回肠造口,其发生率在肠造口并发症中占 1.5%～10%,导致造口回缩的因素:①造口高度;②造口缺血;③体重增加或肥胖;④手术次数。

具体护理措施如下。

1. 预防措施

(1) 手术因素:保留足够肠段,减小肠管张力。

(2) 保持良好血运:加强造口血运的观察,尤其在术后 24～48 h 内。

(3) 保持合理体重:避免短时间内体重剧增。

(4) 造口不理想:若造口低于皮肤水平面 1 cm 以下,应使用垫高式用具并配合造口腹带或造口腰带。

2. 处理措施

取决于回缩的程度。

(1) 轻度回缩,肠端的开口位于筋膜外者,注意密切观察造口回缩的进展情况;配合使用凸面底盘及腰带。

(2) 回缩至腹腔内的严重病例应立即施行手术,处理腹膜炎症,重建造口。

(3) 伴有刺激性皮炎者,可用皮肤保护粉或无痛保护膜。

(4) 乙状结肠造口皮肤有持续损伤者,可遵医嘱考虑采用结肠造口灌洗法来清除结肠内的粪便。

(5) 造口用品的选择:宜选用垫高式造口用具,如凸面底盘,加压于造口周围皮肤,使造口基膨出,以利于排泄物排出;如造口位置不佳,不适宜使用凸面底盘者,可在局部使用补片或防漏条垫高;可配合造口腹带或腰带使用,增加造口基部的压力。特别指出,肝硬化、腹腔积液患者不可使用垫高式用品,此类患者常因为静脉压力过高造成腹部微血管静脉曲张,此时腹部微血管及皮肤非常弱,而凸面造口底盘的压环对肠造口周围的皮肤所造成的压力过大,易造成皮肤损伤,甚至压迫到腹部的微血管造成肠造口周围皮肤的溃烂。此时应选用一件式平面造口袋配合皮肤保护膜等处理。

(6) 健康教育：指导患者术后早期密切观察造口血运，如有异常应及时就医。正确饮食，保持正常体重，避免短期内体重剧增。

(7) 心理支持：耐心讲述引起回缩的原因，采用有效的方法保护造口周围皮肤，减少粪水刺激所引起的皮炎。关心、鼓助患者，指导造口护理技巧。

(四) 造口狭窄

狭窄是造口缩窄或紧缩，表现为造口皮肤开口细小，难以看见黏膜，或造口皮肤开口正常，但指诊时肠管周围组织紧缩，手指难以进入，称造口狭窄，是肠造口手术后常见并发症之一，多发生于术后8天到数年。

具体推荐意见如下。

(1) 早期发现、早期诊断、早期治疗、争取择期手术是预防大肠癌结肠造口并发症的重要环节。

(2) 程度较轻者可容小指或食指尖通过时，可用手指或扩张器扩宽造口，但要小心不可再损伤造口。扩宽造口的方法：戴手套用小拇指（开始时先用小拇指，慢慢好转后改为示指）蘸润滑剂轻轻进入造口，停留3～5 min，每天1次，需要长期进行。此法只是姑息疗法，最好还是要手术治疗。

(3) 泌尿造口发生狭窄，可能需要放入导尿管引流保持尿液的排空。如因造口狭窄引起尿潴留、感染、尿液逆流的，应进行X线或B超检查肾脏是否肿大。

(4) 降结肠或乙状结肠造口狭窄者要观察是否便秘，因便秘时粪便容易阻塞造口，可遵医嘱服用泻药。

(5) 做好饮食指导，保持大便通顺，避免进食难消化的食物，如蘑菇、玉米等，以免堵塞造口。

(6) 对因造口狭窄引起肠梗阻者，应及时入院进行治疗。

(7) 若情况严重，需要外科手术治疗。

(五) 造口皮肤黏膜分离

造口皮肤黏膜分离是指肠造口处肠黏膜与腹壁皮肤的缝合处分离，属于肠造口手术后的早期并发症之一，多发生在术后1～3周。

具体推荐意见如下。

(1) 造口、伤口评估。评估肠造口黏膜色泽、水肿程度、造口有无回缩、指探造口有无狭窄，重点评估造口黏膜与皮肤分离程度、患者是否有并发症。

(2) 严密观察。术后需重点观察造口黏膜颜色、与造口周围皮肤缝合处是否有分离,发现异常及时和手术医生沟通,寻找原因。

(3) 伤口护理。湿润愈合理论及新型敷料已在临床得到广泛应用,在熟悉各类产品性能的前提下,可以灵活选用换药材料及造口袋,既要有利于创面愈合,又要充分考虑到换药成本、患者的经济承受能力等。

(4) 避免伤口污染。选择适宜的造口换袋时间,清洗造口旁伤口时,尽量避开患者习惯的排便时间,减少排泄物污染造口。

(5) 做好常规的造口护理。强调不用刺激药水清洁造口及周围皮肤,避免不良刺激,指导患者进行造口常规护理。

(6) 饮食指导。指导患者加强营养,术后注意饮食卫生,避免腹泻。术后早期进食期间少量多餐,避免进食难消化的食物,以免堵塞造口。有饮食限制的患者要坚持特殊指导,如糖尿病患者,选择糖尿病饮食,并注意监测尿糖变化。

(7) 做好出院指导。指导患者出院后正确进行人工扩肛,注意观察有无大便变细及排便困难的症状,如有异常,及时复诊。

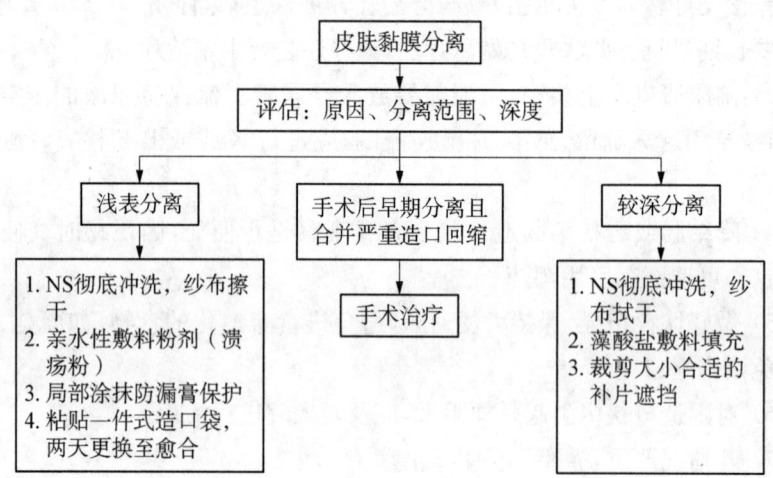

图 7-6 造口皮肤黏膜分离护理流程图

(六) 造口旁疝

造口旁疝是肠造口术后常见的一种并发症,仅次于造口脱垂。造口旁疝是由于各种原因使小肠或结肠经造口侧方脱出所致。

具体推荐意见如下。

(1) 做造口手术前,根据造口类型进行术前定位。

(2) 有造口手术病史,需 B 超或 CT 明确诊断。

(3) 非手术治疗:造口旁疝虽为肠造口常见并发症,但少有嵌顿,多数临床症状轻微而不需要手术治疗,仅有 10%～20% 造口旁疝需进行手术治疗。非手术治疗适用于早期或症状轻微者,经合适的腹带或特制的造口腰带起到较好的承托作用可减轻症状,防治肠管缺血坏死、旁疝嵌顿等并发症,减慢其发展。

(4) 手术治疗:如果疝进一步增大,影响外观及造口护理困难时,或有持续性疼痛、造口周围有难治性皮炎以及有肠梗阻危险时,应考虑手术治疗。

(5) 术前护理:①腹腔扩容及腹壁顺应性锻炼:将疝内容物回纳至腹腔,并用腹带连续包扎,每日在平静休息状态下放松腹带 1 次,持续 2 周。②去除引起腹内压升高的因素。③呼吸功能锻炼。停止吸烟、有慢性咳嗽病史者遵医嘱用药、有效咳嗽及膈肌有效锻炼。④肠道准备:口服复方聚乙二醇。

(6) 术后护理:①取低坡卧位,膝下垫一软枕,使髋关节微屈。②切口的观察及引流管护理。③控制血糖、血压。④造口及周围皮肤生理盐水清洗,必要时给予护肤粉及使用皮肤保护膜后再安装造口袋。⑤术后疼痛及异物感的护理。向患者讲解这种现象属于人工材料修补后的正常反应,随着时间的延长症状会逐渐好转或消失。⑥造口腹带使用 2 周,松紧以不影响呼吸为宜。进食后及餐后 1 h 内适当松解腹带,以减少腹带对腹部产生压迫的不适感。造口腹带松紧有弹力差时及时更换。

(7) 出院指导:预防感冒、着凉。

七、肠造口康复期健康教育

(一) 衣着

衣服以柔软、舒适、宽松为原则,无需制作特别服饰。腰带松紧适度,避免过紧压迫造口。

(二) 活动

为了保持健康及生理功能,仍然要维持适度的运动。如术后初期可散步、做操、打太极拳等;术后 3 个月逐步恢复至原活动量,但要避免接触性、重撞击及易引起腹压增高的动作,如提重物、剧烈咳嗽等。

(三) 外出及旅行

(1) 康复后外出旅行可调节身心健康,但应带足够或多一些的造口护理器材,以防止腹泻等情况。

(2) 在飞机上由于压力的变化胃肠道内产气会多一些,应使用开口袋或配有过滤片的用品。

(3) 外出旅游时也应保持良好、规律的生活方式,避免过于劳累和情绪激动。

(4) 坐飞机旅行时,请在飞机上随身多携带一个造口袋和其他装备。将剪刀放在托运行李中以避免安全问题。为了避免过海关或者行李检查时出现问题,让您的医师开一份说明,证明您需要随手携带造口装备和药物。

(四) 淋浴和游泳

(1) 淋浴时可佩戴或取下造口器材,确保中性肥皂或浴液不会刺激造口也不会流入造口。

(2) 淋浴时最好用防水塑料薄膜覆盖在造口处,以免影响造口底盘的使用寿命,或在两次更换之间淋浴。

(3) 游泳时为了卫生最好使用小型迷你便袋。

(4) 游泳时可以使用防水胶带或纸胶带粘住其边缘作为保护皮肤屏障。

(5) 如果要游泳,在此之前应清空造口袋并记住要少吃东西。

(五) 饮食

一般来说,结肠造口的患者并没有严格的饮食限制,最主要的是均衡饮食。您在尝试新食谱的时候,应当限制每次一种,一次不能吃得太多。如果没有出现什么不舒服,可以逐渐增加。

(1) 避免进食易产气及腹泻食物如:豆类、空心菜、碳酸饮料、油炸食物等;不吃口香糖。

(2) 避免进食易引起便秘及造成造口阻塞的过高纤维食物:如芹菜等。

(3) 避免进食易产臭味的食物:如洋葱、蒜等。

(4) 进食时应细嚼慢咽、摄入足够液体。

(5) 注意饮食卫生,不吃生冷的食物。

(6) 饮食应该定点定时,少吃油腻的食物。

(7) 有些食物会比其他食物产生更多的气体和异味,如洋葱、豆类、卷心菜、花椰菜、鸡蛋和鱼。一些药物(比如维生素和抗生素)也会加重大便的异味。与您的医师讨论这一问题,他或她或许可以为您开其他药物。其他异味处理方法包括口服产品(碱式棓酸铋)和造口袋中的除臭剂。

(8) 便秘通常是由饮食不均衡、食物或流质摄入过少或者服用某些药物引起的。可以和肠造口治疗师或者医师讨论这些问题。如果在手术前就有便秘,请记录您是如何治疗的并尝试相同的方法。未经医嘱切勿服用泻药。腹泻通常表明某些方面出了问题,如比平常排便次数更频繁,排便量更大并且很稀。必须区分腹泻与松软的粪便。松软的粪便在横结肠造口中很常见。这是由于结肠变短造成的,它不是生病的迹象。如果患者持续腹泻或便秘,则应该咨询医师或肠造口治疗师。讨论饮食、饮食计划和所服用的药物。可以开一些药物来控制持续腹泻或便秘。谨记,造口患者需要均衡的饮食并摄入足够的流质来保证好的排便情况。

(六)直肠幻觉感

直肠幻觉感与截肢者的肢体幻觉类似,他们会感觉到他们已经移除的肢体依然存在。这很正常,就像您需要排便一样。这在手术后几年内都会发生(如果直肠未切除,您可能也会有这种感觉,并且坐在马桶上时会流出黏液。对一些切除直肠的人说,就像排便一样坐在马桶上会缓解这种感觉)。

(七)重新工作

随着造口患者体力的恢复,可以恢复正常的活动。造口患者可以从事大部分工作,然而,提重物可能会使造口出现疝气或脱垂,对造口区域的突然打击会使屏障或造口袋移动并划伤造口。尽管如此,造口患者依然可以提重物,如消防员、机械师和卡车司机,系腰带可能会在提重物时起到支撑腹部的作用。

(八)性行为和性能力

性关系和性行为是人们生活中的重要部分,对于造口患者也是如此。造口手术通常不会损害女性的性功能,但可能会短暂影响男性的性能力。如有任何问题,请咨询医师和(或)造口治疗师。造口手术后怀孕的女性并不少见。在考虑怀孕之前,应咨询医师。造口本身并不是避免怀孕的理由,如果您很健康,分娩的风险不会比其他妈妈更大。当然,还是要考虑其他安全问题,并咨询医师。

(九)运动

造口不应该限制造口患者参加运动,然而还是要采取一些预防措施。由于严重打击可能会对造口产生伤害或者造口袋滑落,一些医师不允许患者进行接触性运动。然而,这些问题可以通过特殊的防护来克服。举重可能会引起造口旁疝。向您的医师咨询这些运动。实际上,确实有造口患者是长跑运动员、举重运动员、滑雪运动员、游泳运动员,并且参与其他大部分运动。

第三节 综合性心理干预

一、发展现状

20世纪50年代开始,我国逐步建立起精神病专科医院,但面对庞大的患者数目,当时的精神病专科医院无法满足患者多层次的需求。1987年,我国逐步在综合医院设立医学心理咨询门诊,开展心理医学会诊,在有些大型院校附属医院有病房收治精神科住院患者。在综合性医院设立心理科,是对精神疾病患者诊疗极为有益的补充与延展,覆盖了专科医院达不到的服务对象与内容。考虑到避免精神疾病污名化减少歧视,也更容易被接受,科室名字尚未统一,包括了临床心理科、心理咨询科、心身医学科、心理医学科和医学心理科等。2013年5月,《中华人民共和国精神卫生法》正式施行,明确规定,综合性医疗机构应按照国务院卫生行政部门的规定开设精神科门诊或心理治疗门诊,这将大大促进综合医院相关专业队伍及服务能力建设。

市一医院心理科从2001年起成立并不断发展至今,也经历了几个阶段。①初建门诊:1987年10月,市一开设医学心理专科门诊,建立患者教育制度。②成立科室:2001年7月,医学心理科成立。③联合建科:2014年起加入上海市精神卫生中心专业力量联合建科,资源共享。经过十几年的发展,在南北两院开展门诊、肿瘤、创伤中心嵌入式心理服务以及全院联络会诊工作;并在原来成人心理咨询的基础上,增加了儿童青少年、孕产妇心理咨询工作,在原来以药物治疗为主的基础上,率先在全市综合医院增设了心理治疗师岗位及心理治疗服务。近几年科室完成一系列与国内外合作的继续教育项目,如与美国哈佛大学医学院麻省总院合作的"综合医院住院患者心理需求服务与技术培训""中美肿瘤患者心理卫生服务培训"等。同时,医学心理科开展针对全院医护的巴林特小组、正念减压小组活动,以及对新职工、新入院临床实习、规培专培学生心理筛查与干预,以维护全院医护心理健康。2017年,加入全国阳光心理医院联盟,为多学科联合开展心理卫生服务提供支持。2019年加入医院肿瘤CCC平台建设工作。

二、发展困境

与国内综合医院短暂发展历史相比,国外如欧美发达国家综合医院心理服务从专业队伍人数、结构到服务技术、覆盖服务人群均已发展建立较成熟的体系。在美国，心身医学属于精神医学的亚专科，基本等同于联络会诊精神病学，目的是在综合医院复杂的非精神科疾病患者中识别、诊断和治疗继发或共病的精神障碍及相关疾病。在德国，心身医学甚至是与精神医学并行的一门独立医学学科。作为当前生物-心身医学模型的先驱，德国的心身医学是在心理学、精神病学、内科学和神经病学等学科中发展起来的整合医学，强调认知、身体和环境的交互作用：身体和身体的症状不仅仅是大脑内在情绪认知的表现，身体、感觉、运动和其他活动同样影响着大脑活动。德国心身医学对比传统精神病学的临床核心竞争能力表现在以下疾病的综合治疗：躯体形式障碍/功能性障碍、进食障碍、躯体精神障碍（包括肿瘤心理学、心理心脏病学、神经心身医学和心理糖尿病学）以及精神创伤学。治疗方式包括住院和门诊治疗，采用多模式联合治疗方案，包括个人和团体形式的治疗方式，包括：艺术、音乐和运动疗法、生物反馈、放松疗法（自体训练、渐进性肌肉放松）、职业治疗、特定的创伤疗法、心理动力学治疗、认知行为疗法、家庭治疗、心理测验、结构化诊断、住院危机干预、联络会诊等。在欧美的心身医学专科，有一支庞大数目的专业人员队伍，每家综合性医院相关人数从几十到几百位，且人员结构包含精神科医师和护士、心理咨询师、心理治疗师、临床社工等。

与国外综合医院心身医学发展近百年的历程与经验相比，我们仅有短短不到20年的发展，无论从人数、技术、硬件到服务覆盖人群都存在很大差距。从最初2名内科医师转型而来组成最早的心理科，发展到现在7名心理科医师（其中3人为专业精神科医师）和3名心理治疗师。虽然在全国不少综合医院里这样的队伍已经不算少了，但是面对全院几千医护、几千床位患者的心理需求，无疑还远远不够。

可以从以下几个方面来看心身医学的发展瓶颈。

（1）技术的局限性。我国心身医学领域从业人员大都是在校期间接受生物医学培训模式，心理治疗培训与实践有限，此外面对大量患者，也决定了临床仍然多数以药物治疗为首选。

（2）绩效环境。与专科医院相比，综合医院心理科的发展特色在于面对大量内外科门诊住院患者的心理服务，这需要多部门自上而下统筹协调，以及绩效制度保障，来促进良性发展。

（3）其他科室医护对医学心理学的理解与实践水平。随着社会精神文明的发展与对医学心理学的理解水平提高，目前越来越多的医护提出全面关注患者心身需求，但一方面临床医护自身临床工作繁忙，局限了与患者及家属沟通；另一方面，识别与转介，包括与患者的心理沟通，又离不开临床医护的努力，成功的转介以及如何在医患专业沟通中建立积极医患关系，完成医疗工作，绝不是一句简单的"让患者去看心理科医生"就能完全解决的，需要医护有基本的医学心理学知识，以及大量的实践经验，让患者与家属理解及在信任安全感基础上才行。否则在综合医院的心理科就容易变成孤家寡人，难以有效工作。

（4）医护心理健康水平。医护心理压力大，容易耗竭，容易感受压力，对新的尝试、沟通会缺少热情与精力，使得心理工作开展更困难。

（5）专业队伍发展不足。传统综合医院以救治身体疾病为主，心理科工作与威胁生存的身体疾病很多时候缺乏直接关系，容易成为辅助科室，在各种医院指标、经济创收中也很容易成为非重点关注与发展科室，职位数受到限制，增加专业人数变得困难；另外，精神卫生专业领域人才尤其是优秀人才更稀缺；医院的专业性强，对非经过医疗系统正规学习、实习的社会心理咨询师、治疗师很难被允许作为志愿者或者兼职来补充专业人数的不足；心理咨询治疗师岗位是最近几年才开始在专科、逐步在综合医院设置的职位，在职称晋级上直到 2020 年才初建体系；此外，国家对心理咨询治疗收入评价体系缺乏统一指导与合理定价导致收入低，这些都局限了专业队伍人数与结构的发展。几乎每个科室都需要心理咨询、临床社工工作者，而这远非目前医学心理科人数与结构能支撑。作为医学心理学主体成员的精神科医生，主要完成的是生物医学模式的培训，临床社会工作者、心理工作者专业培训时数远不及欧美，需要继续教育不断学习与实践积累。这也局限了心身医学非药物及多种技术的应用。

随着社会压力在全球不断增长，我国综合医院医患双方压力与伴随而来的心理需求不断增长相比，服务与需求之间的差异越来越明显，如何发展综合医院心理服务需要，满足社会需求，这项任务已迫在眉睫。

三、突破的机会

从 2018 年起在市一院院长领导下筹建、发展多学科合作平台肿瘤 CCC，心理科从 2019 年初起加入，以此为契机，心理科得到发展。市一医院借鉴了德国模式、中国肿瘤心理工作指南，并结合我们的资源及现实条件，发展了市一肿瘤心理工作模式以及 CrCC 心理干预临床路径（图 7-7），为提升医学心理科能力与人才建设建立了基础。

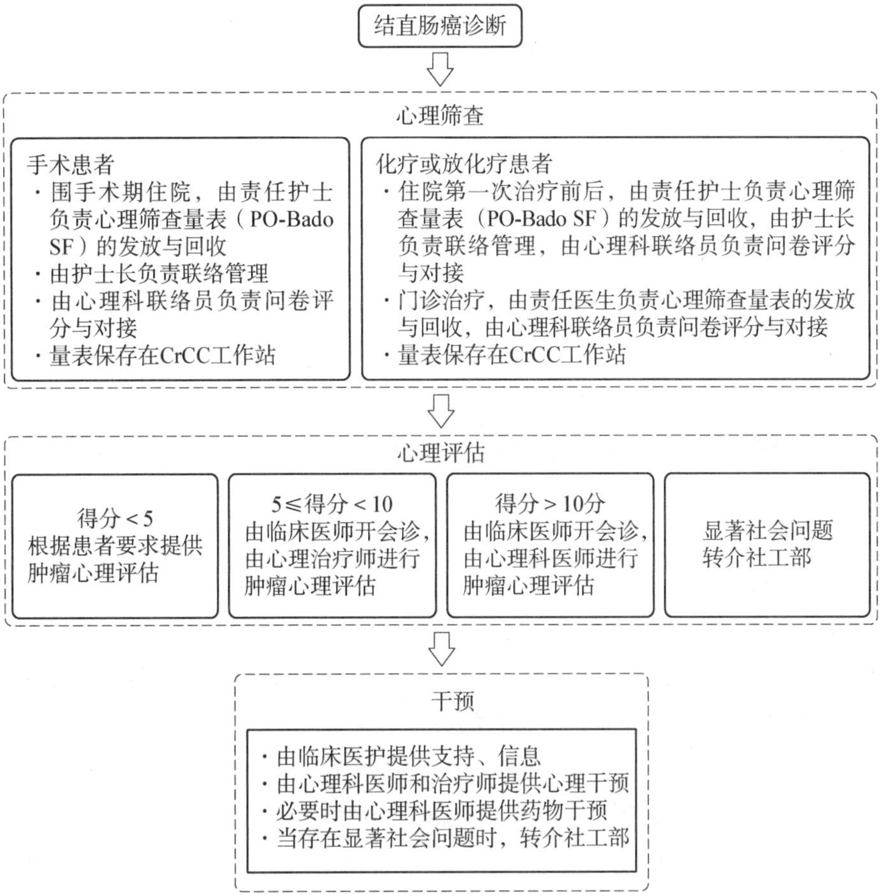

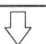

图 7-7　CrCC 心理干预流程图(临床路径)

四、标准化操作流程

以下为市一肿瘤心理干预标准化操作流程。

(一) 目的

按分阶段、分级处理原则,规范针对不同阶段、不同躯体、心理痛苦水平及心理社会需求肿瘤患者的评估和干预措施。

(二) 适用范围

对处于癌症诊断期、治疗期、康复期、复发期、姑息治疗期、临终关怀期,经痛苦筛查结果为轻度、中度、重度或心理社会需求筛查为低、中、高的肿瘤患者。

(三) 操作人员

直接为恶性肿瘤患者提供治疗的临床医护、临床心理咨询/治疗师等专业人员。

(四) 实施检查

1. 筛查

(1) 目的

了解患者当前的心理社会痛苦水平。

(2) 时间

患者入院时。

(3) 筛查工具与阳性判断

问卷筛查：心理肿瘤学基本资料简表（PO-Bado SF），评估抑郁、焦虑、躯体痛苦、心理痛苦及社会支持需要，总分5分或以上为阳性（目前心理科汉化及信效度研究中）。

2. 评估

(1) 目的

识别患者的心理痛苦，形成是否转诊专业人员的判断，收集信息以避免在临床治疗中造成对患者及其照顾者的心理伤害。

(2) 时间

患者完成入院心理筛查，当筛查结果为阳性时。

(3) 方法及原则

专业面谈形式，评估过程保持开放并且不带有任何判断，以建立相互信任的关系；认真倾听，使患者能够清晰地呈现自己的担忧和其他感受。

(五) 实施干预

1. 目的

满足患者的心理社会需求，降低患者的心理躯体痛苦水平。

2. 基本干预方法

(1) 建立信任医患关系

① 诚实并富有同理心地与恶性肿瘤患者进行沟通；

② 带有仁慈之心、尊严感、尊重心态为患者及其照顾者提供治疗；

③ 建立并保持支持性的医疗关系；

④ 告知患者及其照顾者可用的心理及支持性的服务；

⑤ 采用聚焦于解决问题的心理技术帮助患者处理一些在病程关键时刻

的紧急情况。

(2) 提供医疗信息

① 干预者

各个阶段接触的临床医生、护士、心理治疗师。

② 方式

通过面对面咨询、电话访谈、团体干预以及发放宣传资料的方法给患者提供相关医疗信息,进行教育性干预。

③ 内容

提供信息的内容根据不同阶段、不同癌种患者而有所区别。

A. 诊断期:提供诊断和治疗相关信息,关于疾病的一些基本术语含义等。

B. 治疗期:提供治疗选择、疗效、药物不良反应及不良反应的处理相关信息。

C. 康复期:提供康复相关的饮食、锻炼及心理应对方面的信息,以及关于复查、自我监督和自我管理疾病的知识。

D. 姑息治疗期:提供减少躯体、心理痛苦的治疗选择、疗效、药物不良反应及不良反应的处理相关信息,提供相关心理服务及社会支持服务机构及网站信息。

E. 临终关怀期:提供减少躯体、心理痛苦的治疗选择、疗效、药物不良反应及不良反应的处理相关信息,及相关心理服务、临终关怀服务和相关社会支持服务机构及网站信息。

(3) 沟通与告知诊断与疗效坏消息

① 实施者

临床医师、精神科医师或心理治疗师(建议与临床医师一起)。

② 沟通技巧

A. 注意共情,在开始时使用开放式提问,了解患者的感受,恰当地使用的非语言交流。

B. 在沟通过程中适时确认患者对交流内容的理解和记忆,用通俗易懂的话语来告知医学信息,解释困难的术语并避免医学专业术语,鼓励患者提问并主动询问患者的理解程度。

C. 采用以患者为中心的咨询方式,必要时采取以医生为中心的沟通方式。

③ 告知原则

A. 在安静、能保护隐私的地方、有充足时间的情况下面对面进行告知,是否需要家属陪同可以征求患者意见。

B. 清晰和诚实地提供信息,使用非专业术语,以患者能理解的方式告知病情。

C. 告知患者明确诊断,是否是恶性肿瘤,以及关于疾病全部的信息,包括预后、治疗方式及治疗的风险。

D. 在告知过程中以保有希望的方式告知,鼓励患者表达他们的感受,对他们的情感给予共情和支持。

④ 告知方法

运用SHARE模型。SHARE工作模式包含四个元素,即,支持性环境的设定(supportive environment)、坏消息的传达方式(how to deliver the bad news)、提供附加信息(additional information)、提供保证和情绪支持(reassurance and emotional support)。

支持性环境的设定指沟通应在保有隐私的场所进行(避免在病房床边或楼道里,宜在面谈室进行),为沟通设定充分的时间,确保面谈不被中断(在传达坏消息时,不要接手机,事先静音,如果必须接听,须向患者和家属致歉),且建议家属一同在场。

坏消息的传达应态度诚实、清楚易懂。沟通者应仔细说明病情,包括疾病的诊断、复发或转移,采用确定患者可以接受的说明方式,且应避免反复使用"肿瘤"字眼,用字遣词应格外谨慎,恰当地使用委婉的表达方式。例如:"接下来要说的是你这几天一直担心的问题(停顿),你准备好之后,我再继续说明(停顿)",面向患者,视线停在患者身上,等待患者回应,征询患者是否可以继续沟通。同时沟通者应鼓励对方提问,并回答其问题。

提供附加信息包含讨论今后的治疗方案、讨论疾病对患者个人日常生活的影响、鼓励患者说出疑问或不安。同时,应依照患者情况,适时提出替代治疗方案、备选意见(second option)或预后情形等话题。

提供保证和情绪支持指表现体贴、真诚、温暖的态度,鼓励患者表达情感。当患者表达情感时,真诚地理解接受。同时对家属与患者表达关心,帮助患者维持求生意志,对患者说"我会和你一起努力的"。

(4) 心理支持

① 实施人员

所有经过培训的医护人员,临床心理咨询/治疗师,临床社会工作者,志愿者。

② 时间

全病程,重点在诊断期、治疗期以及晚期伴有严重躯体症状时。

③ 形式

个别或团体(每周 1 次,每次 30～60 min)。

④ 内容

工作人员主动关心患者,关注患者遭遇的现实困难、对疾病的感觉和态度以及与家庭成员的关系,了解患者的感受和需求,倾听并给予共情的反应,同时给予患者信息和知识上的支持,减轻其不确定感。晚期患者团体中的讨论还应涉及对死亡的感受,将来的丧失以及对生存担忧等。

⑤ 基本原则

A. 根据患者的具体情况决定支持性心理治疗的方式,可采用面对面,或通过电话、微信、邮件或书信等可及形式;面谈地点尽可能方便患者,可以在心理治疗室、床旁、或患者家中等;时间和频次根据患者的精力、体力和需求进行调整。

B. 尽可能将整个家庭作为支持治疗的对象。

C. 结合教育性干预提供行为训练和应对技巧训练。

D. 应根据患者病情阶段、严重程度、需求水平等,结合相应阶段的信息与知识进行。

3. 聚焦于问题解决的心理干预

(1) 干预者

心理科/精神科医师,心理咨询/治疗师,接受过培训的肿瘤科临床医护,或经过培训且受过督导的临床社会工作者、志愿者。

(2) 目的

帮助患者通过健康教育等途径而获得知识信息和应对技能(即正面的经验),寻求合适的方法和途径包括姑息治疗的选择,使自身明显的或者潜在的健康问题得以或可期解决,进而降低患者的心理痛苦水平。

① 实施步骤

A. 明确问题:对患者所面对的问题进行全面的评估,将评估内容归纳分类,将问题进行分级,并与患者达成共识。

B. 生成可选择的解决方案:就具体问题与患者进行治疗性沟通,在已有信息基础上探讨问题可能的解决方案。

C. 利弊分析:结合患者自身情况和医疗背景,对各个可能的方案进行利弊分析。

D. 决策：探讨利于问题解决的有利资源以及可行的方法和途径，形成决策。

E. 困难：与患者讨论实施该方案可能遇到的困难，提供必要的专业信息和服务机构转介。

② 告知可用的心理及支持性的服务

A. 针对每位入院癌症患者，由病房医护给予患者及家属有关本院心理及支持性的服务信息，以及其他机构与组织信息，方便患者出院后可以选择就近获得帮助。

B. 对住院或者门诊将要进入临终阶段的患者，可由各科接诊的临床医师、护士或临床社工给家属相关服务机构信息。部分肿瘤心理相关服务信息如下所示。

a. 医疗机构心理科/精神科

本院：上海市第一人民医院医学心理科。

其他：上海市精神卫生中心，上海市各区精神卫生中心，上海市各三甲综合医院心理科以及上海市各社区服务中心心理咨询门诊。

b. 相关学会

中国抗癌协会肿瘤心理学专业委员会(公众号：中国癌症心理治疗)、中国抗癌协会癌症康复与姑息治疗专业委员会(成人癌症支持性治疗，肿瘤心理涉及较少)、中华医学会儿科学分会血液学组儿童舒缓治疗亚专业组(儿童肿瘤支持性治疗，肿瘤心理涉及较少)。

c. 相关社会组织(非营利组织)

上海手牵手生命关爱发展中心(公众号同名，主要涉及成人临终患者志愿者陪伴，刚刚开始涉及儿童临终患儿)、向日葵儿童(公众号同名，主要涉及儿童肿瘤志愿服务，偏科普)、中国金丝带特殊儿童家长互助组织(儿童肿瘤家长互助组织，主要是儿童肿瘤患者陪伴)、中国生命关怀协会。

d. 临终关怀服务机构信息

签约中心：泽顾护理院。

其他：上海市各社区临终关怀服务站，上海儿童医学中心血液科临终关怀病房等。

4. 不同阶段心理干预

(1) 诊断期

① 运用SHARE模型告知家属关于诊断、治疗、预后以及检查结果的重要

信息。

② 进行支持性干预(耐心倾听、有效沟通)和教育性干预(健康教育、宣传册、团体讲座)。

(2) 治疗期

① 手术前,进行教育性干预,告知手术过程的细节信息,讲解可能的不适,以及应对策略,教患者运用调节呼吸、分散注意力、变换体位等方法放松身心和局部,掌握咳嗽或活动时保护伤口的方法,以减轻疼痛。

② 放疗、化疗前,进行教育性干预,告知治疗程序和可能的不适,教给患者肌肉放松技术、图像引导性想象,帮助患者在治疗过程中放松。

③ 对于年轻、未育的乳腺癌患者,化疗前询问是否有生育方面的需求,给予信息支持或转诊至生育专家。

(3) 康复期

① 提供信息支持(在家可以做什么来促进康复、告知随访计划、提供康复方面的资料)。

② 进行团体干预,减轻焦虑、抑郁,提高生活质量,促进康复。

③ 对于乳腺癌、结直肠癌患者,随访时评估患者性生活的恢复情况,提供信息支持,必要时转诊。

④ 对于治疗后外貌有所变化的患者(如乳房缺失、脱发),评估是否有体象障碍。

(4) 复发/进展期

① 运用 SHARE 模型告知坏消息,给予共情性回应。

② 告知下一步可能的治疗选择,分析每种选择的优劣。鼓励患者或家属说出他们的担忧,进行讨论。

③ 推荐患者接受支持-表达治疗、意义为中心的治疗。

(5) 临终关怀期

① 运用 SHARE 模型告知坏消息,告知治疗的选择,以及不同的选择会如何影响患者的生命长度和生活质量。与患者讨论以重新设定生命终末期的照护计划。

② 推荐意义中心疗法、尊严疗法。

(6) 家属居丧期

① 提供安慰、支持性心理帮助。

② 提供支持性团体或社会服务信息。

③ 对于有需要的家属,推荐其接受专业的家庭干预或哀伤辅导。

5. 不同痛苦需求程度心理处置

(1) 轻度

① 干预者

经过培训的临床医生护士,临床社会工作者及志愿者。

② 目标

提供一般心理支持以帮助患者及家庭积极适应与应对诊断治疗,及时识别症状严重程度进展变化。

③ 方法与原则

详见前基本干预相关内容。

(2) 中度

① 干预者

接受过培训的临床医护、临床社工、精神科医师、心理咨询师、治疗师。

② 目标

改善焦虑、抑郁、愤怒等情绪与疼痛等躯体不适。

③ 方法与原则

除基本干预外,需要考虑焦虑、抑郁、愤怒等情绪和疼痛等躯体症状的心理管理技术,聚焦问题解决的心理干预技术(详见前相关内容)等。如果无效,需要考虑转介心理科或精神科专业人员。

A. 焦虑

a. 鼓励患者与他人交谈,与他人沟通自己的感受与恐惧。

b. 认真倾听患者的焦虑想法,以接纳和开放的姿态看待患者的感受,帮助患者合理看待问题或困难,提供支持。

c. 告诉患者感到焦虑是正常的。

d. 帮助患者从咨询和支持性团体中获得帮助。

e. 尝试放松训练,包括想象放松、肌肉放松、呼吸放松等。

B. 抑郁

a. 增加患者适当的活动,尤其是低强度活动,如日常行走。

b. 鼓励患者与他人交谈,帮助患者参与到他们喜欢的交谈和活动中去。

c. 告诉患者因为癌症所带来的伤心、哀伤是正常的。

d. 帮助患者将悲观和无望感识别为抑郁的症状,并了解到这些症状随着治疗可以得到改善。

C. 愤怒

a. 帮助患者识别愤怒,并探索是否有其他痛苦情绪或感受引发了患者的愤怒,如恐惧、焦虑、悲伤,引导患者识别这些情绪。

b. 告知患者情绪压制的弊端,鼓励患者在感受到愤怒时表达这些愤怒。

c. 引导患者以适当的方式表达愤怒,如与家人或朋友讨论愤怒的原因,在感受到强烈情绪的时候进行适当的活动,如打枕头或沙袋,在私密的空间中大喊。

d. 指导患者进行放松训练。

D. 躯体症状(疼痛、恶心呕吐、失眠等)

a. 用提问的方式评估患者躯体症状的程度、诱因、维持与缓解因素以及应对,如"在过去的24小时中,最严重的疼痛是怎样的"。对于无法自我报告疼痛程度的患者,观察与疼痛相关的行为,如表情、动作、语词或发生人际互动、日常活动的改变。

b. 告知患者有关躯体症状产生及管理的信息,并鼓励他们积极参与到躯体症状管理中。

c. 帮助患者进行想象放松,或者指导患者进行冥想训练,让患者聚焦于肌肉紧张的消除过程。

d. 教授患者相关躯体症状的应对技巧,了解认知行为疗法的要素,指导患者改变对躯体不适信号的知觉和理解。

(3) 重度

① 干预者

心理科或精神科医生、心理治疗师(仅提供心理治疗)。

② 目标

运用药物或者心理治疗减轻心理情绪、社会痛苦及躯体不适,改善心理人际功能、家庭支持功能,减少酒精物质使用量与频次,接受完整的生命路程。

③ 方法与原则

A. 药物治疗

a. 缓解焦虑情绪

——苯二氮䓬类(劳拉西泮、阿普唑仑、奥沙西泮、地西泮、氯硝西泮等)

——抗抑郁药物(帕罗西汀、艾斯西酞普兰、文拉法辛、曲唑酮等)

——抗精神病药(奥氮平、喹硫平)等

b. 缓解抑郁情绪

——选择性5-HT再摄取抑制剂(SSRIs,包括舍曲林、氟西汀、西酞普兰、艾斯西酞普兰)
——三环类抗抑郁药(阿米替林)
——其他药物(文拉法辛、度洛西汀、米氮平、曲唑酮、安非他酮、哌甲酯等)(详见表7-5)

表7-5 缓解抑郁症状药物

分类	药物	起始剂量(mg/d)	维持剂量(mg/d)
选择性5-HT再摄取抑制剂(SSRIs)	舍曲林	25~50(早餐后)	50~150
	氟西汀	10~20	20~60
	帕罗西汀	20(早餐后)	20~60
	西酞普兰	10(早餐后)	20~60
	艾斯西酞普兰	10(早餐后)	10~20
其他药物	文拉法辛	18.75~37.5	75~225
	度洛西汀	20~30	60~120
	米氮平	15	15~45
	曲唑酮	25~50	50~400
	安非他酮	50~75	150~450
	哌甲酯	5	10~60

c. 改善谵妄患者认知功能或情绪状况:可以采用奥氮平,其他如喹硫平、利培酮、劳拉西泮(需与抗精神病药物合用)、丙泊酚等。

B. 心理治疗

基于专业心理评估结果,提供以下一种或一种以上个别或者团体治疗:支持性心理治疗、压力管理、正念减压训练、运动疗法、意象等催眠疗法、接纳承诺疗法、动机增强治疗、认知行为治疗、辨证行为治疗、人际关系治疗、人际心理治疗、家庭治疗、夫妻治疗、音乐治疗、意义中心团体心理治疗。

C. 心理社会支持

对于谵妄等器质性脑部综合征者,提供心理支持服务:及时去除导管,应用防护眼镜、放大镜以及助听器。充分补充水分,有计划地减少使用止痛剂。提供安静、光线充足的环境,提高家人陪伴和支持,减少患者焦虑情绪。

五、探索实践

为了推进肿瘤心理工作的开展,多次不断与平台主任们、医护的沟通是必要的,可以理解大家当前的需求,让大家更理解心理工作的作用与工作方式,从而达到在现状基础上妥协、磨合、达成阶段性一致的目标。我们将讲座开到病房医护的办公室,在医护晨会时间宣传我们的工作计划,在选择筛查工具、干预方法上听取医护建议与想法,优先选择临床已有的经验和方法,优先考虑医护使用选择倾向,在平台会议上宣传我们的工作,对困难提出建设性意见以争取到管理层的支持与推进。开展工作1个月后再发现问题,再沟通、提出新的建议与方案,再尝试。直到大家觉得可行。例如,量表的选择,原来我们使用筛查焦虑的GAD-7问卷,以及筛查抑郁的PHQ-9问卷,但是考虑到不同社会经济、年龄与教育水平的患者对心理的理解接受度不同,会影响填写问卷质量,因此希望使用更简短、问题更易被接受的简易问卷。最终我们选择了德国认证指南中提到的问卷"心理肿瘤学基本资料简表(PO-Bado SF)"(表7-6),但是在与医护沟通介绍问卷时,护士选择了主观痛苦感受评估问卷,而最初1个月的实践结果并不理想,然后同意用我们推荐的问卷,并先由心理科实践操作后指导护士使用,最终使用结果达到预期。

表7-6 心理肿瘤学基本资料简表(PO-Bado SF)

感到……	0:完全没有	1:有一点	2:中度	3:重度	4:极重度
疲劳/疲倦	□	□	□	□	□
情绪波动/无助/脆弱	□	□	□	□	□
焦虑/担忧/紧张	□	□	□	□	□
抑郁/悲伤	□	□	□	□	□
日常活动受到影响	□	□	□	□	□
家庭、工作、人际、经济等其他问题	□	□	□	□	□

注:请您根据过去3天的状况,客观地回答是否存在上述描述的情况及这些情况的严重程度。请在符合您的选项方框里画√。

目前心理科按照临床路径,与内外科医护合作,针对首诊肠癌患者的肿瘤心理筛查、评估、干预有条不紊地进行;目前肿瘤心理学干预的目的主要为缓解患者对手术、疾病预后、躯体不适等的焦虑抑郁情绪,服务已使部分患者受益，彰显了市一医院对患者的人文关怀。

疫情期间由于 CCC 讨论暂停或延后，部分患者的肿瘤心理学筛查与评估未能及时进行；肿瘤心理学团队已尽最大努力降低疫情对心理肿瘤学服务开展的影响，在疫情后期积极调整 CCC 入组患者信息获取的模式，早筛查、早评估，保证每周两次的问卷集中统计回收，最大限度提升入组患者的问卷回收率，以及筛查阳性患者的评估率。

六、未来

基于平台的心理工作流程搭建运作顺利后，在未来的心理肿瘤学实践中，希望能够将问卷电子化，患者对问卷的反馈能够自动录入 CrCC 平台，并根据结果自动推送患者的评估需求至相关人员或部门，由此可将这一肿瘤心理学实践模式推广至更多的病区，让更多患者受益。

此外，市一医院将借助肿瘤 CCC 平台试点病种——结直肠癌，开展从诊断到治疗各期的全病程心理管理，在症状不同发展阶段进行应激心理管理，减轻肿瘤相关不良情绪、躯体症状、治疗不适感，增强治疗与康复动机，增强治疗依从性与生活质量，促进患者人际关系，改变自我，提高内心幸福感以及探索生活意义等多个方面的干预，促进改善我国肿瘤患者应激相关常见情绪与躯体反应，提高治疗依从性、治愈率及生命质量。也希望借助项目推进技术的发展，将肿瘤心理工作深入开展起来，同时也培养一支专业人才队伍，使得项目得以长久发展。

第四节 营养疗法

肿瘤营养疗法是计划、实施、评价营养干预，以治疗肿瘤及其并发症或改善身体状况，从而改善肿瘤患者预后的过程，包括营养诊断（筛查和评估）、营养干预、疗效评价（包括随访）三个阶段。肿瘤营养治疗是与手术、化疗、放疗、靶向治疗、免疫治疗等肿瘤基本治疗方法并重的另外一种治疗方法，它贯穿于肿瘤治疗的全过程。

结直肠癌是常见的恶性肿瘤，结直肠癌可以引起营养不良，而营养不良会导致患者错过最佳手术时机，降低放化疗效果，延长患者住院时间，增加患者经济负担，同时还可能引起患者并发症和病死率上升。

中国抗癌协会肿瘤营养与支持治疗专业委员会和中国抗癌协会肿瘤康复与姑

息治疗专业委员会制定的《结直肠癌营养治疗指南》对营养支持治疗的推荐如下。

（1）结直肠癌患者易出现营养不良，增加术后并发症和病死率。（A）

（2）对于有营养不良的结直肠癌患者，需要制定营养支持计划和进行营养治疗。（B）

（3）结直肠癌患者，在围手术期出现营养不良应给予合适的营养治疗，肠外营养花费更高。（B）

（4）结直肠癌患者，在放、化疗期间出现营养不良应给予营养支持，优先选择肠内营养。（C）

（5）结直肠癌围手术期处理措施影响患者营养状况。早期进食、微创手术可以改善患者营养状况。（A）

以上 A、B、C、D 是以牛津分类（Oxford Centre for Evidence-based Medicine，OCEBM）为基础，对照国际证据分级与推荐（GRADE）工作组的分级系统评价标准原则，确立推荐意见的分类标准。

A级证据：具有一致性的、在不同群体中得到验证的随机对照临床研究、队列研究、全或无结论式研究、临床决策规则；

B级证据：具有一致性的回顾性队列研究、前瞻性队列研究、生态性研究、结果研究、病例对照研究，或是 A 级证据的外推得出的结论；

C级证据：病例序列研究或 B 级证据外推得出的结论；

D级证据：没有关键性评价的专家意见，或是基于基础医学研究得出的证据。

一、营养风险筛查

（一）定义

营养风险筛查（nutrition risk screening，NRS）是指由临床医护人员、营养师等实施的快速简便方法，以决定是否需要制定和实施营养支持计划。对营养筛查阳性，即有营养风险的患者，制定和实施营养支持计划。

（二）营养风险筛查 2002（NRS2002）

营养风险筛查（nutrition risk screening，NRS）是欧洲肠外肠内营养学会（ESPEN）推荐使用的住院患者营养风险筛查方法。

NRS 2002 总评分包括三个部分的总和，即疾病严重程度评分＋营养状态受损评分＋年龄评分（若 70 岁以上加 1 分）。

1. NRS 2002 对于营养状态受损的评分及其定义

（1）0 分：定义——正常营养状态。

(2) 轻度(1分)：定义——3个月内体重丢失5%或食物摄入为正常需要量的50%～75%。

(3) 中度(2分)：定义——2个月内体重丢失5%或前一周食物摄入为正常需要量的25%～50%。

(4) 重度(3分)：定义——1个月内体重丢失5%(3个月内体重下降15%)或BMI<18.5或者前一周食物摄入为正常需要量的0～25%。

以上三项问题任意一个符合就按其分值，几项都有按照高分值为准。

2. NRS 2002对于疾病严重程度的评分及其定义

(1) 1分：慢性疾病患者因出现并发症而住院治疗。患者虚弱但不需要卧床。蛋白质需要量略有增加，但可以通过口服补充剂来弥补。

(2) 2分：患者需要卧床，如腹部大手术后，蛋白质需要量相应增加，但大多数人仍可以通过肠外或肠内营养支持得到恢复。

(3) 3分：患者在加强病房中靠机械通气支持，蛋白质需要量增加而且不能被肠外或肠内营养支持所弥补，但是通过肠外或肠内营养支持可使蛋白质分解和氮丢失明显减少。

3. 评分结果与营养风险的关系

(1) 总评分≥3分或胸水、腹水、水肿且血清蛋白<35 g/L者，表明患者有营养不良或有营养风险，即应该使用营养支持。

(2) 总评分<3分，每周复查营养评定。以后复查的结果如果≥3分，即进入营养支持程序。

(3) 如患者计划进行腹部大手术，就在首次评定时按照新的分值(2分)评分，并最终按新总评分决定是否需要营养支持(≥3分)。

营养风险筛查2002初步筛查表及常规筛查表分别见表7-7和表7-8。

表7-7 营养风险筛查2002(初步筛查表)

BMI是否小于18.5 kg/m^2(18.5 kg/m^{2}采用中国BMI标准)?	是	否
最近3个月内患者体重是否下降?	是	否
最近1周内患者饮食摄入量是否减少?	是	否
患者是否病情严重(如ICU治疗)?	是	否

结果判断：
如果以上任一问题回答"是"，则直接进入第二步营养风险筛查。
如果所有的问题回答"否"，应每周重复调查一次。

表 7-8 营养风险筛查 2002(常规筛查表)

一、患者资料			
姓名		住院号(门诊号)	
性别		病区	
年龄		床号	
身高(m)		体重(kg)	
体重指数(BMI)		蛋白质(g/L)	
临床诊断			

二、疾病状态		
疾病状态	分数	若"是"请打钩
骨盆骨折或者慢性病患者合并有以下疾病:肝硬化、慢性阻塞性肺病、长期血液透析、糖尿病、肿瘤	1	
腹部重大手术、中风、重症肺炎、血液系统肿瘤	2	
颅脑损伤、骨髓抑制、加护病患(APACHE>10 分)	3	
合计		

三、营养状态		
营养状况指标(单选)	分数	若"是"请打钩
正常营养状态	0	
3 个月内体重减轻>5%或最近 1 个星期进食量(与需要量相比)减少 20%～50%	1	
2 个月内体重减轻>5%或 BMI 18.5～20.5 或最近 1 个星期进食量(与需要量相比)减少 50%～75%	2	
1 个月内体重减轻>5%(或 3 个月内减轻>15%)或 BMI<18.5(或血清白蛋白<35 g/L)或最近 1 个星期进食量(与需要量相比)减少 70%～100%	3	
合计		

四、年龄		
年龄≥70 岁加算 1 分	1	

续　表

五、营养风险筛查评估结果	
营养风险筛查总分	
处理	
□总分≥3.0：患者有营养不良的风险，需进行营养评估	
□总分＜3.0：若患者将接受重大手术，则每周重新评估其营养状况	
执行者：　　　　　时间：	

二、营养状态评定

营养评定是发现和诊断疾病相关营养不良的最终判定工具，也是整个临床营养治疗流程的第一步。营养专业人员通过获取及分析、评价临床信息，综合判断医疗及营养相关问题，最终得出疾病相关的营养诊断。根据营养评定结果确定液体及营养素需求、营养支持途径以及营养监测指标，以改善患者的临床结局。营养筛查用于识别具有发生营养不良或营养风险的个体，而营养评定只针对具有营养风险的需要营养干预的患者进行营养评定。

（一）营养评定的内容

营养评定方法一般分为主观的和客观的两个方面的指标。主观指标主要指与患者或家属接触时所获得的主观性信息，如与营养相关的进食习惯及能力、近期内体重变化、近期内膳食形态及数量变化等；客观指标值指有准确来源的内容，如医疗病历、人体测量、生活数据等。

1. 主观指标

（1）膳食及营养摄入信息的采集　通过24 h膳食回顾及频率问卷法了解患者饮食及营养补充剂摄入情况，同时调查患者饮食习惯、饮食喜好、宗教及文化背景、饮食过敏史以及购买制作食物的能力等。

（2）医疗史及临床症状的调查　了解其与营养相关的既往病史。如糖尿病、脑卒中、胃大部切除史、骨髓移植史、近期大手术史等；营养相关的临床表现，如消化道症状、咀嚼能力、吞咽能力等。

2. 客观指标

包括体格检查、人体测量及人体成分分析、生化及实验室检查等三个方面的内容。

(二) 营养评估工具

目前临床上常用的营养评估包括主观整体评估(subjective global assessment,SGA)、患者主观整体评估(patient-generated subjective global assessment,PG-SGA)、微型营养评估(mini nutritional assessment,MNA)等,其中PG-SGA是在SGA基础上发展而成的,是专门为肿瘤患者设计的营养状况评估方法。

三、营养治疗与信息化管理

(一) 营养治疗路径

(1) 患者入院后24 h内,护士或营养师完成营养风险筛查。

(2) 对营养风险评分<3分的患者,可采取下列方式改善患者营养状况,降低营养风险。

① 鼓励患者多摄入有利于病情恢复的食物,并改变不良饮食习惯。

② 与责任护士交流,协助患者多进食。

③ 必要时请营养科会诊。

④ 1周后进行再次营养风险筛查。

(3) 对营养风险评分≥3分的患者,应在完成营养风险筛查后24 h内进行营养评估。

(4) 根据营养评估结果,营养师与主诊医生共同制定营养治疗方案,主诊医生应将营养治疗方案告知患者或其家属,必要时请患者家属一起参与协助实施。

(5) 对实施营养治疗的患者,营养科应每72 h或依据病情,进行营养再评估。主诊医生应及时观察患者对营养治疗的反应和治疗效果,必要时(病情变化或临床治疗需要)可再次请营养科会诊调整营养治疗方案。

(6) 主诊医生应及时将营养评估结果及相关营养治疗情况记入病历。如患者不接受或中途自愿停止营养治疗,患者或家属自愿放弃营养治疗等,需家属同意。

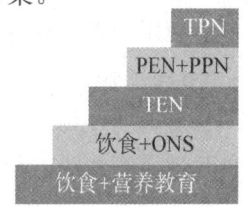

图7-8 营养不良的五阶梯治疗模式

(7) 对出院的患者营养师应给予饮食营养指导,建议营养门诊随访。

(二) 营养不良的五阶梯治疗模式

营养不良的规范治疗应该遵循五阶梯治疗原则(图 7-8)：首先选择营养教育，然后依次向上晋级选择口服营养补充(oral nutritional supplements，ONS)、完全肠内营养(total enteral nutrition，TEN)、部分肠外营养(partial parenteral nutrition，PPN)、全肠外营养(total parenteral nutrition，TPN)。

营养支持方案的选择："当下一阶梯不能满足 60% 目标能量需求 3~5 天时，应该选择上一阶梯。"

(三) 营养制剂的选择

(1) 非荷瘤状态下，肿瘤患者的营养治疗配方与良性疾病患者无明显差异；荷瘤状态下，配方有别于良性疾病。

(2) 糖/脂肪比例。生理条件下，非蛋白质热量的分配一般为葡萄糖/脂肪 = 60%~70%/40%~30%；荷瘤状态下尤其是进展期、终末期肿瘤患者，推荐高脂肪低碳水化合物配方，两者比例可以达到 1:1，甚至脂肪供能更多。

(3) 脂肪制剂。中/长链脂肪乳剂可能更加适合肿瘤患者，尤其是肝功能障碍患者。ω-9MUFA 具有免疫中性及低致炎症反应特征，对免疫功能及肝功能影响较小；其维生素 E 含量丰富，降低了脂质过氧化反应。ω-3PUFA 有助于降低心血管疾病风险、抑制炎症反应，动物实验证明其具有抑制肿瘤生长的直接作用。

(4) 蛋白质/氨基酸制剂。含有 35% 以上 BCAA 的氨基酸制剂被很多专家推荐用于肿瘤患者，认为可以改善肿瘤患者的肌肉减少，维护肝脏功能，平衡芳香族氨基酸，改善厌食与早饱。整蛋白型制剂适用于绝大多数肿瘤患者，短肽制剂含水解蛋白无需消化，吸收较快，对消化功能受损伤的患者如手术后早期、放化疗患者、老年患者有益。

(5) 药理营养。在肿瘤患者营养配方中添加精氨酸 ω-3PUFA、核苷酸、谷氨酰胺等成分，组成免疫调节配方已成为研究的热点，较多的研究结果显示，免疫调节配方对肿瘤患者有正面影响，一般推荐上述四种成分联合使用，单独使用的效果有待证实。

(四) 不同情况下的营养治疗

美国肠外肠内营养学会(ASPEN)、欧洲肠外肠内营养学会(ESPEN)、中华医学会肠外肠内营养学分会(CSPEN)及中国抗癌协会肿瘤营养与支持治疗专业委员会(CSONSC)，对肿瘤患者的营养治疗提出了指南性意见，可用于指导不同情况下的营养治疗。

1. 非终末期手术患者

(1) 肿瘤患者围手术期营养治疗的适应证可参照非肿瘤患者围手术期的营养治疗。营养治疗不是接受外科大手术的肿瘤患者的常规措施。

(2) 中度营养不良计划实施大手术患者或重度营养不良患者建议在手术前接受营养治疗1~2周,即使手术延迟也是值得的。预期术后7天以上仍然无法通过正常饮食满足营养需求的患者,以及经口进食不能满足60%需要量1周以上的患者,应给予术后营养治疗。

(3) 开腹大手术患者,无论其营养状况如何,均推荐手术前使用免疫营养5~7天,并持续到手术后7天或患者经口摄食>60%需要量时为止。免疫增强型肠内营养应同时包含ω-3PUFA、精氨酸和核苷酸三类底物。单独添加上述三类营养物中的任一种或两种,其作用需要进一步研究。

(4) 需进行手术治疗的患者,若合并下列情况之一:6个月内体重丢失>10%~15%,或BMI<18.5 kg/m²,或PG-SGA达到C级,或无肝功能不全患者的血清白蛋白<30 g/L,营养治疗可以改善患者的临床结局(降低感染率,缩短住院时间)。这些患者应在术前给予营养治疗10~14天,即使手术因此而推迟也是值得的。该条意见中"营养治疗"系指肠内营养。

(5) 任何情况下,只要肠内途径可用,应优先使用肠内营养。手术后应尽早(24 h内)开始肠内营养。

2. 非终末期放疗、化疗患者

(1) 放疗、化疗及联合放疗、化疗患者不常规推荐营养治疗,因为常规营养治疗对放疗、化疗治疗效果及不良反应的正面影响尚未得到有效证据支持。

(2) 放疗、化疗伴有明显不良反应的患者,如果已有明显营养不良,则应在放疗、化疗的同时进行营养治疗;放疗或化疗严重影响摄食并预期持续时间大于1周,而放疗、化疗不能终止,或即使终止后较长时间仍然不能恢复足够饮食者,应给予营养治疗。

(3) 肿瘤放疗和(或)化疗致摄入减少以及体重丢失时,强化营养咨询可使大多数患者摄入量增多、体重增加,肠内营养可以改善患者营养状况。头颈部肿瘤、吞咽困难、口腔黏膜炎患者管饲比口服更有效。

(4) 肠内营养时使用普通标准营养剂,ω-3PUFA强化型肠内营养配方对改善恶病质可能有益,但对一般情况及营养状态的作用有争议。

(5) 无证据表明营养治疗促进肿瘤生长,在临床实际工作中不必考虑这个理论问题。

3. 终末期患者与途径
(1) 个体化评估,制定合理方案,选择合适的配方。
(2) 营养治疗可能提高部分终末期肿瘤患者的生活质量。
(3) 患者接近生命终点时,已不需要给予任何形式的营养治疗,仅需提供适当的水和食物以减少饥饿感。
(4) 终末期肿瘤患者的营养治疗是一个复杂问题,涉及面广。考虑到疾病无法逆转且患者不能从中获益,而营养治疗可能会带来一些并发症,因而,国外指南不推荐使用营养治疗。但是在国内,受传统观念与文化的影响,终末期肿瘤患者的营养治疗在很大程度上已经不再是循证医学或卫生资源的问题,而是一个复杂的伦理、情感问题,常常被患者家属的要求所左右。

(五) 营养管理信息化

营养筛查、营养评定、饮食医嘱、食谱制定、肠内营养医嘱、营养教育和指导均实现信息化管理。

四、疗效评价与随访

(一) 疗效评价

实施营养干预的时机是越早越好,考虑到营养治疗的起效特点,一般建议4周为一个评估疗程。评估疗效的指标分为三类。

(1) 快速变化指标:为实验室参数,如血常规、电解质、肝功能、肾功能、炎症参数(IL-1、IL-6、TNF、CRP)、营养套餐(白蛋白、前白蛋白、转铁蛋白、视黄醇结合蛋白、游离脂肪酸)、血乳酸等,每周检测1~2次。

(2) 中速变化指标:人体测量参数、人体成分分析、生活质量评估,每4~12周评估一次。

(3) 慢速变化指标:生存时间,每年评估一次。

(二) 随访

1. 调整营养治疗方案

所有肿瘤患者出院后均应该定期(至少每3个月1次)到医院营养门诊进行营养随访,由专业营养师采用营养咨询法(SOAP法)进行个体化的咨询,根据患者的具体情况适时调整营养治疗方案。

2. 饮食指导

(1) 可以增加食物摄入量,避免肿瘤治疗过程中出现的体重丢失或者导致治疗的中断。如果饮食指导不能满足需求,需要开始人工营养(口服营养、管饲、肠外营养)。

(2) 制定一份食物计划表,将每天的食物分成5~6餐,以小分量的形式提供营养丰富的食物,患者更容易接受小分量的食物。

(3) 在愉快的环境、与愉悦的对象、用充足的时间享用制作精良、丰富多样、美味可口的食物。

(4) 患者常合并一些症状,具体的饮食建议如下。

① 食欲缺乏:膳食和饮品需富含营养,提供小份,充分利用患者具有食欲的时间段。

② 吞咽困难:调整食物的质地,通过小分量来缓解吞咽不适及避免疲劳,因为后者可以加重吞咽困难并增加误吸的风险;确保患者在用餐时具有合适的体位从而有利于食物的蠕动;避免食物堆积在口腔中。如果患者对液体吞咽困难,摄食可以胶状或乳脂类的为主;相反,如果对固体吞咽困难,可准备质地柔软的食物。

③ 黏膜炎:细嚼慢咽,同时食用常温食品;保持口腔卫生;摄入柔软、光滑或者捣碎的混合有水分或汤汁的食物;避免辛辣刺激饮食,比如瓜果皮、辛辣的、酸的或煎炸的食物。这些建议旨在避免黏膜的疼痛,缓解因唾液分泌减少引起的口腔干燥等不适。

第五节 镇痛管理

一、规范

采用多模式镇痛(multimodal analgesia,MMA)方案,目标是:①有效的运动痛控制,视觉模拟评分法(VAS)≤3分。②较低的镇痛相关不良反应发生率。③加速患者术后早期的肠功能恢复,确保术后早期经口摄食及早期下地活动。

在控制切口疼痛方面,对于开放手术,推荐连续中胸段硬膜外患者自控镇痛(patient controlled epidural analgesia,PCEA)联合非甾体类消炎药(nonsteroidal antiinflammatory drugs,NSAIDs)。NSAIDs可使用至出院前,但应根据患者年龄、术前并存疾病(消化道疾病、心血管疾病等)、手术类型、术前肾功能等状况评价潜在吻合口漏、急性肾损伤等风险。实施PCEA具有发生低血压、硬膜外血肿、尿潴留等并发症风险，应密切监测并加以预防。局麻药伤口浸润或连续浸润镇痛、腹横肌平面阻滞镇痛（transversus abdominis plane，TAP）、复合低剂量阿片类药物的患者自控静脉镇痛（patient controlled analgesia，PCA）+ NSAIDs，可以作为 PCEA 的替代方案。局麻药物可选用罗哌卡因、利多卡因和布比卡因等。

对于腹腔镜手术，推荐 TAP/局麻药伤口浸润镇痛联合低剂量阿片类药物 PCA + NSAIDs 方案。以激动 μ 受体为主的阿片类药物可致肠麻痹，而以激动 κ 受体为主的阿片类药物引起肠麻痹及术后恶心、呕吐相对较少，同时可有效减轻手术导致的内脏痛。对于肠功能不全的患者，需优化阿片类药物的选择，以确保有效镇痛，并促进术后肠功能的快速康复、早期经口进食和下地活动。

二、人员资质及硬件要求

（一）人员资质要求

术中麻醉管理由主治医师以上的麻醉医生负责实施，术后疼痛由麻醉科急性疼痛服务（acute pain service，APS）团队负责，包括疼痛情况随访、镇痛方法剂量调整及相关不良反应的处理。APS 团队由麻醉科主治医师以上负责、麻醉住院医师及麻醉护士组成。

（二）硬件要求

除常用的镇痛药物及镇痛泵等设备外，围手术期镇痛技术中对超声引导的依赖较高，需要配置足够的超声机器。

三、SOPs

（1）手术患者入室后先实施中胸段硬膜外穿刺置管或超声引导下的单次/连续周围神经阻滞。

（2）麻醉管理过程中运用阿片类药物（适当减少）、NSAIDS、对乙酰氨基酚等镇痛药物。

（3）必要时术后由外科医师实施切口局麻药浸润。

（4）术后自控输注泵镇痛。术后 48 h，白天由 APS 团队负责疼痛评估、处理，晚间紧急情况由麻醉科值班人员处理。

四、建设实践与经验

在医院建设"无痛医院"的整体战略下，麻醉科已经在结肠癌手术围手术期镇痛方面积累了一定的经验。具体而言,包括两方面。

(一) 镇痛方案成熟

鉴于目前结肠癌手术绝大多数在腹腔镜下完成,对全麻复合腹横肌平面阻滞/局麻药伤口浸润镇痛联合低剂量阿片类药物 PCA + NSAIDs 方案效果满意。

(二) 人员、设备的完备和流程的合理化

在之前由专人负责亚专科麻醉及术后镇痛的基础上,科室成立 APS 服务团队,统筹安排人员随访、评估及处理,进一步提高效率,节约人力成本。

五、癌痛

2001 年国际疼痛协会(IASP)将疼痛定义为:一种不愉快的感觉体验和伴有实际或潜在的组织损伤的情绪体验;疼痛是继脉搏、呼吸、血压、体温之后的第五大生命体征,是癌症患者最常见和难以忍受的症状之一,严重地影响癌症患者的生活质量。初诊癌症患者的疼痛发生率约为 25%,而晚期癌症患者的疼痛发生率可达 60%~80%,其中 1/3 的患者为重度疼痛。

(一) 癌痛的病因

癌痛的原因复杂多样,大致可分为以下三类。

(1) 肿瘤相关性疼痛:肿瘤侵犯、压迫刺激神经,骨骼转移,对痛觉敏感组织(血管、淋巴管等)的刺激,肿瘤分泌因子致痛、伴随炎症因素致痛等所致。

(2) 抗肿瘤治疗相关性疼痛:手术后、创伤性操作、放射治疗后、化疗后和其他治疗后疼痛。

(3) 非肿瘤因素性疼痛:合并症、并发症以及社会心理因素等所致的疼痛。

(二) 癌痛分类与机制

按疼痛作用机制,主要分为以下几类。

1. 伤害性疼痛

由于肿瘤生长,造成体内组织受损,损伤组织或局部炎性反应所释放的化学介质刺激或使周围伤害性受体致敏,通过初级传入神经到达中枢神经,产生痛感受。伤害性痛可进一步分为躯体和内脏痛,躯体痛与肿瘤侵犯躯体结构,如骨骼、肌肉等有关,内脏痛则与肿瘤侵犯或压迫由自主神经支配的空腔或实质性脏器有关,可表现为刺痛、跳痛或胀痛等不同感受。起源于内脏的疼痛可因被膜或肠系膜受累而表现得非常尖锐,伤害性疼痛对阿片类药物治疗的反应性较好。

2. 神经性疼痛

是由肿瘤局部或远处生长转移,使中枢或外周神经系统受侵犯所致。表现为感觉异常、运动区疼痛和自主神经功能紊乱。这些异常有时非常细微,容易被忽视,神经痛对阿片类药物仅有部分反应,有时需辅助其他药物或其他镇痛技术进行治疗,但也只能取得部分疗效,这是晚期癌痛较难控制的主要原因之一。

3. 牵涉性疼痛

常出现在远离病灶的一些浅表或深层部位,有多种不同的牵涉痛,其产生的原因是由于病灶区与牵涉痛区中枢投射区或投射途径相同,使患者误认为是牵涉区来的疼痛,内在机制非常复杂,尚未完全阐明。常见的牵涉痛有胰腺癌的背痛、肝肿瘤的肩痛等等。

4. 自发性疼痛

当疼痛强度与所存在的疾病不成比例时可称其为自发性痛。疼痛可早于其他体征,甚至与体征无关,有时通过影像学检查也不能找到疼痛来源,自发性疼痛诊断之前,应给予必要的全面检查。自发性疼痛受患者心理因素影响较大,因此,治疗时尤其应该注意心理治疗。自发性痛可归为"阿片类药物无效的疼痛"。

另外,根据疼痛持续时间,可分为急性疼痛和慢性疼痛,癌症疼痛大多数表现为慢性疼痛。慢性疼痛与急性疼痛的发生机制既有共性也有差异。慢性疼痛的发生,除伤害感受性疼痛的基本传导调节过程外,还可表现出不同于急性疼痛的神经病理性疼痛机制,如伤害感受器过度兴奋、受损神经异位电活动、痛觉传导中枢机制敏感性过度增强、离子通道和受体表达异常、中枢神经系统重构等。与急性疼痛相比较,慢性疼痛持续时间长,机制尚不清楚,疼痛程度与组织损伤程度可呈分离现象,可以伴有痛觉过敏和异常疼痛,常规止痛治疗往往疗效不佳。

(三) 癌症疼痛评估

癌痛评估应当遵循"常规、量化、全面、动态"的原则。

1. 常规评估

癌痛常规评估是指医护人员主动询问癌症患者有无疼痛,评估疼痛病情并进行相应的病历记录,对于有疼痛症状的癌症患者,应将疼痛评估列入护理常规监测和记录的内容。

2. 量化评估

癌痛量化评估是指使用疼痛程度评估量表等量化标准来评估患者疼痛主观感受程度,需要患者密切配合。量化评估疼痛时,应当重点评估最近24 h内患者最严重和最轻的疼痛程度,以及通常情况的疼痛程度。癌痛量化评估通常使用3种方法:

(1) 数字分级法(NRS):使用《疼痛程度数字评估量表》(图7-9)对患者疼痛程度进行评估;将疼痛程度用0～10个数字依次表示,0表示无疼痛,10表示能想象的最剧烈疼痛。交由患者自己选择一个最能代表自身疼痛程度的数字,或由医护人员协助患者理解后选择相应的数字描述疼痛,按照疼痛对应的数字,将疼痛程度分为:轻度疼痛(1～3)、中度疼痛(4～6)、重度疼痛(7～10)。

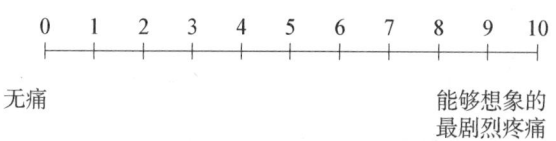

图7-9 数字分级法

(2) 面部表情评估量表法:由医护人员根据患者疼痛时的面部表情状态,对照《面部表情疼痛评分量表》(图7-10)进行疼痛评估,适用于自己表达困难的患者,如儿童、老年人、存在语言文化差异或其他交流障碍的患者。

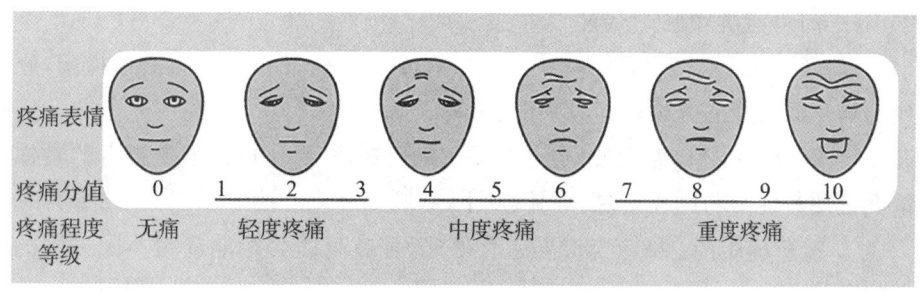

图7-10 面部表情评估量表法

(3) 主诉疼痛程度分级法(VRS):主要是根据患者对疼痛的主诉,可将疼痛程度分为轻度、中度、重度三类。①轻度疼痛:有疼痛,但可忍受,生活正常,睡眠未受到干扰。②中度疼痛:疼痛明显,不能忍受,要求服用镇痛药物,睡眠受到干扰。③重度疼痛:疼痛剧烈,不能忍受,需用镇痛药物,睡眠受到严重干扰,可伴有自主神经功能紊乱或被动体位。

3. 全面评估

癌痛全面评估是指对癌症患者的疼痛及相关病情进行全面评估,包括疼痛病因及类型、疼痛发作、止痛治疗、重要器官功能、心理精神、家庭及社会支持、既往史(如精神病史,药物滥用史)等。应当在患者入院后 8 h 内进行首次评估,并且在 24 h 内进行全面评估,在治疗过程中,应实施及时、动态评估。

4. 动态评估

癌痛动态评估是指持续、动态评估癌痛患者的疼痛变化情况,包括评估疼痛程度、性质变化情况,爆发性疼痛发作情况,疼痛减轻及加重因素,以及止痛治疗的不良反应等。动态评估对于药物止痛治疗剂量滴定尤为重要。在止痛治疗期间,应当记录用药种类及剂量滴定、疼痛程度及病情变化。

(四) 癌痛治疗

1. 治疗原则

癌痛应当采用综合治疗的原则,根据患者的病情和身体状况,有效应用止痛治疗手段,持续、有效地消除疼痛,预防和控制药物的不良反应,降低疼痛及治疗带来的心理负担,以期最大限度提高患者的生活质量。

2. 治疗方法

癌痛的治疗方法包括:病因治疗、药物止痛治疗和非药物治疗。

(1) 病因治疗:针对引起癌症疼痛的病因进行治疗,癌痛疼痛的主要病因是癌症本身、并发症等。针对癌症患者给予抗癌治疗,如手术、放射治疗或化学治疗等,可能解除癌症疼痛。

(2) 药物治疗:根据世界卫生组织(WHO)癌痛三阶梯止痛治疗指南,癌痛药物止痛治疗的五项基本原则如下。

① 口服给药:口服方便,也是最常用的给药途径;还可以根据患者的具体情况选用其他给药途径,包括静脉、皮下、直肠和经皮给药等。

② 按阶梯用药:指应当根据患者疼痛程度,有针对性地选用不同强度的镇痛药物。

A. 轻度疼痛:可选用非甾体类抗炎药物(NSAID)。

B. 中度疼痛:可选用弱阿片类药物或低剂量的强阿片类药物,并可联合应用非甾体类抗炎药物以及辅助镇痛药物(镇静剂、抗惊厥类药物和抗抑郁类药物等)。

C. 重度疼痛:首选强阿片类药,并可合用非甾体类抗炎药物以及辅助镇痛药物(镇静剂、抗惊厥类药物和抗抑郁类药物等)。

③ 按时用药：按规定时间间隔规律性给予止痛药，按时给药有助于维持稳定、有效的血药浓度。目前，控缓释药物临床使用日益广泛，强调以控缓释阿片药物作为基础用药的止痛方法，在滴定和出现爆发痛时，可给予即释阿片类药物对症处理。

④ 个体化给药：指按照患者病情和癌痛缓解药物剂量，制定个体化用药方案。使用阿片类药物时，由于个体差异，阿片类药物无理想标准用药剂量，应当根据患者的病情，使用足够剂量药物，使疼痛得到缓解；同时，还应鉴别是否有神经病理性疼痛的性质，考虑联合用药可能。

⑤ 注意具体细节

A. 对使用止痛药的患者要加强监护，密切观察其疼痛缓解程度和机体反应情况，注意药物联合应用的相互作用，并及时采取必要措施尽可能减少药物的不良反应，以期提高患者的生活质量。

B. 药物选择与使用方法：应当根据癌症患者疼痛的程度、性质、正在接受的治疗、伴随疾病等情况，合理选择止痛药物和辅助药物，个体化调整用药剂量、给药频率，防治不良反应，以期获得最佳止痛效果，减少不良反应发生。

C. 辅助用药：辅助镇痛药物包括抗惊厥类药物、抗抑郁类药物、皮质激素、N-甲基-D-天冬氨酸受体(NMDA)拮抗剂和局部麻醉药，辅助药物能够增强阿片类药物止痛效果，或产生直接镇痛作用；辅助镇痛药常用于辅助治疗神经病理性疼痛、骨痛、内脏痛。辅助用药的种类选择及剂量调整，需要个体化对待。

(3) 非药物治疗：用于癌痛治疗的非药物治疗方法主要有：介入治疗、针灸、经皮穴位电刺激等物理治疗、认知行为训练、社会心理支持治疗等，适当应用非药物疗法，可作为药物止痛治疗的有益补充，与止痛药物治疗联用，可增加止痛治疗的效果。

(五) 患者及家属宣教

癌痛治疗过程中，患者及家属的理解支持和配合至关重要，应当有针对性地开展止痛知识宣传教育。重点宣教以下内容：鼓励患者主动向医护人员描述疼痛的程度；止痛治疗是肿瘤综合治疗的重要部分，强忍疼痛对患者有害无益；多数癌痛可通过药物治疗有效控制，患者应当在医师指导下进行止痛治疗，规律服药，不宜自行调整止痛药剂量和止痛方案；吗啡及其同类药物是癌痛治疗的常用药物，在癌痛治疗时应用吗啡类药物引起成瘾的现象极为罕见；

应当确保药物安全放置;止痛治疗时要密切观察疗效和药物的不良反应,随时与医务人员沟通,调整治疗目标及治疗措施,应当定期复诊或随访。

(六) 科室无痛病房建设

作为无痛病房建设单位,主要做到以下几点:科室成立癌痛管理小组,有合理的人员框架;按照癌痛诊疗规范;具有完备的癌痛文书、评估单、记录单;入院及时癌痛筛查评估,正确的癌症诊断,癌痛动态评估,难治性癌痛的综合治疗,及时处理癌痛治疗的不良反应,完善的随访。

第六节 精准临床药学服务体系

一、驻科临床药师与 CrCC 工作模式的契合

(一) 肿瘤 CrCC 临床药师服务规范

肿瘤临床药师是 CrCC 辅助护理团队中的主要成员之一,需坚持在 CCC 临床实践中发挥药学专业技术在药物治疗工作中的作用,发现、解决、预防潜在的或实际存在的临床 CrCC 实施过程中的用药问题,指导患者安全用药,与 CrCC 的医生、护士等共同保护患者的用药权益,促进药物合理应用,提高医疗水平。其主要的岗位职责有:

(1) CrCC 处方医嘱审核。对处方或用药医嘱进行适宜性审核,按《药品管理法》《处方管理办法》和《医疗机构药师管理规定》中的相关管理规定;药师必须对处方或用药医嘱进行适宜性审核和必要的干预,防止临床用药失误。

(2) 肿瘤科药学查房。参加所在临床科室查房,对医生日常查房,并按 CrCC 要求参加病例讨论,提出相应的药物治疗意见或建议,应特别关注患者在药物治疗,尤其是肿瘤化疗过程中可能出现的与药物相关的治疗问题。

(3) 重点患者开展药学监护。对临床重点患者实施药学监护,比如术后患者、既往化疗出现严重药品不良反应患者,肝、肾功能不全或免疫低下患者,用药依从性差的患者等。

(4) 开展个体化治疗药物监测。CrCC 患者中有一大部分需接受化疗,而接受化疗的药物中,有些需要开展血药浓度、代谢产物浓度以及药物代谢基因检测等,从而根据患者体内的药代动力学特点,设计个体化给药方案,使进入 CrCC 的患者的治疗方案真正做到"量体裁衣"。

(5) 药物信息支持与合理用药宣传。为医务人员和患者提供及时、准确、科学的用药信息,比如药物医保信息,医院药物保供信息,最新的药品说明书信息等;同时为医生、护士和患者,开展合理用药教育,宣传用药相关知识和政策,指导患者安全用药。

(二) 肿瘤CrCC临床药师准入资质

根据卫医疗便函〔2007〕190号文件《卫生部医政司关于开展临床药师制试点工作的通知》和《医疗机构药事管理规定》,结合市一医院实际情况,对临床药师设定了以下准入要求:

(1) 第一学历必须为高等学校医学、药学或临床药学专业本科以上学历。

(2) 本科学历毕业者需从事医院药学工作5年以上,硕士、博士毕业者需从事医院药学工作2年以上,且在规定期内获得主管药师以上职称。

(3) 必须通过肿瘤专业的国家卫计委或上海市临床药师规范化培训,培训考核合格后,方可从事肿瘤CrCC的相关临床药学工作。

(三) 肿瘤CrCC临床药学工作软硬件要求

(1) 软件要求:构建以临床药学和药学管理为基础,以药学信息为核心的信息化管理系统,是开展CrCC临床药学工作的软件保障。整个临床药学信息系统由"临床信息查阅模块""临床药学工作模块"和"基本信息维护模块"等组成。在"临床信息查阅模块"中,临床药师可以进入患者主页查看医嘱、用药总结、电子病例、手术信息、化验报告、检查报告、三测单、血糖记录单以及"患者360"。其中"患者360"包含了该患者历年在市一医院门诊住院的记录、文书、检查、检验记录。在"临床药学工作模块"中,临床药师可以完成药物重整与入院评估、医嘱审核、用药建议、用药教育、用药咨询、药学监护、住院药历等一系列临床药学工作。

(2) 硬件要求:为了更好地完成临床药师的各项工作,每位临床药师均配备了一台平板电脑,该平板电脑中装有临床药学信息系统,使得每位临床药师无论何时何地均能为患者提供药学服务。此外,针对CrCC中结直肠癌患者的药物精准治疗,医疗机构内应配备高效液相质谱仪、免疫分析仪以及药物基因检测仪等相关实验设备。

二、CrCC临床药学工作建设实践与经验

(一) 入院教育与药物重整

入院教育是患者出入院所接收到的与即将发生的医疗活动相关的重要信

息,主要包括对患者入院前既往病史、疾病的自然进程、入院后的个体化的治疗目标、用药注意事项等方面开展用药教育。入院患者药物重整是指在患者入院时,药师通过复核和沟通患者医疗交接前后的用药情况,对患者既往所用的药物和过敏史等情况进行详细全面地记录。经过药物重整,药师对临床诊疗活动中医师、护士起到重要的辅助作用,尽可能减少用药错误的发生,确保患者用药安全,以期提供更安全的诊疗服务。

尤其是针对 CrCC 的肿瘤化疗患者,因为涉及化疗多个疗程,化疗期间患者往往可能去其他医院就诊,服用中药调理或者服用其他保健品,这些均可能对本次化疗造成潜在用药安全隐患。此外,由于肿瘤患者往往为老年患者,大都合并其他慢性疾病,且服用多种治疗药物,通过入院的药物重整,可以帮助医生规避相关用药错误和药物相互作用的发生。

(二) 医嘱审核与处方点评

所谓处方审核是指:药学专业技术人员运用专业知识与实践技能,根据相关法律法规、规章制度与技术规范等,对医师在诊疗活动中为患者开具的处方,进行合法性、规范性和适宜性审核,并做出是否同意调配发药决定的药学技术服务。根据《医疗机构处方审核规范》(国卫办医发〔2018〕14号)中的相关规定,药师是处方审核工作的第一责任人。因此,作为 CrCC 的临床药师更应对医生医嘱进行全覆盖的审核点评,具体医嘱处方审核要点应围绕化疗方案的顺利安全执行展开。具体内容有:

(1) 药物的用法用量:给药剂量是否需要调整。化疗药物大都需根据患者体表面积进行计算,若患者为老年、肝肾功能不全或既往有严重不良反应病史者,更应根据患者情况进行调整。

(2) 药物的给药途径:正确的给药途径是保障药物疗效和减低不良反应发生的重要因素,常见的给药途径有静脉注射、口服、皮下注射等。此外,化疗药物的给药时间也需要特别要求,如伊立替康静脉给药滴注时间应大于 90 min。

(3) 药物溶媒选择:溶媒的选择包含溶媒类别和剂量,尤其是化疗药物的溶媒选择应严格根据化疗药物的说明书进行。如:洛铂不能用 0.9% NS 注射液稀释,否则可能导致洛铂降解;依托泊苷用 0.9% NS 稀释,最终浓度不得超过 25 mg/100 ml。

(4) 药物相互作用:是指患者同时或在一定时间内由于先后服用 2 种或 2 种以上药物后所产生的复合效应,可使药效加强或不良反应减轻,也可使药效减弱或出现不应有的不良反应。因此,临床上在进行联合用药时,应注意利用各种药物的特性,充分发挥联合用药中各个药物的药理作用,以达到最好的疗效和最少的药品不良反应,从而提高用药安全。例如:瑞戈非尼晚期结直肠治疗的小分子靶向药物,肠癌患者在服用瑞戈非尼的同时服用CYP3A4的抑制剂酮康唑,将会导致瑞戈非尼的曲线下面积(AUC)提高33%,进而因药物浓度过高导致药物不良反应发生,因此患者在使用瑞戈非尼期间应禁用酮康唑。临床药师医嘱审核界面,详见图7-11。

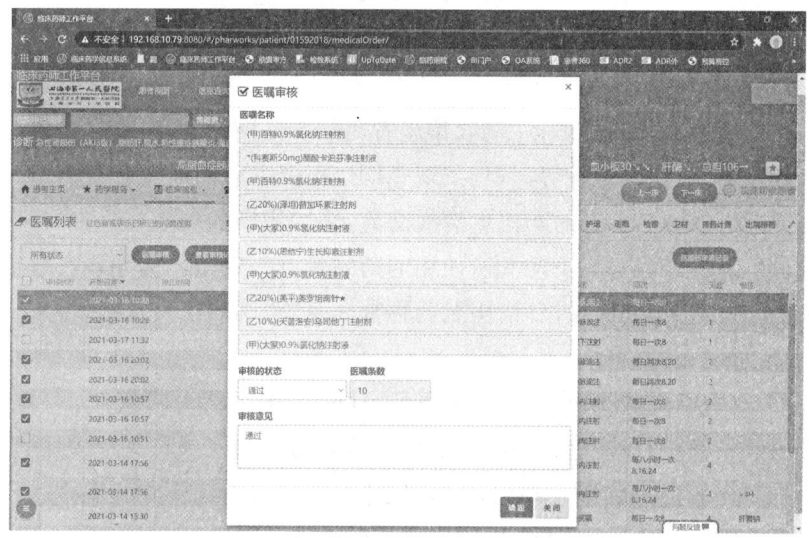

图7-11 临床药师医嘱审核界面

(三)药物信息咨询服务

药物咨询是药学服务的重要内容,也是提高药学服务的重要环节,是患者就医诊疗过程的完善和补充。CrCC诊疗过程中,医师会遇到各种与药物治疗相关的问题,比如,结直肠手术的抗菌药物如何使用规范、对于肝肾功能不全患者的治疗药物剂量如何调整、哪些靶向药物进入医保,其医保适应证是如何规定的等,这些涉及药品临床使用的信息,均可以由临床药师为医生解答。此外,临床咨询较多的还有护士,在CrCC诊疗过程中,临床药师均可以发挥药学领域的专长为护士提供化疗药物临床合理使用方面的知识,比如滴速的控制、化疗药物外渗后的处置、冲配后药物的稳定性等。临床药师对患者和医护人员提出的问题做出及时准确的回答,有利于提高临床合理用药水平,使药物的使用更加合理、经济、安全、有效;有利于促进医、药、护三者的合作和交流,实现优势互补;有利于减少用药隐患和医疗纠纷,提高医疗质量。

(四) 药物不良反应监护与上报

药品不良反应(adverse drug reaction,ADR)是指合格药品在正常用法用量下出现的与用药目的无关的或意外的有害反应。WHO 评估,我国每年 5 000 万例住院患者中,至少有 250 万例入院治疗与药品不良反应有关,其中 50 万例属于严重药品不良反应,每年因药品不良反应死亡约 19 万例,需增加医药费 40 亿元人民币。因此,药品不良反应监测是药品上市后安全性评价的一种重要手段;是加强药品管理、提高药品质量、促进医疗水平的重要保证;是确保人民用药安全、保护公众健康和社会稳定的一项重要举措。

市一医院为全国首批国家药品不良反应监测中心哨点联盟医院,结合 CrCC 的诊疗特点,临床药师主动收集患者药品不良反应,如医生早交班、药学查房、护士告知、医嘱审核等,一旦发现 ADR,积极主动询问患者用药情况,分析可能导致的药物,并及时与医生沟通交流,采取积极的对症处理方式。经过分析判断,若此药品不良反应和所使用的药品具有一定的相关性,临床药师即可上报至上海市第一人民医院"医院药物警戒系统",将 ADR 直接上报至国家不良反应检测系统。

此外,CrCC 定期对诊疗中心的药品 ADR 情况进行分析汇总,内容包括 ADR 的数量、类型、涉及药品种类、给药途径等,定期于 CrCC 医疗质量会议上进行信息反馈,促进临床合理用药,减少或避免药品不良反应的发生。图 7 - 12 是临床药师针对严重 ADR 进行病例分析讨论。

(五) 个体化治疗药物监测

精准医疗模式是一种新的医疗模式,旨在针对每个患者进行个体特异疾病的预防、治疗和保健。在临床治疗中,同样的药物对于不同的患者疗效差异显著,有的甚至产生了明显的不良反应。药物疗效不仅与药物本身有关,还受患者的性别、年龄、体重、疾病状态、遗传因素、饮食及合并用药等因素影响。因此,药物的治疗应在充分考虑每个患者的综合情况的基础上制定药物治疗方案,实现个体化用药。

目前,以"患者为中心"的个体化精准用药服务通常可以采用两种技术手段,即治疗药物监测(therapeutic drug monitoring,TDM)和药物基因检测。所谓治疗药物监测即指在临床进行药物治疗过程中,观察药物疗效的同时,通过测定血液中或其他体液(唾液、尿液)中药物的浓度,以药动学和药效学基础理论为指导,借助先进的分析技术与电子计算机手段,并利用药代动力学原理和共识,使给药方案个体化。对于血药浓度范围窄、治疗指数低、个体差异大、

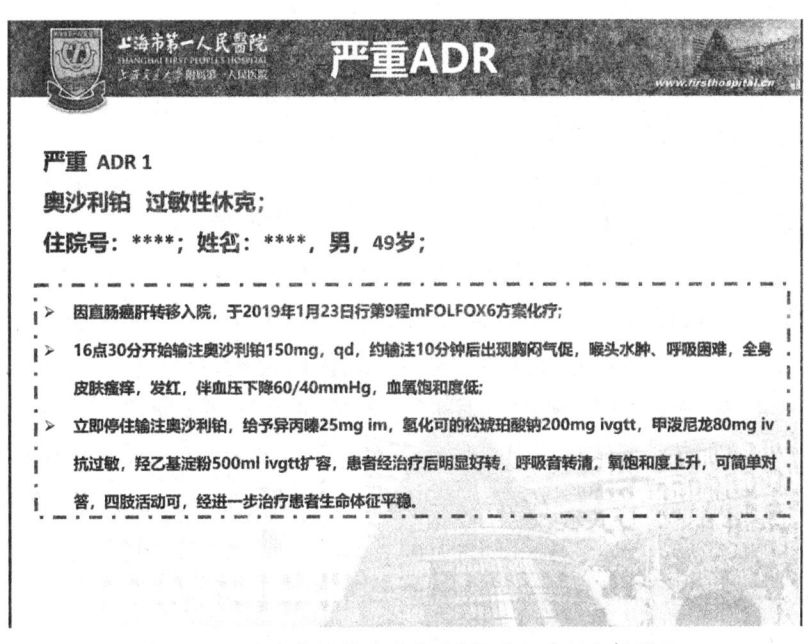

图 7-12 临床药师针对严重 ADR 进行病例分析讨论

非线性药代动力学、药物过量易导致毒性反应、患者肝肾功能不全、存在药物相互作用等情况下，均需通过测定血药浓度对药物剂量、给药方式等进行调整，促进临床用药安全有效。所谓药物基因检测，指在给药前检测患者的遗传学差异，预测个体间药物代谢、药物效应和不良反应的差异，据此选择合适的药物及剂量。通过检测药物代谢、转运等相关特定基因型，可以避免药物的严重不良反应，减少过度治疗或治疗不足，选择应答及疗效更佳的药物，从而提高治疗的安全性和有效性。

下面就结直肠肿瘤常用化疗药物伊立替康开展的 CrCC 个体化治疗药物监测服务内容举例说明。

伊立替康是喜树碱的半合成衍生物，在体内通过羧酸酯酶代谢成活性更强的产物 SN-38。伊立替康或者 SN-38 通过与拓扑异构酶 I 和 DNA 形成三联复合物，引起肿瘤细胞 DNA 损伤，干扰其复制和转录。最终通过抑制 DNA 合成形成较强的杀伤肿瘤活性，是结直肠癌治疗的经典化疗药物。伊立替康临床应用过程中，药物不良反应是目前限制伊立替康临床应用的主要问题，特别是迟发型腹泻和中性粒细胞减少较为明显。大量临床患者由于无法耐受这些不良反应而被迫终止治疗，严重的药物不良反应甚至可以直接导致患者死亡。有数据显示,接受伊立替康治疗的患者中,有20%的患者会发生3~4级腹泻,10%的患者会出现较为严重的中性粒细胞减少。因此,有必要从药物基因组学、治疗药物监测以及代谢产物的检测角度对抗肿瘤药物伊立替康开展一体化精准药学服务。

伊立替康在体内的活性代谢产物SN-38在UGT1A1的催化下通过葡萄糖醛酸化灭活,生成无活性的产物SN-38G,从而使正常细胞免受伊立替康毒性影响。目前,对 UGT1A1 基因变异研究最多的是 UGT1A1*28(rs8175347)和 UGT1A1*6(rs4148323)。由于这两个位点的突变均会影响UGT1A1的催化活性,从而导致SN-38在体内聚集,可以用于预测接受伊立替康化疗患者的药物不良反应。大量研究表明,UGT1A1*28 和 UGT1A1*6 突变型纯合子患者的不良反应发生率显著增加,并且与给药剂量相关,其中关于 UGT1A1*28 的研究更为明确。在一项接受FOLFIRI方案化疗的107名结直肠癌患者中,研究者在治疗前进行了 UGT1A1*28 的基因检测,并根据检测结果对伊立替康的使用剂量进行调整,最终可以在不增加毒副作用的基础上,使患者的肿瘤治疗有效率更高,生存时间更长。因此,美国FDA明确指出,接受伊立替康化疗的患者需要对 UGT1A1 的基因型进行检测,UGT1A1*28 和 UGT1A1*6 突变型患者发生不良反应的风险明显更高。

伊立替康不良反应的发生与SN-38及其转化产物的血药浓度密切相关。因此,在测定伊立替康血药浓度的同时有必要同时测定其代谢产物SN-38或SN-38G的血药浓度。此外,也有学者认为,在 UGT1A1*28 或 UGT1A1*6 基因突变情况下,SN-38峰浓度高于预测值下限者可以取得更好的疗效,而谷浓度高于预测值下限者,疗效未见显著提高,但相关不良反应却明显升高,从而可以作为伊立替康给药剂量调整的重要依据。因此,CrCC伊立替康精准药学服务模式构建如下。

(1)初始给药剂量的确定:UGT1A1*28 突变对药物不良反应的影响与计量有关,对于使用低剂量(<180 mg/m^2)的患者可以不用进行基因检测,中剂量(180~230 mg/m^2)和高剂量(>230 mg/m^2)的突变型杂合子和突变型纯合子都需要密切关注不良反应,应该考虑使用其他化疗方案或者在进行第一轮治疗时将剂量减少1/3。UGT1A1*6 突变型患者也应该密切关注不良反应,考虑使用其他化疗方案或者适当减少使用剂量。但目前关于 UGT1A1*6 的研究相对较少,尚无明确推荐的剂量调整方案。

(2) 药物剂量的调整：通过前期研究，我们发现 *UGT1A1*28* 杂合型的 SN-38 的谷浓度明显高于 *UGT1A1*28* 野生型的。有文献报道，对于 *UGT1A1*28(TA6/TA6)* 如果伊立替康化疗后 SN-38 峰浓度≤43.20 ng/ml 或谷浓度≤9.41 ng/ml，可逐步增加伊立替康剂量以提高治疗效果；对于 *UGT1A1*28(TA6/TA7)* 型患者，如果伊立替康化疗后 SN-38 峰浓度＞50.60 ng/ml 或谷浓度＞16.29 ng/ml 者，可适当减少伊立替康的剂量以减轻不良反应，而不影响化疗效果。

(3) 关注合并用药：由于伊立替康的代谢除了涉及代谢酶 UGT1A1 外，还有羧酸酯酶、胆碱酯酶、CYP 酶系（CYP3A4 和 CYP3A5），其从细胞中排出需通过 ABC 转运体，如 MDR1、MRP1、BCRP 等。因此，这些酶和转运体的诱导剂和抑制剂均会对伊立替康的疗效和毒性产生影响。比如，临床常用的化疗止吐药物阿瑞匹坦、福沙吡坦会增加伊立替康或其活性代谢产物的血药浓度。而用于治疗肿瘤神经病理性疼痛的卡马西平则可能会降低伊立替康及其活性代谢产物的血药浓度。因此，临床药师应高度关注相关合并用药情况，一旦出现血药浓度波动应及时将医生医嘱进行审核并对患者进行相关药学查房，对患者用药情况进行全面的了解。

(六) 用药教育与患者沙龙

患者用药教育是指通过直接与患者或其家属沟通交流，解答其用药疑问，介绍药物和疾病知识，提供用药咨询服务，是临床药师开展临床工作的一项重要任务和很好的切入点。患者的出院用药教育是患者出院后安全、有效地使用药物的重要保证。CrCC 临床药师结合临床实践并利用专业药学知识，通过"临床药学信息系统"工作站创建用药教育单并打印，在患者出院时交给患者，为其介绍这些药品的用法用量及注意事项，并提醒其严格遵循医生的医嘱服药，切勿自行更改或停服，有效地提高患者对药物治疗的认识和依从性。患者出院用药教育单见表 7-9。

此外，CrCC 定期举办患者沙龙，通过患者沙龙的形式，临床药师确定每次宣教的主题，提前做好主题介绍海报，吸引相关肿瘤患者参与主题沙龙，临床药师在授课之余，也会跟患者进行一对一的交流，解决患者遇到的各种用药问题。2019 年共成功举行临床药学相关沙龙 8 场，具体内容如表 7-10 所示。

表7-9 出院患者用药须知

姓名_____ 年龄_____ 性别_____ 科室_____ 床号_____
住院号_____ 出院诊断_____

药物名称	规格	用法	每次用量	主要用途
(甲)复方甘草合剂(新)	180 ml/瓶	每日三次,8时、12时、17时口服	10 ml	用于上呼吸道感染、支气管炎和感冒时所产生的咳嗽及咳痰不爽
	注意事项:服时振摇。服用本品一周,症状未缓解,请咨询医师			
(乙)(米雅)酪酸梭菌活菌片	20 mg×20片	每日三次,8时、12时、17时口服	40 mg	治疗和改善因各种原因引起的肠道菌群紊乱所致的消化道症状
	注意事项:活菌制剂,切勿置于高温处,勿与抗菌药物同时服用,建议饭后半个小时服用,并且不可同服辛辣食物			

药师提醒:
1. 日常饮食建议清淡饮食为主,多食用新鲜的蔬菜水果,建议多补充优质蛋白质,比如鸡蛋牛奶、鸡鸭鱼肉等,胃口不佳时可以选择少量多餐。
2. 出院后请注意休息,保证充足的睡眠,如果体力情况允许,可以进行适当的运动,比如散步等。
3. 出院带药请遵医嘱服用,如在院外需要服用其他药物,建议咨询医生或者药师。
4. 请遵医嘱定期门诊随访,如果出现严重的乏力头晕等症状,请及时至市一医院门急诊就诊。
患者不当用药行为:■ 有 具体表现:_____ ■ 无
告知内容:

临床药师:
日期:

表7-10 CrCC临床药师沙龙主题

时间	沙龙主题	地点
2019.1	今天,您还疼吗?	CCC会议室
2019.2	口服抗肿瘤药物在家怎么吃?	CCC会议室
2019.3	化疗期间可以吃中药吗?	CCC会议室
2019.4	家庭小药箱,管理有窍门	CCC会议室
2019.5	肿瘤患者高血压了,药该怎么用?	CCC会议室
2019.6	肿瘤患者糖尿病了,药该怎么用?	CCC会议室
2019.7	肿瘤患者胃口不好,药师来支招	CCC会议室
2019.8	肿瘤患者疼痛宣教	12F肿瘤科病房

三、CrCC 临床药学服务典型病例分享

典型案例 1：透析肠癌患者的药学监护

患者，男，62 岁，160 cm，52 kg，BSA：1.5 m^2。因"结肠癌 2 年余，术后 23 个月，为求进一步治疗"收入院，临床诊断为"直肠-乙状结肠癌肝骨转移（pT3N1M1，Ⅳ期）"，ECOG 评分 1 分。患者自发病来，纳差，眠佳，大小便未见明显异常，体重无明显增减，有尿毒症病史 20 年余，长期血透治疗维持，有肾性高血压病史，血压控制可。2019 年 1 月入院评估，考虑肿瘤进展。拟于市一医院实施 FOLFIRI 方案化疗，鉴于该患者为肾功不全的透析患者，如何在保证化疗疗效的同时，兼顾化疗药物的不良反应，保证化疗的顺利进行，成为此类特殊人群开展相关化疗治疗的瓶颈。因此，临床药师建议可以尝试在药物基因检测和血药浓度监测的支持下，开展 FOLFIRI 的化疗。鉴于患者为严重肾功不全的血透患者，因此初始剂量在指南推荐剂量减少 15% 的基础上进行，具体如下：CF（600 mg, ivgtt, d1）+ 5 - FU（500 mg, bolus, d1；3 750 mg, civ, 46 h）+ CPT - 11（230 mg, ivgtt, d1）。结果显示，患者给药后 1.5 h、血透前和血透后的 CPT - 11 浓度分别为 227.03 ng/ml、35.02 ng/ml、33.28 ng/ml；SN - 38 浓度分别为 14.33 ng/ml、6.57 ng/ml、11.79 ng/ml；SN - 38G 浓度分别为 70.19 ng/ml、83.40 ng/ml、48.44 ng/ml；血透前后 5 - FU 浓度分别为 919.47 ng/ml 和 718.61 ng/ml；DPD 酶活性分别为 10.04、3.97 和 4.42。文献报道 5 - FU 治疗结直肠癌的有效浓度为 450～550 ng/ml，浓度结果显示，血透患者给予 FOLFIRI 化疗方案化疗后，透析前后，体内 5 - FU、SN - 38 和 SN - 38G 浓度均明显偏高。

一项前瞻性的临床研究指出，血透患者与肾功能正常患者相比，SN - 38 清除存在明显的延迟。此外，也有文献指出，SN - 38G 血透不能清除，这是导致 SN - 38G 在血透组高的重要原因。该患者化疗后出现 3 度粒细胞缺乏症和 4 度腹泻，临床药师结合浓度结果和文献分析，认为 5 - FU 的蓄积和 SN - 38 的排泄延迟可能是导致患者化疗后出现不良反应的主要原因，与临床医生沟通后，在第二次化疗时，停用 5 - FU 并且将 CPT - 11 的给药剂量减少为 100 mg。对患者继续进行血药浓度监测，经过 1.5 h，血透前后 SN - 38 的浓度分别为 23.65 ng/ml、5.35 ng/ml、5.47 ng/ml；SN - 38G 的浓度分别为 55.03 ng/ml、67.16 ng/ml、33.11 ng/ml，SN - 38 的消除率较上一程有所改善，同时患者化疗后仅发生 2 度粒细胞缺乏症且可以耐受，可见临床药师根据基于

血药浓度结果的用药监护对患者用药的安全性发挥了积极的效果。

典型案例 2：严重粒细胞减少患者的药学监护

患者，女，70 岁，BSA：1.65 m^2；ECOG 评分：1 分。2018 年 7 月 13 日 PET-CT 示：结肠肝曲肿块伴浆膜面浸润，肠系膜、腹膜后、肝胃韧带、纵隔、双颈深下多发淋巴结，双肺多发小结节，葡萄糖代谢均增高，考虑结肠癌伴多发转移。2018 年 7 月 30 日全麻下行右半结肠肿瘤姑息性切除术。术后病理：结肠中分化腺癌。2018 年 11 月 22 日胸部 CT 增强：双肺多发实性肿块、结节，考虑为转移灶。上腹部 CT 增强：右半结肠癌术后，邻近的肠系膜及腹膜后多发淋巴结肿大，考虑转移。2019 年 1 月 14 日拟行第一程 FOLFIRI 方案化疗，化疗前进行伊立替康基因检测，具体结果如下：*UGT1A1* * *28* 基因型 *TA6/TA6*；*UGT1A1* * *6* 基因型为 *GG*，均为野生型。按指南推荐剂量 CF（650 mg，ivgtt，d1）+ 5-FU（750 mg，bolus，d1；3 750 mg，civ，46 h）+ CPT-11（300 mg，ivgtt，d1），q2w 进行化疗。于 2019 年 1 月 31 日行第二程 FOLFIRI（伊立替康减量 20％）：CF（650 mg，ivgtt，d1）+ 5-FU（750 mg，bolus，d1；3 750 mg，civ，46 h）+ CPT-11（240 mg，ivgtt，d1），q2w 进行化疗。化疗后，患者出现 3 度腹泻，4 度粒细胞减少，经对症处理后患者恢复。

实验室结果显示，该患者 DPD 酶活性（UH$_2$/U）为 6.82；伊立替康给药后 1.5 h 和 24 h 的 SN-38G/SN-38 的比值分别为 2.97 和 2.84。相关文献报道 *UGT1A1* * *6* 或 *UGT1A1* * *28* 杂合突变的 SN-38G/SN-38 比较野生型低，中位数 2.61（1.60～4.74），且患者化疗后中性粒细胞减少的风险与血浆 SN-38G/SN-38 浓度比密切相关，SN-38G/SN-38 浓度越低，化疗后中性粒细胞减少程度越严重。因此，该患者虽伊立替康 *UGT1A1* 检测结果均为野生型，但 SN-38G/SN-38 的比值较低，且 DPD 酶活性值也比较正常。因此，临床药师推测该患者化疗后的不良反应与伊立替康的相关性更大。临床药师建议医生该患者第二程化疗时，将伊立替康减量 20％后给药，并继续密切观察该患者的不良反应发生情况。于 2019 年 1 月 31 日进行第二程 FOLFIRI（伊立替康减量 20％）：CF（650 mg，d1）+ 5-FU（750 mg bolus d1；3 750 mg，civ，46 h）+ 伊立替康（240 mg，d1），q2w，化疗后患者出现 1 度粒细胞减少，1 度腹泻，不良反应程度较上程化疗明显减轻，患者化疗耐受程度明显提高。

典型案例 3：严重腹泻患者的药学监护

患者，男，71 岁，BSA：2.02 m^2，ECOG 评分：1 分。确诊乙状结肠癌 2 月余。患者因体检查 CEA：106 ng/ml，至市一医院进行胃肠镜检查提示：慢性浅表性胃炎伴糜烂；结肠 MT。下腹部 CT 示：乙状结肠癌。于 2018 年 11 月在全麻下进行腹腔镜下根治性乙状结肠切除术，术中见：乙状结肠中段肿瘤，结肠系膜内可及数枚肿大的淋巴结，左右肝脏均有转移结节。术后病理：结肠中分化腺癌，浸润肠壁全层，肿瘤侵犯神经。拟于 2018 年 12 月进行术后辅助化疗，化疗前进行氟尿嘧啶和伊立替康基因检测，具体结果如下：*DPD * 2A*(G>A)基因型 *GG*，*DPD * 13*(T>G)基因型 *TT*；*UGT1A1 * 28*(TA6/7)基因型 *TA6/TA6*；*UGT1A1 * 6*(G>A)基因型 *GG*。根据患者基因检测结果和患者 BSA，制定第一程 FOLFIRI 方案化疗具体为：CF(800 mg，ivgtt，d1)+5-FU(800 mg，bolus，d1；4 750 mg，civ，46 h)+CPT-11(300 mg，ivgtt，d1)，q2w。化疗后患者出现严重不良反应，临床表现为 4 度腹泻伴发热，给予盐酸洛哌丁胺胶囊对症处理后腹泻症状缓解。同时，实验室 DPD 酶活性检测结果显示，该患者给药前 UH_2/U 值为 3.25，给药后 UH_2/U 比值进一步降低仅为 1.29，根据文献报道，若 UH_2/U 的比值低于 1.8，其临床不良反应发生率明显增加。此外，该患者 1.5 h 和 24 h 的 SN-38G/SN-38 的比值也低于文献报道的平均值，分别为 2.13 和 2.52。因此，临床药师建议临床医生下次化疗时，5-FU 和 CPT-11 的剂量均先下调 20%，并密切观察患者第二次化疗后的不良反应情况。

第七节　社工与自助团体

一、医务社工的界定

医务社会工作者(简称"医务社工")是指在医疗卫生服务和管理领域，运用社会工作专业理念、知识和技能，提供医疗卫生领域的公共服务、协调各方关系、解决医疗卫生方面社会问题的专业技术人才。根据上海市卫生计生委《关于推进医务社会工作人才队伍建设实施意见(试行)》的文件精神，医院组建成立社工部，设置专职工作岗位，并纳入专业技术岗位管理范围。

专职医务社工一般应具有社会工作或相关专业本科及以上学历，取得社会工作者职业水平证书，并参加医学相关知识培训，须能综合运用个案工作、小组工作、社区工作等社会工作方法，开展形式多样的医务社会工作服务。医务社工以面向患者及家属健康干预、心理支持和调适医患关系为主，一般工作职责包括以下几个方面。

(1) 主动发现、筛选和处理转介的个案;协助患者和家属利用医院服务并提供咨询;评估患者社会及心理状况并及时干预;协助医务人员开展健康教育。

(2) 协助制定患者入院和出院计划,配合医务人员对诊疗提出建议;参与医疗机构的发展规划和管理过程;积极预防医患纠纷。

(3) 为患者寻求广泛的社会支持,整合社区资源;组织管理医院志愿者。

(4) 对医务人员进行心理疏导与支持,减轻其心理压力。

在人才培养方面,完善医务社会工作实习基地建设,建立医院与学校联合培养医务社工的平台。同时,将医务社工纳入医院继续教育体系,对已取得资质的从业人员,在制度和经费支持同时落实常规继续教育,不断提高专业素质和业务能力,并邀请相关专业院校教师担任督导,定期来院进行相关督导工作。

二、综合肿瘤中心个案服务

综合肿瘤中心的医务社工需符合医务社工的一般条件,实践中需具有适合进行个案服务之必要房间或场地,1 名专职医务社工每年需完成 400 例(次)的个案服务。干预对象包括肿瘤原发、继发转移以及复发等在内的患者及其家庭,确保其在疾病诊断、治疗及康复等全过程中,需要时可获得必要且恰当的医务社工服务。

(一) 服务对象来源

1. 门诊患者和家庭

(1) 患者或家庭向主诊医生提出申请。

(2) 患者或家庭向综合肿瘤中心(CCC)提出申请。

(3) 主诊医生完成 PO-Bado SF 量表筛查,得分≥5 分。

(4) 其他主诊医生判断患者或家庭有需求且同意接受社会工作服务的情况。

2. 住院患者和家庭

(1) 患者或家庭向治疗团队成员提出申请。

(2) 护理团队完成 PO-Bado SF 量表筛查,得分≥5 分。

(3) 其他治疗团队成员判断患者或家庭有需求且同意接受社会工作服务的情况。

(4) 社会工作服务筛查,优先干预年龄≥80 岁或肠造口患者。

(二) 会谈安排

(1) 门诊患者和家庭:需电话联系社工部,预约会谈时间,在综合肿瘤中心完成会谈。

(2) 住院患者和家庭:电话联系社工部,接获转介 48 h 内完成社会工作接案会谈,在病房床旁或医患沟通室完成。

(三) 评估内容

(1) 患者基本信息;

(2) 诊断及治疗信息;

(3) 家庭情况:婚姻状况、家庭结构、主要照顾者、家庭关系等;

(4) 经济-社会情况:就业、收入、居住、保险、社会支持等;

(5) 心理情绪情况;

(6) 风险因素评估。

(四) 服务内容

(1) 疾病知识提供;

(2) 心理情绪支持;

(3) 协调家庭会议;

(4) 参与出院计划;

(5) 院内服务转介;

(6) 社区服务转介。

(五) 社会工作结案标准

(1) 服务对象无需求呈现;

(2) 主诉需求已得到解决。

(六) 常用记录表格

表 7-11 社工接案评估表

基本信息	姓名 床号	性别 住院号	年龄 电话		
接案日期　　年　月　日 案主来源 □社工筛查　□医护转介 □同工转介　□患者求助 □家属求助　□其他_____			来源信息	□患者　□配偶　□子女 □父母　□亲友　□护工	

续 表

接案原因	□完成评估	□疾病适应	□入院适应	□陪护照顾	□医患沟通
	□术前准备	□舒缓疗护	□疾病救助	□法务援助	□情绪支持
	□家庭关系	□出院计划	□志愿服务	□社区资源	□高龄/孤老
	□精神疾病	□物质滥用	□家庭暴力	□虐待性侵	□自杀自残
	□三无人员	□其他原因			

诊断/治疗
患者疾病知晓情况：□不知晓　□部分知晓
　　　　　　　　　□充分知晓
疾病诊断：
病程/病情/方案：

入院日期：　　年　　月　　日
预计出院：　　年　　月　　日
出院目的地：

患者家庭情况　婚姻：□单身　□交往　□已婚　□分居　□离异　□丧偶　□其他

经济社会情况
就业　　□全/兼职　□自雇　□失业/待业　□全职照顾者
　　　　□退休　□学生　□其他_____
收入　　□劳动报酬　□房租　□投资　□保险赔付
　　　　□低保　□亲属　□其他_____
住房　　□自有产权　□贷款　□市场租房　□廉租房
　　　　□经适房　□家庭合居　□其他_____
保险　　□沪城保/医保　□沪大病　□异地城保　□异地农合
　　　　□商业险　□自费　□其他_____
社会支持　□亲属　□朋友　□同事　□邻居
　　　　　□社区　□养老院　□保姆/护工　□其他_____
社会救助　□是，来源：_____，金额_____元　□否
　　　　　其他说明

续　表

心理情绪状况					
患者情绪	□良好	□否认	□愤怒	□恐惧	□焦虑
	□紧张	□抑郁	□无助	□悲伤	□其他_____
家属情绪	□良好	□否认	□愤怒	□恐惧	□焦虑
	□紧张	□抑郁	□无助	□悲伤	□其他_____
其他说明					

| 风险因素 | □高龄/孤老　□多次入院　□精神疾病　□自杀自残 |
	□物质滥用　□家庭暴力　□儿童保护
其他说明	
预估总结	
社工签字	日期

表7-12　社工干预记录表

基本信息	姓名　　　性别　　　年龄 床号　　　住院号　　　电话	
会谈日期 会谈原因	年　　月　　日 □社工随访　□医护转介 □同工转介　□病人求助 □家属求助　□其他_____	会谈对象 □病人　□配偶　□子女 □父母　□亲友　□护工 □其他
案主需求	□疾病适应　□入院适应　□陪护照顾　□医患沟通　□术前准备 □舒缓疗护　□疾病救助　□法务援助　□情绪支持　□家庭关系 □出院计划　□社区服务　□资源链接　□高龄/孤老　□精神疾病 □物质滥用　□家庭暴力　□虐待性侵　□自杀自残　□三无人员 □其他需求_____	
主要干预 干预过程	□患者宣教　□医患沟通　□信息提供　□情绪支持　□家庭会议 □出院计划　□疾病救助　□法务援助　□服务转介　□资源链接 □危机干预　□风险管理	

续表

干预成效	☐提升疾病适应 ☐增强患者依从 ☐改善心理情绪 ☐增进家庭功能 ☐提高社区参与 ☐识别社区资源 ☐使用社区服务 ☐维护自尊自信 ☐增强案主自决	会谈计划 ☐无进一步计划 ☐常规随访____次/周 ☐因案主/家庭需要
社工签字		日期

表7-13 社工结案总结表

基本信息	姓名　　　性别　　　年龄 床号　　　住院号　　　电话		
结案日期 统计摘要	年　月　日 ☐会谈次数　次　☐家访次数　次　☐电话随访　次 ☐其他		
案主需求	☐疾病适应　☐入院适应　☐陪护照顾　☐医患沟通　☐术前准备 ☐舒缓疗护　☐疾病救助　☐法务援助　☐情绪支持　☐家庭关系 ☐出院计划　☐社区服务　☐资源链接　☐高龄/孤老　☐精神疾病 ☐物质滥用　☐家庭暴力　☐虐待性侵　☐自杀自残　☐三无人员 ☐其他原因		
主要干预	☐患者宣教　☐医患沟通　☐信息提供　☐情绪支持　☐家庭会议 ☐出院计划　☐疾病救助　☐法务援助　☐服务转介　☐资源链接 ☐危机干预　☐风险管理		
干预成效	☐提升疾病适应　☐增强患者依从　☐改善心理情绪　☐增进家庭功能 ☐提高社区参与　☐识别社区资源　☐使用社区服务　☐维护自尊自信 ☐增强案主自决　☐其他		
社工观察：			
患者/家庭表述：			
其他总结：			
社工签字		日期	

三、患者自助互助团体

患者自助互助团体是综合肿瘤中心必要之设置,其表现形式可以多种方式呈现,但需充分考虑患者及其家庭的需求,促进患者及其家庭参与。患者可在包括首次诊断、住院治疗、出院康复等治疗的所有阶段获得团体帮助。医院可内部成立自助互助团体,也可以转介患者至外部自助互助组织,如癌症康复俱乐部等。通常而言,医院可成立"肿瘤沙龙",作为肿瘤患者和家庭组成的群众性抗癌组织,在医护团队和新老病友的共同推动下,沙龙可发展成为肿瘤患者自助互助支持的重要平台。其目标包括提升疾病认识、缓解治疗压力、集体抗癌力量、增强康复信心、应对生活挑战、提高生活质量、和谐医患关系等。可组织的活动包括节日庆祝活动、病房温馨探访、病友互助小组、健康科普讲座等。

第八章

结直肠癌患者管理

美国癌症学会官方期刊《临床医师癌症杂志》在线发表"2018年全球癌症统计数据"报告显示：在全球新发癌症发病率中结直肠癌占10.2%，其死亡率达到9.2%。而在我国每天有超过1万人确诊癌症，平均每分钟有7个人得癌症，全球每死亡100个癌症患者中，中国人占将近24个，我国癌症发病率、死亡率全球第一。在中国，结直肠癌发病率、死亡率在全部恶性肿瘤中均居第五位。故寻求一种创新、有效的管理模式有助于患者疾病及心理的自我管理、规范随访、生活质量等，降低癌症复发转移的可能，提高结直肠癌患者的生存率。

规范化管理指以循证为基础，遵循PDCA循环理念的全面质量管理方法与相关药品管理原则及多部门协作制定或管理程序。

第一节 结直肠癌入组知情

入组对象：在上海市第一人民医院初始诊断和治疗的结直肠癌患者；在上海市第一人民医院治疗的复发转移的结直肠癌患者。

签署结直肠癌中心入组知情同意书：所有结直肠癌患者入组前由申请医生负责告知结直肠癌中心内容并由患者签署结直肠癌中心入组知情同意书，知情同意书一式两份，一份保存在结直肠癌中心，一份由患者保存。

第二节 患者信息

一、患者信息材料

（一）出院小结

内容包括患者住院期间的诊疗经过、检查结果、手术情况、病理结果、主诊医生门诊信息、出院建议。

(二) 患者护照

内容包括患者一般情况(姓名、性别、CrCC ID、诊断)、治疗经过、病理结果、讨论时间、讨论结果、随访时间、随访内容、结直肠癌中心各学科专家门诊时间、地点以及简单健康小知识。

二、患者信息获知

(一) 结直肠中心信息的获知

(1) 患者及其家属可登录"上海市第一人民网站"学科建设下拉框中"综合肿瘤中心",了解中心的结构、参与学科、中心专家委员会成员、学术交流、联系方式等。

(2) 患者及其家属可至综合肿瘤中心处了解结直肠癌中心的具体信息。

(二) 讨论情况的获知

(1) 临床医生讨论结果获知。讨论结束后,讨论建议将以"SHGH-CrCC多学科讨论建议书"以书面形式呈现在海泰病历系统的 CrCC 记录中供临床医生查阅。

(2) 患者讨论情况获知

① 治疗前由主诊医生告知患者讨论时间及讨论的治疗方案及治疗过程可能出现的并发症等。

② 患者在出院时或随访过程中至结直肠癌中心领取属于患者的患者护照,患者若对护照的内容有疑问,可携带患者护照至主诊医生门诊进行咨询,同时结直肠中心协调员也可以提供相关的咨询。

(三) 随访信息获知

(1) 患者护照:患者护照中包含患者的计划随访时间、随访内容。

(2) 出院小结:出院小结中包含患者主诊医生的门诊信息、出院建议。

(3) 随访系统:微信关注"上海市第一人民医院",登录"肿瘤中心"模块可查看患者的随访信息。

(四) 与疾病相关健康知识的获知

(1) 出院健康宣教。

(2) 健康知识小册子,如:《有关结直肠癌的事》《和癌症做朋友》《化疗那些事》《放疗那些事》等。

(3) 医学科普讲座。

第三节 诊疗衔接

一、诊断

（1）患者内镜检查病理提示阳性，由内镜室联系患者及胃肠外科医生，预约咨询时间，由胃肠外科医生与患者进行沟通交流，完善治疗前检查，签署结直肠癌中心入组知情同意书并提交 CrCC 入组及讨论申请。

（2）患者影像学检查初诊结直肠癌，所有的检查如内镜、上下腹部 CT/MRI、胸部 CT 等至少在 1 周内完成，完善检查后由主诊医生提交讨论申请。

二、治疗前讨论

诊断为直肠癌或Ⅳ期结肠癌的患者必须通过治疗前讨论决定治疗方案。该类患者在完善治疗前评估后应尽快进行治疗前讨论，时间不超过 3 天。对于Ⅰ~Ⅲ期的结肠癌患者可由主诊医生视具体情况决定是否进行治疗前的讨论。

三、治疗

患者从诊断到多学科讨论至治疗这个过程不超过 6 周。

四、术后讨论

所有入组的结直肠癌患者术后均需进行多学科联合讨论，决定患者下一步的治疗方案。

五、化疗

肿瘤委员会讨论建议化疗，由主诊医生、化疗专科医生与患者进行沟通，术后辅助化疗时间在术后 2~8 周内进行。

六、放疗

肿瘤委员会讨论建议放疗，由放疗医生将与患者进行沟通，患者首次接触与介绍之间的时间少于 10 天；初始介绍和治疗之间的时间少于 14 天。

七、患者诊疗过程

诊疗过程如图8-1所示,在每次讨论制定出下一步治疗方案后,由主诊医生、下一步治疗医生与患者进行沟通,在下一步治疗进行前,中心工作人将致电患者,了解患者目前的身体状况,提醒患者下一步治疗计划,提供治疗医生的信息;若患者在规定的时间未进行治疗,结直肠中心将联系患者及治疗医生,了解具体情况,分析原因,进行质量改进。

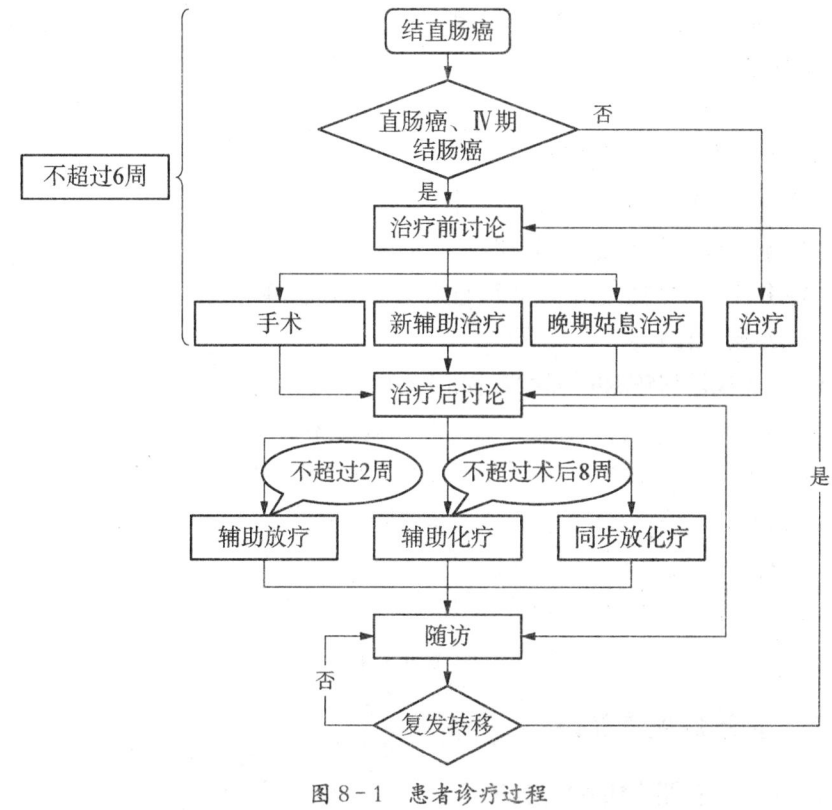

图8-1 患者诊疗过程

第四节 结直肠癌患者随访

随访的主要目的是发现那些还可以接受以潜在根治为目的治疗的转移复发,随着信息化大数据时代的来临,建议大数据共享平台成为结直肠癌患者规范化随访的关键。运用信息化技术及数据库推动结直肠癌诊疗无缝对接,以便更好地预防结直肠癌患者复发转移,切实保障广大结直肠癌患者的生命健康,提高患者的生存率。

一、结肠癌患者随访

(一) Ⅰ～Ⅲ期疾病术后随访

1. 随访频率

Ⅰ期:每6个月一次,共5年。

Ⅱ～Ⅲ期:每3个月1次,共3年;后每6个月1次,至术后5年;5年后每年1次随访。

2. 随访内容

(1) 体格检查,强调肛门指检。

(2) 血CEA和曾经升高的肿瘤标志物。

(3) 肝脏超声检查(Ⅰ～Ⅱ期)。

(4) 每年一次胸腹盆增强CT(Ⅲ期或CEA、超声异常时)。

(5) 结肠镜检查。

(二) Ⅳ期转移瘤R0切除/毁损后随访

1. 随访频率

每3个月1次,共3年;后6个月1次,至术后5年;5年后每年1次。

2. 随访内容

(1) 体检。

(2) 血CEA和曾经升高的标志物。

(3) 每6～12个月1次胸腹盆腔增强CT。

二、直肠癌患者随访

(一) Ⅰ～Ⅲ期疾病术后随访

1. 随访频率

Ⅰ期:每6个月1次,共5年。

Ⅱ～Ⅲ期:每3个月1次,共3年;后每6个月1次,至术后5年;5年后每年1次随访。

2. 随访内容

(1) 体格检查,强调肛门指检。

(2) 血 CEA 和曾经升高的肿瘤标志物。

(3) 肝脏超声检查（Ⅰ～Ⅱ期）。

(4) 每年一次盆腔增强 MRI。

(5) 每年一次胸腹盆腔增强 CT（Ⅲ期或 CEA、B 超异常时）。

(6) 结肠镜检查。

(二) Ⅳ期转移瘤 R0 切除/毁损后随访

1. 随访频率

每 3 个月 1 次，共 3 年；后 6 个月 1 次，至术后 5 年；5 年后每年 1 次。

2. 随访内容

(1) 体检。

(2) 血 CEA 和曾经升高的肿瘤标志物。

(3) 每 6～12 个月 1 次胸腹盆腔增强 CT、盆腔增强 MRI。

备注：A. 肠镜检查：推荐术后 1 年内进行结肠镜检查，如果术前因肿瘤梗阻无法进行全结肠镜检查，术后 3～6 个月检查；每次肠镜检查若发现进展期腺瘤（绒毛状腺瘤，直径大于 1 cm，或有高级别不典型增生），需在 1 年内复查，若未发现进展期腺瘤，则 3 年内复查，然后每 5 年 1 次。B. PET/CT：仅推荐用于临床怀疑复发，但常规影像学阴性的时候，比如，持续 CEA 升高；不推荐将 PET 列为常规随访和监测手段。

三、随访流程

(1) 随访主要通过"上海市第一人民医院"微信公众号，进入"随访管理"，再进入"肿瘤中心"。事先入组的所有结直肠癌患者可以通过手机账号进行登录。登录后患者可通过该随访系统平台进行留言，查阅随访计划和健康宣教材料等。

(2) 随访系统将根据结直肠癌患者的情况，在计划随访时间前 1 周发送信息给患者，提示患者随访时间以及主诊医生在此期间的门诊信息。主诊医生同时将收到需要随访患者的信息。

(3) 结直肠中心可通过随访系统监测患者是否规范随访，若超过计划随访时间 1 周，中心将联系患者或其家属，了解其未按计划随访的原因。

(4) 若是外省患者，中心将电话随访患者询问其随访的检查结果，将检查结果以电子传真或微信图片的方式传输至结直肠癌中心患者档案中进行保存。

四、更新随访数据

至少每年更新一次结直肠癌患者档案中的随访数据(包括复发、转移、死亡等)。要求每年至少更新 80% 的随访病例。

第五节　健康教育

(1) 多学科联合健康教育团队。团队由护理人员、造口师、心理咨询师、营养师、康复师、临床药剂师组成。

(2) 健康教育的目的。以患者为出发点,围绕患者对疾病健康护理等知识的需求,进行有目的的健康教育,提高患者对疾病、营养支持、居家护理、术后康复、心理调节的认识和了解,积极面对肿瘤疾病,与疾病做斗争,同时提高患者生活质量。

(3) 健康教育的方式。以讲座的形式,医、护、患互动,指导和咨询的模式并行,辅助以网络应用程序及分发健康知识宣传手册。

(4) 健康教育时间。每季度 3 次。

(5) 健康教育内容。教育内容主要围绕:饮食、心理、康复、药物、护理展开,每次开展讲座前,先收集患者及家属对健康知识、照护等方面的需求。针对患者及其家属的需求设定健康教育的具体内容,健康教育内容要求简洁易懂。

(6) 健康教育质量改进。每年 11 月份,针对参加医学科普讲座的患者及家属进行半结构式访谈+问卷调查,评价健康教育的质量,总结经验,制定下一年的健康教育计划,采用 PDCA 的模式,不断的改进。

第六节　患者满意度调查

(1) 调查问卷的设计:患者满意度调查问卷是以了解患者对市一医院结直肠中心的医疗水平、患者交接衔接、延续护理、人文关怀、健康宣教等满意程度以及意见或建议为目的进行设计。

(2) 调查的对象:结直肠癌中心所有入组的已完成所有治疗的结直肠癌

患者。

(3) 调查时间：每年 8~9 月份。

(4) 调查形式：使用"问卷星"的形式，形成二维码，将信息发送给已完成治疗的结直肠癌患者，患者进行扫码填写问卷。问卷填写回收率>50%。

(5) 质量改进：根据患者填写的满意度问卷进行统计，统计患者的满意度，并根据满意度的情况进行原因分析，做出改进措施，采用 PDCA 的模式，不断改进。

第七节　患者投诉管理

一、目标与协调管理

(1) 院长是医院投诉管理的第一责任人。医疗投诉接待遵循公平、公正、及时的原则，实事求是，依法处理。

(2) 医疗纠纷接待办公室（简称"接待办"）统一受理、处理医疗纠纷投诉接待工作，设专人负责接待。肿瘤中心对于能现场协调处理的尽量当场解决，无法当场协调处理的，及时将具体情况报接待办，并主动引导投诉人到纠纷接待办。

(3) 协调管理。肿瘤中心主任或中心协调人将积极配合接待办开展投诉处理工作。

二、投诉途径及信息公示

(1) 在医院各处（门急诊大厅、病区等）公示医院受理投诉的途径和接待时间、地点，公示医院投诉电话、上级部门投诉电话，设意见箱。

(2) 接待办日常接受、处理患者投诉，受理当面、电话、信函、各部门移交投诉，院内设投诉箱。接待时间、地点、电话均在门急诊大厅、病区公示。

(3) 肿瘤中心设有主任接待日，接待时间：每周四下午；接待地点：综合肿瘤中心会议室。

(4) 设有院长接待日，每周一次，受理时间、地点在门急诊大厅公示。

三、投诉接待的质量管理

将投诉管理纳入科室质量安全管理体系,对投诉事件、科室反馈进行定期分析,定期对投诉情况进行归纳分类和分析研究,发现中心管理的薄弱环节,提出改进意见或建议,及时整改,并追踪落实的情况。

第九章

临床研究

临床试验，指任何在人体（患者或健康志愿者）进行药物的系统性研究，以证实或揭示试验药物的作用、不良反应和（或）试验药物的吸收、分布、代谢和排泄，目的是确定试验药物的疗效与安全性。

第一节 人员资质

（1）在医疗机构中具有相应专业技术职务任职和行医资格。

（2）具有试验方案中所要求的专业知识和经验。

（3）对临床试验方法具有丰富经验或者能得到本单位有经验的研究者在学术上的指导。

（4）熟悉申办者所提供的与临床试验有关的资料与文献。

（5）有权支配参与该项试验的人员和使用该项试验所需的设备。

第二节 硬件设施

（1）具有医疗机构执业许可证，具有二级甲等以上资质，试验场地应当符合所在区域卫生健康主管部门对院区（场地）管理规定。开展以患者为受试者的药物临床试验的专业应当与医疗机构执业许可的诊疗科目相一致。开展健康受试者的Ⅰ期药物临床试验、生物等效性试验应当为Ⅰ期临床试验研究室专业。

（2）具有与开展药物临床试验相适应的诊疗技术能力。

（3）具有与药物临床试验相适应的独立的工作场所、独立的临床试验用药房、独立的资料室,以及必要的设备设施。

（4）具有掌握药物临床试验技术与相关法规,能承担药物临床试验的研究人员;其中主要研究者应当具有高级职称并参加过3个以上药物临床试验。

（5）开展药物临床试验的专业具有与承担药物临床试验相适应的床位数、门急诊量。

（6）具有急危重病症抢救的设施设备、人员与处置能力。

（7）具有承担药物临床试验组织管理的专门部门。

（8）具有与开展药物临床试验相适应的医技科室,委托医学检测的承担机构应当具备相应资质。

（9）具有负责药物临床试验伦理审查的伦理委员会。

（10）具有药物临床试验管理制度和标准操作规程。

（11）具有防范和处理药物临床试验中突发事件的管理机制与措施。

（12）卫生健康主管部门规定的医务人员管理、财务管理等其他条件。

第三节 临床试验相关标准化操作流程

一、肿瘤专业药物临床试验运行管理制度和流程

（一）递交临床试验申请材料

申办者/合同研究组织（CRO）若有意在市一医院开展药物临床试验,首先与本机构办公室就研究科室、主要研究者（PI）等相关问题进行商洽,并按照"临床试验需提供资料目录"准备临床试验相关材料1份,递交机构办公室。

药物（器械、诊断试剂）临床试验提供资料目录如下所示。

1. 药物临床试验

（1）临床试验申请表（申办者用、研究者用,需相关人员签名）

（2）国家食品药品监督管理局批件

（3）试验方案及修正案（申办方盖章＋主要研究者签名,随时提供更新版）

（4）知情同意书（样表）

（5）病例报告表（样表）

(6) 研究者手册

(7) 试验用药品交接单(关注机构网页上的"试验用药物 SOP")、分发使用记录表、储存记录表(样表)、标签、瓶签、包装盒(样签)

(8) 试验药物的药检证明(按批次加盖申办单位红章)

(9) 样表：受试者鉴认代码表(有受试者签字栏)、受试者筛选、入选表

(10) 申办者资质证明(三证、CRO 公司营业执照,复印件加盖申办单位红章)

(11) 委托书(如适用,如申办者委托 CRO 公司)

(12) 研究者履历及相关文件(包括：医师执照、GCP 证书、履历)

2. 器械临床试验

(1) 临床试验申请表(申办者用、研究者用,需相关人员签名)

(2) 试验方案及修正案(封面：申办方盖章 + 主要研究者签名,最后一页：研究者姓名,申请单位意见 + 盖章)

(3) 病例报告表(样表)

(4) 知情同意书(样表)

(5) 器械产品标准

(6) 器械测试报告(一年以内)、自测报告(复印件加盖申办单位红章)

(7) 动物实验报告(植入性首次试验)

(8) 试验用医疗器械的研制符合适用的医疗器械质量管理体系相关要求的声明

(9) 申办者资质证明(三证、CRO 公司营业执照,复印件加盖申办单位红章)

(10) 委托书(如适用,如申办者委托 CRO 公司)

(11) 不属于需进行临床试验审批的第三类医疗器械的说明

(12) 样表：可能发生的工作样表,包括器械交接记录表、受试者鉴认代码表(有受试者签字栏)、受试者筛选、入选表等

(13) 研究者履历及相关文件(包括：医师执照、GCP 证书、履历)

(14) 向所在地省、自治区、直辖市食品药品监督管理部门备案情况(协议签署后、项目启动前)

3. 体外诊断试剂临床试验

(1) 临床试验申请表(申办者用、研究者用,需相关人员签名)

(2) 试验方案及修正案(申办方盖章 + 主要研究者签名,随时提供更新版)

(3) 病例报告表(样表)、知情同意书(样表)等(如适用)

(4) 试剂标准

(5) 检测报告(复印件加盖申办单位红章)

(6) 申办者资质证明(三证、CRO 公司营业执照,复印件加盖申办单位红章)

(7) 委托书(如适用,如申办者委托 CRO 公司)

(8) 样表:可能发生的工作样表,包括试剂交接记录表、受试者鉴认代码表(有受试者签字栏)、受试者筛选、入选表等(如适用)

(9) 研究者履历及相关文件(包括:医师执照、GCP 证书、履历)

(二) 项目立项审核

(1) 申办者/CRO 与临床科室和机构共同商定 PI。

(2) 申办者/CRO、PI 分别提交《临床试验申请表》(表 9-1)。

表 9-1 药物临床试验申请表

日期：　　　　　　　　　　　　　　　　　　　　　编号：

试验用药物名称	中文名称：		剂型	
	英文名称：			
类别	□中药　□化学药　□生物制品　□进口药 □其他			第类
临床研究分期	□Ⅰ期　□Ⅱ期　□Ⅲ期　□Ⅳ期　□生物等效性　□临床验证 □国际多中心			
涉及人遗审批	□是　□否			
方案名称 方案号				
方案设计模式				
申办单位			联系人	
电话			传真/邮箱	
CRO/CRA			联系电话	
SMO/CRC			联系电话	
研究时间	年　　月　　日至　　年　　月　　日			
临床试验通知书编号/受理号				

续　表

组长单位			病例数（分/总）	
参加单位				
主要研究人员信息					

项目分工	姓名	职称	目前负责项目数	目前参加项目数	签名
PI					
Sub-I					
其他人员					

临床研究基本情况说明（研究目的、概况等）：

专业组意见：

专业组负责人（签字）：
年　月　日

办公室意见：

机构办公室负责人（签字）：
年　月　日

机构意见：

机构主任（签字）：
年　月　日

(3) PI提出研究小组成员（必须有相关培训证书和资质）。

(4) 机构对送审材料及研究小组成员资质进行审核、立项。

（三）组织/参加研究者会议

(1) PI遵照"PI工作指引"开展临床试验工作。

(2) 若本单位为该项目的组长单位，PI主持召开研究者会议，机构派人参加该会议；若为参加单位，主要研究者等研究人员参加研究者会议。

（四）伦理委员会审核

(1) 本单位为项目组长单位，由申办者/CRO按照伦理审查送审文件（见市一医院网站：科教管理—医学伦理）要求，将伦理申报材料递交给伦理委员会办公室，交伦理委员会进行伦理评审。

(2) 若本单位为项目参加单位，申办者/CRO将组长单位的伦理委员会批件交至伦理委员会备案；同时按照要求将伦理申报材料递交给伦理委员会评审。

(3) 申办者/CRO最终将"伦理委员会批件原件"交机构办公室存档。

（五）临床协议及经费审核

(1) 取得伦理批件后，申办方将主要研究者与申办方签字认可的试验方案、研究者简历及分工及其他已修订的试验资料送到机构办公室备案，同时与研究者初步拟定协议（请关注医院网页科教管理—GCP—下载中心：临床研究协议签订要点）和经费预算，交机构办公室审核。

(2) 协议审核通过后先由主要研究者签字再交机构办公室，由机构主任签字加盖公章后生效。

(3) 申办方第一笔试验经费到账后，机构办通知财务将检查费等相关费用在临床试验信息化系统中充值，试验开始运行。

（六）临床试验材料及药物的交接

申办者/CRO应尽快将临床试验材料交项目研究小组，按照"药物的接收、保存、分发、回收、退还的SOP"将试验药物交予机构和研究组药品保管员。

（七）临床启动会的召开

协议正式签署后，研究者递交《临床试验项目启动申请表》（表9-2），经机构办公室同意后，由申办者/CRO负责召集，PI主持本研究单位项目启动会，对GCP等法规、试验方案及相关SOP进行培训。所有该项目的成员及机构办公室人员均应参加。

表 9-2　药物临床试验启动通知

护理部门：
　　由市一医院科承接的临床试验(具体信息如下)，于　年　月　日启动，项目涉及<u>科研采血</u>□/<u>静脉配置药物</u>□，请予以协助配置。

本院伦理批准日期		临床试验协议日期		
配置药物名称 （试验组/对照组）		配置药物规格 （试验组/对照组）		配置药物 生产厂家	
配置要求	（可附附录）			
项目预计起止时间	年　　月— 年　　月	预计承担例数		
项目指定负责人员信息	分工	姓名		电话
	项目负责人			
	协调研究者			
	协调研究者			
	研究协调员			
申办者/CRO	企业名称			
	联系人			电话

科研处/药物临床试验机构办公室（盖章）

日期：

护理部签字：_____

注：1. 如果试验需要对静配护士设盲，药物信息将不区分试验组或对照组。
　　2. 如不涉及药物静脉配置，表中药物信息可不填。
　　3. 本单一式两份，护理部与机构办各存一份。

(八) 项目实施

(1) 项目管理实施 PI 负责制，PI 对研究质量、进度、协调负全责。

(2) 研究小组遵照 GCP、试验方案及相关 SOP，实施临床试验。

(3) 机构对试验项目质量、项目进度进行监督管理，协调试验过程中各相关辅助科室的工作，对存在的问题提出书面整改意见，研究者予以整改并给予书面答复。

(4) 在前 3 例及最后 1 例受试者入组后 1 周内，或申办方/CRO 在收集病例报告表(case report form，CRF)的相关页面前，项目组需通知机构办公室，对项目实施过程进行检查。

(5) 试验过程中，若发生严重不良事件(SAE)，PI 按照相关的 SOP 积极处理,及时通报申办者、国家食品药品监督管理局、伦理委员会、机构办公室和其他相关部门,并及时按规定报告追踪。

(6) 项目执行过程中如遇管理部门或申办方发出稽查通知,本项目的 PI 应及时通知机构办公室,积极配合,做好准备接受稽查,并将稽查结果交机构备案或发至机构邮箱 sfph_edu2@shmu.edu.cn。项目监察员的每次访视结果需与研究者双方确认登记,并报机构办公室备案或发至机构邮箱。

(7) 临床试验进行超过 1 年以上,申办者/CRO 须向伦理委员会和机构办公室递交年度总结报告。

(8) 试验期间所有试验资料的更新或改动必须及时向机构办公室和伦理委员会备案。

(九) 项目结题

(1) 项目结束后,按照"试验用药物接收、保存、发放、回收 SOP"清点剩余药物,退返申办者/CRO。

(2) 项目结束后,研究者、研究助理及监察员按照《药物临床试验项目归档资料目录》(表 9-3)整理、核查资料,填写"临床试验结题核查表(科室用)",将试验材料及时归档至机构办公室。

表 9-3 药物临床试验项目归档资料目录

项目名称

序号	资料名称	资料份数或版本情况	备注
1	国家食品药品监督管理局批件		
2	*企业有效证照(企业资质、GMP 证书)		
3	*伦理委员会批件(包括修订批件、伦理委员会成员表等)		
4	试验方案及其修正案(申办者、研究者已签名或盖章)		
5	设盲试验的破盲规程		
6	*受试者招募广告及其他给受试者的书面文件及更新件		
7	研究者履历及相关文件、新研究者的履历		
8	启动会培训记录(方案 PPT 文件、签到表)		

续 表

序号	资 料 名 称	资料份数或版本情况	备注
9	研究者签名样张(原件)		
10	分工授权表		
11	临床试验有关的实验室检测正常值范围及更新		
12	医学或实验室操作的质控证明及更新		
13	*研究者手册及更新件		
14	保险和赔偿措施或相关文件		
15	相关通讯记录(通知函、信件、会议记录、电话记录)		
16	*已签名的知情同意书(包括筛选失败的)(原件)		
17	*研究病历(原件)		
18	病例报告表		
19	住院病历复印件		
20	研究者致申办者、CFDA、伦理委员会的 SAE 报告		
21	申办者致研究者、CFDA、伦理委员会的 SAE 及其他安全性信息报告		
22	方案违背记录、监察、稽查记录或报告		
23	试验用药品与试验相关物资的运货单、交接记录		
24	试验药物的药检报告(对应不同批次)		
25	试验用药品登记表、试验用药品发放、回收记录		
26	药品保管温湿度记录		
27	生物样本(体液或组织样本)处理、留存、运输记录		
28	受试者鉴认代码表		

续表

序号	资料名称	资料份数或版本情况	备注
29	受试者筛选表与入选表		
30	完成试验受试者编码目录		
31	紧急揭盲信封的破盲记录(如有)和回收记录		
32	疑问表		
33	研究中止/中断报告或终止报告(如果存在)		
34	中期或年度报告		
35	*总结报告、分中心小结表(原件)		
	资料保存到期后,联系人及联系方式(固话和手机)		

移交科室：　　　移交人：　　　联系电话：　　　接收人：　　年　月　日

注：*必须为原件或复印件加盖红章。

(3) 机构办公室核对归档资料、完成数据溯源工作后,将检查意见反馈给研究者,研究者整改之后机构办公室盖章签发总结报告(或分中心小结表)并归档保管原件一份。

(4) 科室按照《临床试验经费财务管理制度》提取临床试验劳务费。

（十）结题后

(1) 项目的试验结果如在正式刊物上发表,申办者请提供文章资料(单印本、复印件或电子版等)至机构办公室和研究者。

(2) 临床研究结束后,申办者将研究药物的后续信息(如是否获批上市,是否获专利等)及时反馈至机构办公室和研究者。

二、肿瘤专业药物管理制度

试验用药物是临床试验中用作试验或对照的药物或安慰剂,包括试验药物及对照品(安慰剂或阳性对照药物)。试验用药物由研究者决定放在病区或医院药房。病区或医院药房试验用药物的管理由专人负责。

（一）试验用药物的接收

(1) 申办者负责提供试验用药物。

(2) 研究者接收试验用药物时检查所提供试验用药物包装与标签是否适当,是否标明为临床试验专用,试验用药物与对照药物或安慰剂在外形、气味、包装、标签和其他特征方面是否一致,完成药物检验报告。

(3) 接收人在接收记录上登记并签名(表9-4)。

表9-4 试验用药物接受登记表

临床试验题目: 临床试验方案编号: 试验中心: 试验中心编号: 研究者: 申办者:

以下"容器"是指:□塑料瓶 □安瓿 □水泡眼包装 □纸盒 □试管 □其他医用容器

药物名称	容器编号	批号	规格	数量	有效期	保存条件	包装、标签是否合格	其他事项	接收人签名/日期
备注:检验报告 □有 □无;试验类型 □单盲 □双盲									

(二) 试验用药物的记录

试验用药物的计数应当包括以下记录。

(1) 试验用药物名称、数量、接收时间。

(2) 剂型与剂量、批号及有效期。

(3) 保存条件及注意事项。

(4) 破盲信封及破盲原则。

(5) 新收到及退回申办者的药物计数。

(三) 试验用药物的分发

(1) 研究者或药房对试验用药物的分发应作以下详细记录(表9-5)。

表9-5 试验用药物分发/回收登记表

临床试验题目：
临床试验方案编号：
试验中心编号：
研究者：
申办者：
试验中心：
试验中心地址：

药物名称	包装规格与批号	分发人签名/日期	分发日期	分发数量	接受人签名/日期	回收数量	回收原因	回收人签名/日期

药物总数量：　　　分发总数量：　　　回收总数量：　　　剩余数量：

(2) 接受药物受试者的姓名缩写及代码。

(3) 分发的数量、包装编号及日期。

(4) 用药开始及停止时间。

(5) 用法与用量。

(6) 从受试者收回的用药后的空包装及未用包装数量。

(7) 分发药物时的其他情况记录和解释,如药物的误用、损失等。

(四) 试验用药物的使用

试验用药物的使用由研究者负责,必须保证所有试验用药物仅用于该临床试验的受试者,其剂量与用法应遵照试验方案,剩余的药物退回申办者,并作记录(表9-6和表9-7)。

表9-6 受试者用药登记表

临床试验题目:
临床试验方案编号:
研究者:
申办者:
试验中心:
试验中心地址:
药品名称:
药品规格与批号:

受试者编号	受试者姓名	接受药品数量	接受日期	服药时间	服药情况	退回数量	退回原因	回收人签名/日期

受试者服药监督人(签名):
日期:

表 9-7 剩余药物处置登记表

临床试验题目：
临床试验方案编号：
试验中心编号：
研究者：
申办者：
试验中心：
试验中心地址：

药物名称	包装规格	批号	药物总数量	分发总数量	回收总数量	剩余数量	退回申办者	销毁	研究者签名/日期	申办者签名/日期

备注：

（五）试验用药物的保存

（1）试验用药物保存于专用储藏室或储藏柜。

（2）试验用药物严格按照其保存条件进行储藏。

（六）试验用药物的管理

（1）试验用药物的管理由研究者指定专人负责并记录在案。

（2）不得把试验用药物转交任何非临床试验参加者。

（3）监察员负责对试验用药物的供给、使用、储藏及剩余药物的处理过程进行检查。

第四节 建设与实践

药物临床试验机构的规范运行是临床试验质量控制的重要保证。市一医院本着为受试者负责、为申办方负责的高度社会责任感,完成了并正在承担多项临床试验,表9-8为市一医院中心在研的临床试验入组情况。

表9-8 市一医院中心在研的临床试验入组情况

开展科室	项目名称	中心招募患者数 2018年	中心招募患者数 2019年
肿瘤内科	重组抗表皮生长因子受体(EGFR)人鼠嵌合单克隆抗体注射液(A140)联合mFOLFOX6方案一线治疗 RAS 野生型转移性结直肠癌患者的多中心、双盲、随机、对照Ⅲ期临床研究	2	0
肿瘤内科	重组抗EGFR人鼠嵌合单克隆抗体注射液(CMAB009)联合FOLFIRI化疗方案单用一线治疗 RAS/BRAF 基因野生型、转移性结直肠癌的开放、随机对照、多中心、前瞻性Ⅲ期临床研究	4	4
肿瘤内科	GB201联合FOLFIRI对比GB201在标准化疗失败的转移性结直肠癌(CRC)患者中的随机、开放、国际多中心、Ⅲ期临床研究	0	0

第十章

结直肠癌中心档案管理

第一节　结直肠癌中心档案管理人员

一、人员要求

（1）档案管理员必须具有一定的医学背景。

（2）中心必须指定至少一名档案管理员作为患者信息记录及档案管理负责人，包括姓名、职能。

（3）人力资源分配：每200个病例需0.5个全职人力工时（FTE）和每200个后续病例需0.1个全职人力工时（FTE）用于执行文件和数据收集的任务。

二、档案管理员的任务

（1）保护和监控中心登记处相关患者数据，并确保其快速、全面、完整和正确。

（2）参与肿瘤患者相关信息的登记，如：病理报告、放射治疗、药物治疗报告等。

（3）定期分析评估，如手术质量、病理质量等。

（4）中心档案管理负责人需为负责数据收集的工作人员提供培训和支持。

第二节　患者档案文件管理

一、数据记录的内容

（1）第一部分（患者信息）：患者基本信息、是否为中心病例、是否同意记录、是否同意对外授权、家族史、肿瘤既往史。

（2）第二部分（诊断）：诊断、诊断时间、组织学诊断时间、ICD-O-3 组织学诊断、ICD-10、疾病性质、直肠肿瘤的位置、是否进行术前 MRI 或 CT 评估、临床分期、是否同时治疗原发性结直肠肿瘤。

（3）第三部分（治疗）：是否进行治疗前讨论、推荐治疗方案是否与指南一致、治疗性结肠镜检查时间、手术情况、是否进行造口术、是否进行术前造口标记、术后并发症。

（4）第四部分（治疗后）：术后病理、术后是否进行讨论、讨论治疗建议、新辅助/辅助治疗的情况、是否发生复发转移、复发转移治疗。

（5）第五部分（辅助）：临床研究、心理咨询、社会服务、遗传咨询。

（6）第六部分（随访）：随访日期、局部复发、淋巴结复发、远处转移、继发性肿瘤、死亡、随访源。

（7）患者加入肿瘤中心管理的知情同意书、患者满意度问卷调查。

（8）上述文件，能够在内网上查到的，可以集成在肿瘤中心工作站，随时调阅患者信息，不一定需要每个病例的纸质版文档。但对于签字记录、问卷调查等纸质文件，需在肿瘤中心收集备案。

二、数据记录审核

为保证数据记录的准确性、完整性；在中心数据员每记录完 1 例病例后，通过 Oncobox 软件进行验证，完善数据。

三、肿瘤中心工作档案管理

（1）人员任命文件及签字记录。

（2）人员资质文件。

（3）中心各规范文档、SOPs。

（4）中心年度计划及年终总结。

（5）中心工作日志。

（6）会议记录（肿瘤会议、质控会议、发病率和死亡率会议等）。

（7）继续教育培训记录。

（8）绩效考核记录。

（9）其他各种档案文件。

第十一章

结直肠癌综合诊治中心信息系统建设规范与实践

第一节 综合肿瘤中心评审数据管理体系

一、关于认证中心

德国癌症协会对 CCC 的认证工作,主要是通过数据表单的形式,进行癌症相关诊疗质量审查。DKG 委托一家叫 OnkoZert 的公司,对申请审查的医院进行数据校验和数据表单审查。由 DKG 认可并由 OnkoZert 认证的器官或肿瘤中心为患者及其亲属提供了高于平均水平的医疗、护理、心理社会治疗,以及信心和安全性。

OnkoZert 公司,每年管理超过 1 300 次的审查工作,目前和全球 446 家医院合作,拥有超过 1 400 家证中心,超过 10 000 家合作伙伴,每年超过 20 万份初筛病例的处理。他们公司由 280 名审计人员组成。

CCC 的认证主要是评估和确认医院在癌症诊疗中是否符合公认标准的过程,从而成为一家使患者、健康保险、政治和社会都可以信赖的医疗机构。

二、认证体系的发展

德国的 CCC 认证的历史距今已有 18 年左右的时间。从 2003 年成立,围绕乳腺癌开始第一例认证,到今天已涵盖的癌症器官有结肠、前列腺、肺、皮肤、胰腺、头颈、胃、肝、食管等。市一医院选取的首次认证的癌症器官为结直肠癌。

第十一章 结直肠癌综合诊治中心信息系统建设规范与实践

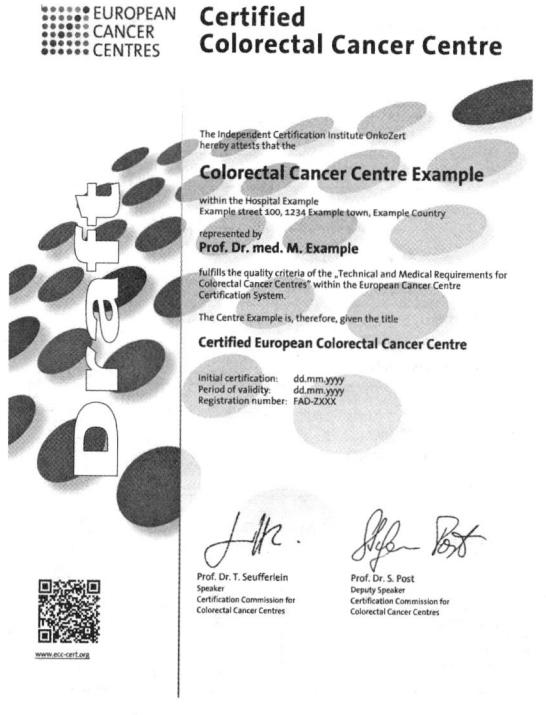

图 11-1 结直肠癌认证证书

三、结直肠癌的要求目录 CoR

以结直肠癌为例,认证所需的要求目录分为 10 个部分,分别从组织架构与诊疗协同、诊断、放射治疗、核医学治疗、手术治疗、化疗、放疗、病理、姑息治疗和临终关怀以及肿瘤诊疗相关文档等方面,进行数据指标的考察和审计。

结直肠癌的要求目录中定义了每一个需要考核的指标。医院根据实际开设的肿瘤中心情况和诊疗情况,填写数据表单。审计人员的现场审核环节,是对每个考核指标进行评定,判断是否符合或者偏离预设值。(图 11-2)

四、数据管理

对于 CCC 的认证来说,主要考核内容是医院在癌症诊疗过程中产生的数据,通过数据评估诊疗过程是不是符合认证的规定。由于收集的数据主要来自不同组合的癌症中心,所以收集了大量的临床业务数据。通过数据管理的

Assessment of the catalogue of requirements for Colorectal Cancer Centres

ONKOZERT
Independent Certification Institute of the German Cancer Society
Gartenstraße 24, D-89231 Neu-Ulm
Tel. +49 (0)7 31 / 70 51 18 - 0
Fax +49 (0)7 31 / 70 51 16 - 18
www.onkozert.de, info@onkozert.de

Colorectal Cancer Centre	Colorectal Cancer Centre of High Mountain
Centre director	Eric Baker Chief Physician
Location	Road of High Mountain 100, 999999 High Mountain
Centre coordinator	John Miller
Auditor	M. Mustermann

Summary of the assessment

Catalogue of Requirements	Assessment of the auditor		
	Deviation	Remark	OK
1.1 Structure of the network		X	
1.2 Interdisciplinary cooperation		X	
1.3 Cooperation referrers and aftercare			X
1.4 Psycho-oncology			X
1.5 Social work and rehabilitation			X
1.6 Patient involvement		X	
1.7 Study management		X	
1.8 Nursing care		X	
1.9 General service areas	X		
2.1 Consulting hours		X	
2.2 Diagnostic	X		

图 11-2 结直肠癌的要求目录

工作，可以对数据进行分类管理，以便后续统计和分析。并且所有的评估数据都会汇总到 DKG，用于全球各参评医院的横向数据分析，每年汇总年报数据。因此，数据的格式化和标准化就显得尤为重要。

数据管理的重要手段之一，就是采用标准化的输入软件支持。DKG 认证的官方软件均由 OnkoZert 公司提供。OnkoZert 提供了一套 TuDoc 软件，用于填报和收集认证中心的数据表单（图 11-3）。数据表单输入后，可以导出统一的 XML 格式的文件，该文件记录了每个患者的就诊、诊疗过程信息。把 XML 文件上传到中心端服务器，即可对全球各家医院和癌症中心的数据进行汇总。

值得一提的是，整个认证中心的数据管理也是在不断更新和完善中。一开始，DKG 认证是没有数据库支持的，直到 10 年后的 2013 年，开始通过数据表单和专用软件，对认证数据进行电子化采集和统计分析。未来可能还会对数据采集的方式和格式，进行调整和优化。测评的医院和癌症中心必须随着 DKG 的标准变化，而一同进行数据管理的软件升级。

CrCC – data sheet

IN No.	CR	Indicator definition	Indicator target	Numerator	Population (= denominator)	Plausibility unclear	Target value	Plausibility unclear	Current value		Data quality
1	GL Q 7	Pre-therapeutic case presentation	Pre-therapeutic presentation of all patients with UICC stage IV colorectal or rectal carcinoma	Patients of the denominator presented at an interdisciplinary tumour board before therapy	"Elective" patients with rectal carcinoma and "elective" all patients with stage IV colon carcinoma		≥ 95%		Numerator		incomplete
									Denominator		
									%	n.d.	
2		Pre-therapeutic case presentation: recurrences/metachronous metastases	Pre-therapeutic presentation of all patients with recurrence/metachronous metastases	Patients of the denominator presented at the pre-therapeutic conference	Patients with recurrence or new metastases		≥ 95%		Numerator		incomplete
									Denominator		
									%	n.d.	

图 11-3 结直肠癌的要求数据表单

五、配套软件

OnkoZert 为 DKG 认证中心提供了一系列的配套软件。这些配套的软件已经在所有的器官癌症中心进行应用,包括:前列腺癌、结直肠癌、乳腺癌、皮肤癌、肺癌、肝癌、胃癌、胰腺癌、小儿科癌、神经癌、头颈癌、妇科肿瘤和肿瘤中心等。

主要的软件和说明汇总参见图 1-4。

(一) TuDoc

主要用于录入和采集标准化的癌症诊疗过程数据。通过 TuDoc 软件的数据收集,每年采集 1 000 多家认证的癌症中心数据和超过 20 万份新发癌症患者数据,且已建立超过 1 万家合作伙伴单位。

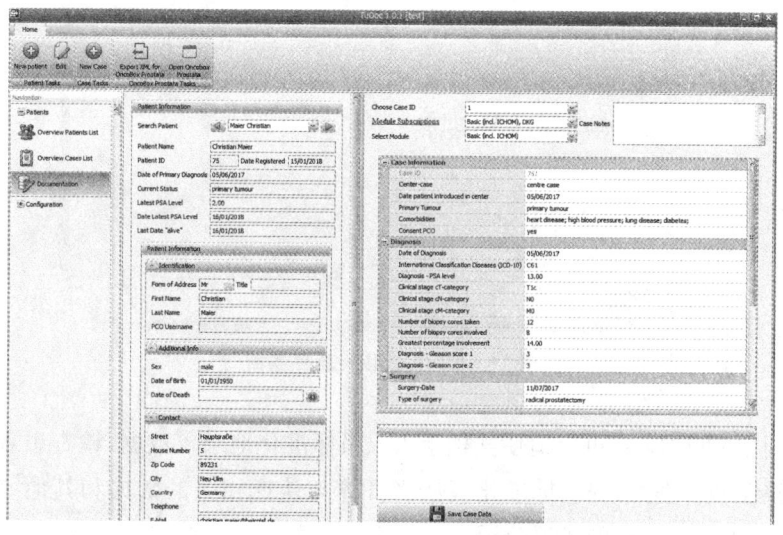

图 11-4 TuDoc 软件界面

为了满足德国以外的医疗机构和癌症中心能够按照数据标准采集诊疗数据，TuDoc可以很好地对非德国标准的数据进行数据格式化，所以目前TuDoc主要用于非德国认证中心。

需要说明的是，TuDoc并不是强制购买的软件。如果医院有能力开发一套符合德国DKG认证标准的上报系统，也是认可的，但是这会耗费很多人力、物力和财力。

（二）OncoBox

为了使所有中心上传的数据标准、完整、可信，DKG使用OncoBox对所有中心的数据进行汇总和比较。将TuDoc采集上来的XML数据，导入OncoBox软件，可以进行数据格式和逻辑关系的预校验。如果发现有缺省项或者逻辑钩稽关系有误的，会有校验错误报告。认证中心将校验错误报告反馈给医院和癌症中心，根据错误提示，修正上报数据，直到符合上报要求为止。这样的机制，可以保证上千家认证机构的所有上报的数据均合法可用，便于后续的分析和横向比较。

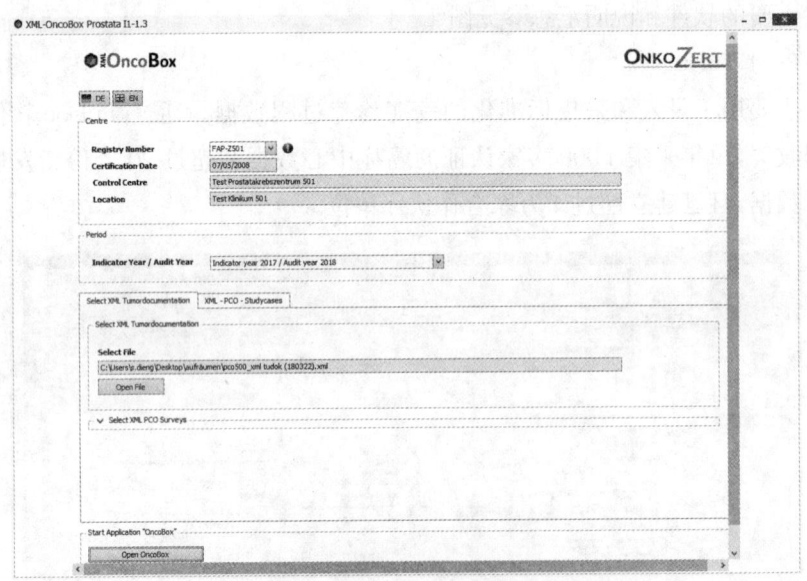

图11-5 OncoBox软件界面

利用OncoBox，可以迫使文档录入人员标准化地录入数据，检查患者信息的完整性和合理性，提供标准化算法来计算与认证相关的数据和其他统计数据，同时提供标准化的错误分析。

（三）RawData Convert

主要用于数据格式转换。自动将 XML 文件的数据导出 Excel 的数据表单，便于现场审查的审计员使用。

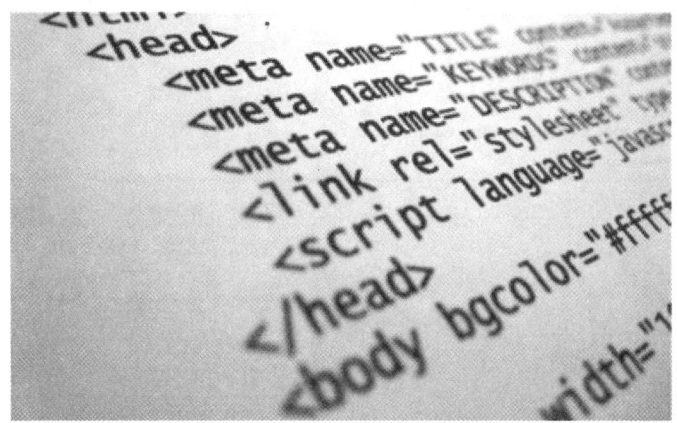

图 11-6　RawData Convert 数据格式转换

所有表单中的指标都可以在 OncoZert 官网上（www.xml-oncobox.de）找到。

（四）WhiteBox

主要用于汇总和分析用户数据。该软件部署在 OncoZert 的云端，所有认证机构的数据上传校验后，均汇总到 WhiteBox 进行运算和分析。后台主要运用大数据的算法支持，对各癌症中心的各个维度数据进行挖掘。

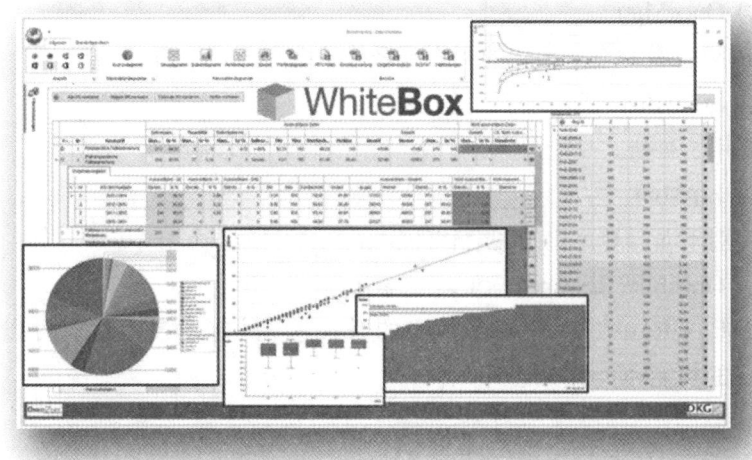

图 11-7　WhiteBox 运行界面

(五) DataPublisher

主要用于发布用户数据。将全球各机构的上报数据进行汇总和分析后,生成数据年报进行发布。在 OncoZert 和 DKG 的官网上,可以查询到每年的数据统计汇总。可以从各个维度对每个癌症进行数据比较。通过横向比较,可以在统一标准下,进行优良比较分析。

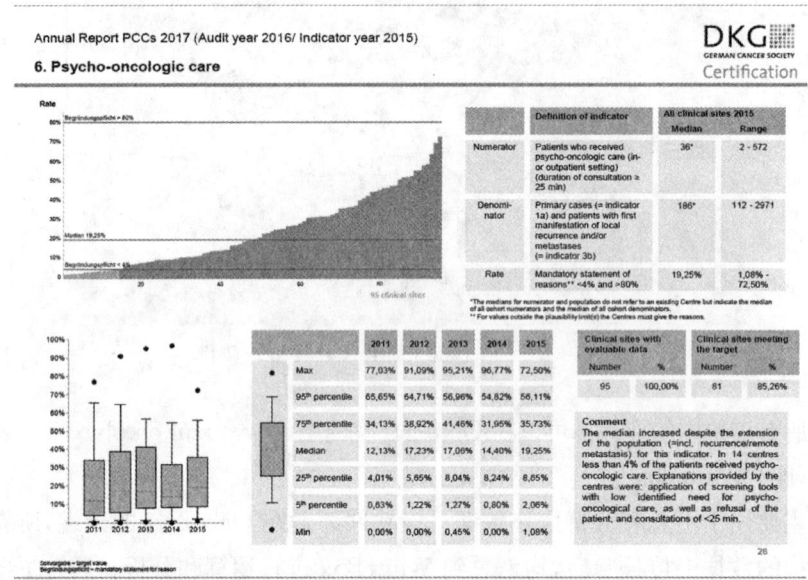

图 11-8 DataPublisher 运行界面

(六) OncoMap

OncoMap 是一套透明化的网络部署体系统和平台架构。

(七) StudyBox

主要用于科研。

(八) ZipMap

主要用于编码规范化的配套软件。

(九) OncoBox Research

OncoBox Research 是 OncoBox 的升级版,目前还没上线。可以集成 OncoBox 的功能和科研功能于一体。

六、数据管理中心和运维团队

为了使输入的数据是基于同一套参数体系,得到标准化的数据集,从而使

第十一章 结直肠癌综合诊治中心信息系统建设规范与实践

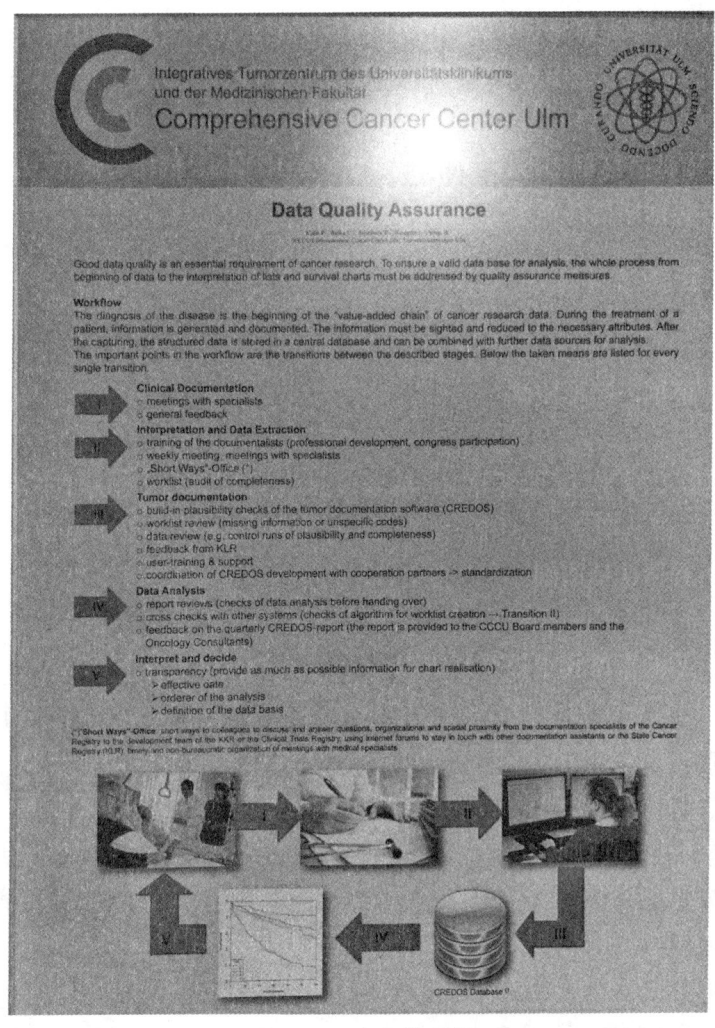

图 11-9 数据管理部

上传到 DKG 的数据可以横向比较，最终形成有用的大数据。因此，需要有专门的团队进行数据管理工作，对数据质量进行严格把控。

在综合肿瘤中心运维部（CCCU）的参观日中，我们发现了一个重要的运作部门——数据管理部。该部门由十几名专职数据录入员构成，每年每人处理 200~600 份新发癌症病例的数据采集和录入。数据录入员均具备医学统计知识背景，可以胜任将临床业务数据归纳整理成 CCC 认证需要的 CoR，配合 OncoZert 的软件将整理后的数据上传到认证中心。

七、信息化建设路径

(1) 按照评审要求,成立院内 CCC 组织架构,形成各科室合作机制。
(2) 组织成立数据管理中心,建立数据管理及录入员团队。
(3) 采购相关数据录入软件,进行病例和诊疗数据的转换和输入。
(4) 编码对应工作,整理院内标准和德国 DKG 标准,做好对应的映射关系。
(5) 深入研究分析 CoR 中各评审项目具体定义和含义,需与现有信息系统中的指标含义做严格定义和转换。
(6) 将试点病例输入系统,测试校验程序和上报程序的逻辑性。
(7) 系统试运行。
(8) 持续优化。

第二节　医院配套信息系统建设规范

为了满足评审数据收集的需求,医院需要有相应配套的电子病历和医技系统。同时,电子病历系统需要具备医技报告的自动采集功能,以便加快数据采集和管理的效率及准确性。

单病种肿瘤综合诊治中心,旨在为所有该病种的患者提供一站式规范诊疗及全流程疾病管理。信息系统作为中心的有效管理工具和手段,提供全流程的信息服务。

现阶段,我国的大型医院都配有相对完善的信息化系统,覆盖整个医疗服务流程和质量监控。单病种肿瘤综合诊治中心的信息化建设,主要内容是将相关信息系统的数据有效整合,并提供符合综合肿瘤中心的诊疗规范。

一、系统整体设计要求

结直肠癌综合诊治系统采用的 J2EE 系统架构,即业界标准的 MVC 架构,完全支持 B/S 模式应用,如图 11-10 所示。MVC 架构优于标准的三层架构,是准四层架构。在数据库端,系统支持多数据库访问;在服务器(Server)上,原三层结构的服务层在 J2EE 架构中被分为两层:商业逻辑(数据业务访问)和 Model(业务画面流程);另外一层就是业务画面,由于采用三层(准四

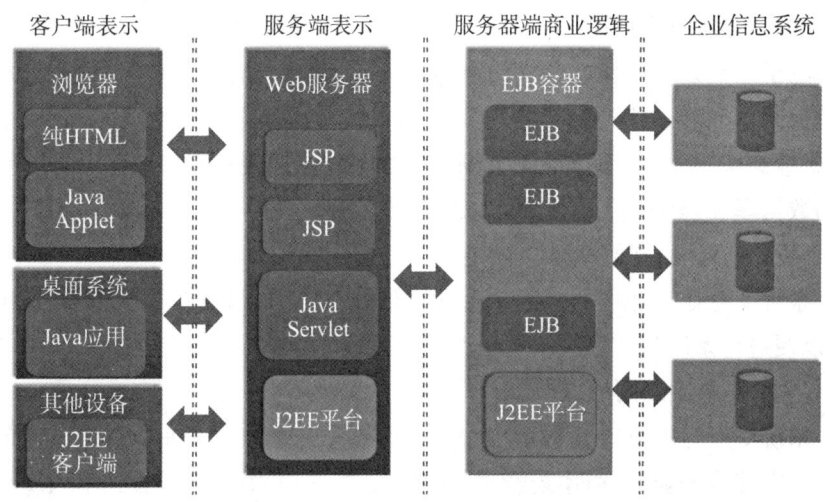

图 11-10　结直肠癌综合诊治系统采用的 J2EE 系统架构

层)结构设计,业务画面随时可以很容易地进行调整。该体系可以使系统有很强的可扩展性和可管理性,最适合 Internet 环境;可以较为轻易地加入一个新的应用系统;这一特征使得现有的信息管理平台可以比较快速安全地加入不同的业务应用系统,而且为各个应用系统的信息共享提供技术支撑点。

二、系统设计原则

(一) 前瞻性、先进性原则

系统的设计和所采用的技术具备前瞻性和先进性,已经充分考虑到由于医院业务发展所带来的海量数据处理,采用分布式存储、增量备份方式,确保病历 30~50 年内在线查询,保证未来 5 年可以满足医院业务运作对整个系统的需求。

(二) 实时性原则

采用数据库存储与文件服务存储双项存储。数据库保证数据检索的速度,文件服务存储方便分部式存储保证系统的应用性和实时性。

(三) 可靠性原则

系统设计和软件编程使用容错技术,满足医院中使用人员水平参差不齐的复杂现状。软件热备份和容错技术,数据库实时分布复制和热备份,确保意外情况发生时系统运作的连续性,资料的准确性和完整性。

（四）易维护性原则

电子档案系统的核心是病历书写部分，系统专门开发了电子病历编辑器，集模板制作、病历书写、病历修改为一体。编辑器操作简单快捷，对于医生来讲，就像操作 Word 一样方便。模板维护完全采用前台修改方式，维护不需要改动数据库和程序。流程方面可以完全模型化。

（五）扩充性、开放性原则

系统支持业界通用的标准平台和协议，支持 HL7 标准，提供 HL7 标准接口，以便进行系统集成和系统资料交换。

（六）安全性原则

系统中所有的重要操作留有痕迹，以规范管理。按照每个用户所在的岗位和所需完成的业务，由系统管理员分配权限，每个用户只能看到本人所允许和应该看到的信息。

（七）经济型原则

系统可以分步实施全数字化医院信息系统，在需要的时候扩展信息平台处理能力。先建设一个功能合适的平台，在运行过程中根据业务的增加逐步扩大临床信息系统的功能。

（八）无缝集成和平稳过渡原则

采用业界最先进的集成方式，保证系统无缝集成。

（九）易操作性原则

系统人机界面友好、直观、清楚、统一，提供模板工具供用户选择，免去烦琐费时的手工输入，既简化操作，提高软件的可用性，同时又保证资料的一致性。

（十）数据一致性原则

支持一致性数据模型，保证数据的一致性、完整性。

三、系统设计规范

（一）数据库设计要求

医院现阶段数据库采用 IBM DB2 V9.7.10 版本，操作系统为 AIX7，开发工具为 JAVA Eclipes，B/S 架构，市一医院南北院共享一个数据库。

结直肠癌综合诊治系统应支持基于 ORACLE、DB2 等大型主流数据库或面向对象的后关系数据库，支持 IBM DB2 V9.7.10。系统采用基于 XML 技术，结构化地描述各类病历，实现病历内容的格式化和数据化，规范日常诊疗数据,实现完整、统一和标准的数据管理。临床数据辞典提供原子化的单元结构,每个数据元素的特征,支持所有的数据类型,可以以目标为导向的结构化设计。统一应用为 B/S 模式,可管理性强。

(二) 部分关键字段加密要求

部分病历数据加密存储及解密权限控制,提供临床数据中心的特殊用户数据动态浏览权限。

结直肠癌综合诊治系统文件以加密的文件形式保存,支持临床数据中心的特殊用户数据动态浏览权限。系统支持患者历史数据的管理,系统产生的病历都直接形成规范标准的 XML 文件数据。系统存储采用数据库的存储方式,完全可以满足病历 30~50 年的长期在线。

(三) 病历结构化要求

建设具有结直肠癌综合诊治特点的结构化病历及相关使用,结合结直肠癌综合诊治特点、建设科研病种数据库,并提供数据分析。

结直肠癌综合诊治系统支持使用结构化模板书写病历,支持按照医院结直肠癌综合诊治病历特点制作响应病历模板,医生可使用快捷键调出结构化模板选择界面,然后通过拼音首字母检索即可轻松找到相应结构化模板。系统支持建设科研病种数据库,并提供结直肠癌综合诊治病历相关数据分析。

(四) 流程优化要求

每一个完整的医疗事件,都有其正规的操作流程。系统可配置医院结直肠癌综合诊治和医政管理要求的流程,如符合结直肠癌综合诊治要求的流程服务优化以及质量控制要求,及符合结直肠癌综合诊治医政管理的电子病历流程。

(五) 性能要求

(1) 满足报告海量存储的同时,还需保证病历 20 年以上的长期在线,调用时保证系统的运行速度。

病历文件以加密的文件形式保存,产生的病历都直接形成规范标准的 XML 文件数据。系统存储采用数据库的存储方式,完全可以满足病历 30~50 年的长期在线,且调用时能保证系统的正常运行速度。

(2) 遵循卫生部发布的《电子病历基本规范(试行)》和《电子病历系统功能规范》中对医嘱系统的相关技术要求。严格遵从相关规范进行产品构架及功能设计,来满足临床诊疗需求及提高医护人员工作效率。

(3) 采用的技术路线和主要技术是目前主流的技术,所采用的标准满足支持目前和将来可能出现的国家或行业标准。系统基于 J2EE 的三（多）层体系结构来构建目标系统。采用 J2EE 开发的系统有以下突出优点：①可在不同的硬件环境中使用，可移植性好；②支持组件化开发，可扩展性好、可重用性好。

系统分为表现层、业务逻辑层和数据层，这种分层结构使系统的应用逻辑变化局限在服务端，可维护性好，当客户端并发访问数量巨大时，可对服务器端做多服务集群，去除了传统 C/S 两层结构下客户端数目太多导致系统性能严重下降甚至崩溃的问题，三层结构使系统性能上可扩展性好，支持大规模开发访问。

B/S 结构的表现层是使用网页实现的，客户机只需浏览器便可使用服务，"零"客户端结构使得程序发布和维护简单、快捷、成本低；C/S 结构使用版本控制和 FTP 下载技术或 Java Web Start 技术也可使得客户端的维护发布简单方便。

由于 J2EE 设计思想先进、体系规划全面、功能强大且开放、开发语言使用规范易用的 java 语言，去除了微软体系的技术保密垄断、体系结构复杂、绑定操作系统环境等诸多令人难以忍受的缺点，因而得到众多厂商和技术实体的欢迎与支持，几乎所有主要的软硬件提供商都已加入和支持 J2EE 技术联盟。可以说 J2EE 平台代表着先进和开放，必将是未来软件平台技术发展的主方向。

（4）系统产生的电子病案具有与传统纸张病案相同的完整性，具有可迁移性。系统提供病历归档功能，由医院医务管理部门决定病历归档的时间。系统默认设置为在患者出院后 3 天，系统会自动对病历进行归档。具体的时间可以由医院自己设置。归档后的病历将不允许临床科室的医生进行修改，保证电子病历与纸质病历的一致性和完整性。

（5）采用的数据库系统主要基于 XML 技术，其设计模型合理，符合医疗行为复杂关联的业务模型，结构化描述了各类病历。与原有的数据库种类、版本和操作系统一致。系统支持基于 ORACLE、DB2 等大型主流数据库或面向对象的后关系数据库，支持 IBM DB2 V9.7.10，采用。更好地实现了病历内容的格式化、数据化，规范了日常的诊疗数据，并对其数据进行了更完整、统一和标准的管理。同时，临床数据辞典也提供了各类原子化单元结构，以及每个数据元素的不同特征，且能够支持所有的数据类型，不论是字符型、日期型还是数字型都能够支持。EMR 结构完整，可容纳新的，暂未预见的数据成分，完全以目标为导向的结构化设计。

(6) 系统有完善的权限管理和安全控制机制。系统动态地根据时间和空间的变化,改变不同医生的授权;能够提供临时授权机制,满足会诊和紧急事件处理需要。满足同一用户同一时刻具有多个角色的复杂权限解析;可设置多种操作权限,并可将权限分配给不同的角色和用户。系统中有严格和安全的权限管理模块,用户的使用权限可以细分到系统中的每一个功能模块。按照用户的不同职务、不同职称级别、不同的部门,系统都有严格的权限控制,保证病历资料信息不会出现泄漏,从而保证了患者的隐私权问题。系统可以动态地根据时间和空间的变化,改变不同医生的授权;能够提供临时授权机制,满足会诊和紧急事件处理需要。主要体现在:医生、护士、医务处管理人员、病案室管理人员等不同部门的人员的不同权限。医生只能编辑自己患者的病历,查看护士填写的护理记录内容,而不能修改,反之护士也是。医生不可以随意查看其他科室的患者的病历,除非患者有跨科处置或者会诊的要求,相应科室的医生才可以查阅。已经归档的患者病历资料由病案室负责保存和管理,如果临床科室有需要借阅病历,需要通过病案室的借阅审核,临床人员才可以查看到。同时,每一次的借阅过程都会被系统记录。

(7) 所有数据都存入数据库,保证不会因硬件迁移、损坏、病毒攻击等影响而产生数据的丢失,能够方便地借阅和冻结处理,支持灵活的数据抽取分析处理。系统存储采用数据库的存储方式,同样保证不会因硬件迁移、损坏、病毒攻击等影响而产生数据的丢失,能够方便地借阅和冻结处理,支持灵活的数据抽取分析处理。完全可以满足病历30~50年的长期在线。

(8) 有后续长期稳定的开发能力,满足医疗发展的需要。提供包含电子病历在内的不同时间段的长期优化。

(9) 系统具备参数化设置的功能,并提供相应的工具,如系统管理员工作站提供开关设置功能,维护部门可以通过系统开关及参数配置来维护、配置系统功能权限、功能显示,流程配置等功能,以适应医院管理方式的调整。

(10) 支持德国DKG数据上报采集接口规范。

第十二章

质 量 控 制

质量控制是确保中心建设不偏离质量核心,不流于形式的关键步骤。首先由技术专家与管理专家讨论明确诊疗规范,从规范中提炼出质控指标,并设定责任科室及指标目标值。通过检测质控指标,使薄弱点和突破点凸显出来,中心建设就有了明确的努力方向,管理部门也易于监督建设成效。

专家委员会,集合最新权威指南,参考对比国内外兄弟单位的现实情况,讨论后确定本中心的诊疗质量质控指标及过程管理质控指标,并明确主责科室及目标值。

诊疗技术质量指标主要反应各种操作、手术等的规范性,比如并发症发生率等。诊疗过程指标包含两方面,一方面反映多学科参与及协作情况,如患者提交肿瘤会议讨论的递呈率、患者心理咨询占比、营养评估及干预占比、参与临床研究占比等;另一方面反映流程是否顺畅,如患者诊疗等候时间、随访完成率等。质控指标是不断改进的切入点。通过临床数据采集后汇总形成质控指标,中心主任及专家委员会应密切关注质控指标数值,并商讨针对性改进措施。市一医院结直肠癌质控指标详见下文。

为保障质量不断提升,绩效奖惩及行政手段是保障实施与改进的抓手。医院可根据具体情况,实施激励及惩戒方案,以有效推进中心质控体系建设。

第一节 质控指标体系

质控指标体系,包含制度性指标、技术性指标、工作量指标、安全性指标几个维度,具体细化指标包括以下几点。

一、中心运行概况指标

每年诊治结肠癌/直肠癌原发病例数、急诊/择期手术病例数、经肛门切除术病例数、内镜治疗病例数、姑息治疗病例数、随访中病例数。

二、诊疗质量指标

(1) 治疗前递呈肿瘤会议率：治疗前讨论的直肠癌及Ⅳ期结肠癌病例数/直肠癌及Ⅳ期结肠癌患者总病例数≥95%。

(2) 复发/转移治疗前递呈肿瘤会议率：复发转移患者提交治疗前讨论例数/复发或新转移患者例数≥95%。

(3) 原发病例患者术后递呈肿瘤会议率：术后讨论的原发病例/外科和内镜原发病例≥95%。

(4) 心理咨询占比：接受住院或门诊心理咨询(疗程长度≥25 min)原发及复发转移的结直肠癌患者例数/原发及复发转移的结直肠癌患者总例数，目前暂无明确的目标值，若<20%或>95%，合理性不明确，需要解释说明原因。

(5) 社工服务占比：接受社会服务的原发及复发转移的结直肠癌患者例数/原发及复发转移的结直肠癌患者总例数，目前暂无明确的目标值，若<45%或100%，合理性不明确，需要解释说明原因。

(6) 纳入临床研究占比：CrCC患者进入临床研究例数/全部原发病例≥5%；若>50%合理性不明确，需要解释说明原因。

(7) 完成结直肠癌家族史调查占比：填写完整鉴定家族性结直肠癌风险问卷的结直肠癌原发病例数/全部原发病例数，目前暂无明确的目标值，若<5%，合理性不明确，需要解释说明原因。

(8) 遗传咨询占比：进行遗传咨询的家族史问卷为阳性的患者数/家族史问卷为阳性患者数，目前暂无明确的目标值，若<5%，或100%，合理性不明确，需要解释说明原因。

(9) MMRI评估占比：用MMRI评估的初始诊断结直肠癌<50岁的患者数/初始诊断结直肠癌<50岁的患者数≥90%。

(10) 内镜治疗检查并发症发生率：内镜治疗检查出现并发症的患者人次数/进行内镜治疗检查的患者人次数(不仅仅是CrCC患者)≤1%，若<0.01%，合理性不明确，需要解释说明原因。

(11) 择期结肠镜检查完成全结直肠检查占比：择期结肠镜检查完成全结直肠检查的患者数/中心完成的所有择期结肠镜检查数(不仅仅是CrCC患者)≥95%。

（12）直肠系膜筋膜距离信息报告占比：影像学（MRI 或 CT）诊断报告中提供有关直肠系膜筋膜距离信息的例数/影像学提示为直肠癌病变位于直肠中、下 1/3 的患者数，目前暂无明确的目标值，若＜90％，需要解释说明原因。

（13）结肠癌手术原发病例数：病例数≥30。

（14）直肠癌手术原发病例数：病例数≥20。

（15）术后再次实施结肠修复手术占比：在手术后 30 天内因围手术期并发症而进行结肠修复手术的患者例数/择期结肠癌手术患者例数≤15％，若＜0.01％或＞10％，需要解释说明原因。

（16）术后再次实施直肠修复手术占比：在手术后 30 天内因围手术期并发症而进行直肠修复手术的患者例数/择期直肠癌手术患者例数（无 TWR）≤15％，若＜0.01％或＞10％，需要解释说明原因。

（17）术后伤口感染发生率：在术后 30 天内需要进行伤口修复（冲洗、涂抹等）患者例数/择期结直肠癌手术患者例数（不包括经肛门切除术），目前暂无明确的目标值，若＜0.01％或＞15％，需要解释说明原因。

（18）结肠吻合口功能不全发生率：结肠吻合口功能不足需要再次介入治疗患者例数/结肠癌择期手术进行吻合术患者例数，目标值≤6％，若＜0.01％，也需解释说明原因。

（19）直肠吻合口功能不全发生率：直肠吻合口功能不足需要再次介入治疗患者例数/直肠癌择期手术进行吻合术患者例数（不包括经肛门切除术）≤15％，若＜0.01％，也需要解释说明原因。

（20）术后死亡率：在术后 30 天内死亡的择期手术患者数/择期手术的结直肠癌患者数（不包括经肛门切除术），目标值≤5％，若＜0.01％，合理性不明确，需要解释说明原因。

（21）直肠局部 R0 切除率：手术治疗完成后局部 R0 切除患者例数/择期直肠手术患者例数（不包括经肛门切除术），目标值≥90％。

（22）术前造口位置标记率：进行造口手术术前标记的患者例数/择期手术的直肠癌且进行造口术患者例数，目标值≥70％。若＜40％，合理性不明确，需要解释说明原因。

（23）原发性肝转移瘤切除术占比（UICC Ⅳ期结直肠癌）：仅有肝转移的原发性 UICC Ⅳ期结直肠癌患者接受肝转移切除术的例数/仅有肝转移的原发性 UICC Ⅳ期结直肠癌患者例数（不包括经肛门切除术），目标值≥15％。

(24) 肝转移二次切除术(UICC Ⅳ期结直肠癌)占比：化疗后接收肝转移二次切除的原发性 UICC Ⅳ期结直肠癌患者例数/原发性 UICC Ⅳ期结直肠癌患者例数，主要是不可切除的肝转移，仅接受化疗(不包括经肛门切除术)，暂无详细目标值。

(25) 辅助化疗：UICC Ⅲ期且≤75 岁的原发肿瘤 R0 切除的结肠癌患者接受辅助化疗的例数/UICC Ⅲ期且≤75 岁的原发肿瘤 R0 切除的结肠癌患者数，目标值≥70%。

(26) TME 直肠标本的质量：择期根治性 R0 患者(不包括经肛门切除术)TME 质量中等及以上(1 级：直肠系膜筋膜；或 2 级：直肠内直肠切除术)的例数/择期根治性 R0 患者总例数(不包括经肛门切除术)，目标值≥85%。

(27) 肠系膜淋巴结检出 12 枚以上患者例数：患者病理检出淋巴结≥12 枚例数/接受择期手术并进行淋巴结切除术的结直肠癌患者例数(不包括经肛门切除术)，目标值≥95%。

(28) 8 周内开始辅助化疗占比：术后 8 周内开始化疗的患者例数/UICC Ⅲ期结肠癌患者接受辅助化疗数，目前暂无明确的目标值，若＜70% 或＞95%，合理性不明确，需要解释说明原因。

三、诊疗流程指标

(1) 门诊等待时间：内镜或影像学检查提示结直肠占位后，从可以预约到医生看诊的时间，不可超过 1 周。

(2) 影像报告时间：CT、MRI 出报告时间，应不超过 2 个工作日；急诊报告应不超过半小时。

(3) 病理报告时间：冰冻报告时间，不超过半小时；石蜡切片报告时间应不超过 7 天。

(4) 放疗等待时间：肿瘤会议决策进行放射治疗后，患者首次接触放疗专科医生时间不超过 3 天。开始定位时间不超过 7 天。

四、中心工作纪律指标

(1) 肿瘤会议科室各出席次数。

(2) 肿瘤会议人员参与次数。

(3) 中心各种会议，如质控会议、专家委员会会议、发病率和死亡率会议，各学科及人员参与次数。

(4) 科室及人员参与继续教育次数。

(5) 方案执行比例及违背方案原因。

第二节 定期总结分析

一、年度报表及阶段性半年总结

每半年总结：至少每半年一次，总结上述数据，比对目标值，找出需改进关键指标，并在质控会议上公布，讨论确定改进方法。

年度报表包含2个方面。

1. 概况

(1) 一般信息：质量指标，数据指标、图，群体发展，箱线图。

(2) 结直肠癌中心认证体系的现状。

(3) 包括临床实验中心。

(4) 结直肠中心肿瘤文件系统使用。

(5) 结直肠中心每年的基本数据：结肠癌总原发病例、直肠癌总原发病例、择期手术病例、急诊手术室病例、内镜治疗病例、姑息治疗病例等。

2. 上述1~28项质量指标的数据分析

二、3年后必须能够描述数据结果质量(Kaplan-Meier 生存曲线)

(1) 亚组所有患者的总生存率(OAS)与pT类别，分期一致。

(2) 所有患者和亚组患者的无转移生存。

(3) 所有患者和亚组的无进展生存期(PFS)或无病生存期。

(4) 进展存活率(PDS)

(5) 最初，所有出生年份都要归为一组(3年)。在患者和结果数量较大的情况下，可按出生年份分开评估。

(6) 包含患者编号和生存数据的表格是每个Kaplan-Meier曲线的一个组成部分。

第三节 质控会议

一、并发症及死亡率会议

并发症及死亡病例讨论会议至少每年 2 次,可以安排与肿瘤会议同时进行。治疗相关并发症和原因总结、治疗相关死亡都必须讨论,建议临床药师参加会议,会议记录、参会者名单必须保留。

二、质量会议

CrCC 质量会议是 PDCA 的一个环节,至少每年 4 次。由 CrCC 协调员负责召集会议,记录和保存出席者名单,记录和保存会议记录。主题包括:

(1) CrCC 中心结构组建和改进,如 CrCC 启动会,由医院院长主持,发布 CrCC 建设动员,任命 CrCC 主任、协调员、数据员和专家委员会组成。CrCC 组织架构区别于原来的医院各行政科室,责任人、团队合作方式都是新模式,难免会产生各种冲突,尤其短期内产生的利益冲突妨碍 CrCC 执行,院领导的强有力的支持是必需的。启动会的参加人员是整个 CrCC 所有成员。还有绩效考核协调会议等,由绩效核算办、医务处、人力资源处和 CrCC 共同讨论。

(2) 各种协调工作。公共关系工作,如对外和对内的宣传网络,由医院宣传处、对外接待办公室、信息处计算机软件服务商与 CrCC 协调员、数据员共同举办讨论会,设计并完成建设。CrCC 格式化报告系统、信息递呈系统、随访系统等,需要 CrCC 协调员、数据员、临床学科与信息处多次举行会议,反复讨论、修改、完善等。

(3) 确定年初推进计划及公布年底总结报表。

(4) 质量指标结果分析。根据质量指标数值,比对目标值,找出需改进关键指标,并讨论确定改进方法。

(5) 违背讨论方案的诊疗措施的上报及处理、原因分析。

(6) 患者满意度调查及投诉中发现的问题,需要各学科协调讨论。

(7) 讨论并公布继续教育方案。如每年一次的公济肿瘤论坛,会邀请流行病学专家、基础研究专家、临床药师和肿瘤多学科团队共同参加,同时鼓励 CrCC 所有成员以及学生、进修医生参加。继续教育活动也是 CrCC 的一个重要任务,各种质量会议、并发症和死亡病例讨论等都可以作为继续教育的一种方式,CrCC 每年至少提供 2 次继续教育活动。

上述的肿瘤质量会议、并发症和死亡病例讨论会议和继续教育课程都是 CrCC 提高诊疗质量的重要环节,要求所有合作伙伴尽可能参加,每个合作伙伴至少一年参加 2 次。每次会议纪要由数据员负责收集保存,包括参会人员签字、会议讨论内容、会议图片等。

第四节 PDCA 流程实施

中心需不断进行 PDCA,以持续改进。问题可以来自质控指标中的薄弱项、患者满意度调查及投诉中发现的问题。按照 plan(计划)、do(执行)、check(检查)和 action(处理)的过程,首先明确行动方针和目标;然后根据已知的信息,设计具体的方法、方案和计划布局;再根据设计和布局,进行具体运作。定期检查与总结执行计划的结果,分清哪些对了、哪些错了,明确效果,找出问题。再对总结检查的结果进行处理,对成功的经验加以肯定,并予以标准化;对于没有解决的问题,应提交给下一个 PDCA 循环中去解决。从而周而复始,阶梯式上升。建议医院管理层对中心运行进行年度审查。

案例 1:社工、心理、护理一些工作相互交叉,初期选择的问卷复杂,临床不适用,第二次选择的量表筛查结果又不理想,最后经过反复讨论和学科交流,认为心理和社工粗筛量表都用 Po-Bado SF 问卷是可行的,避免患者反复填写问卷引起厌倦,也提高工作效率,经过半年运作,证明效果良好。

案例 2:病理科反映手术标本固定不够规范,影响病理报告质量,CrCC 协调员召集相关部门如外科、麻醉科、病理科和医院医务行政部门召开会议,最终从技术和流程两方面加以改进落实。经流程梳理及改进后,病理报告质量提升。检出 12 个淋巴结的标本数量及 TME 质量明显提升。

CrCC 启动和工作推进,充满艰辛。然而,我们的工作目标是建立先进的肿瘤诊治管理流程和模式,推动整个肿瘤中心诊治水平迈向一个新台阶,所有在这个平台的就诊病人都会受益,这是一个伟大的事业。为了这个共同的目标,我们需要充满信心,同时需要得到所有合作伙伴的支持,得到医院各级行政部门的支持,更要得到患者和家属的理解、配合和支持。